新体系
看護学
全書

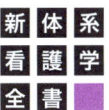

別巻 機能障害からみた成人看護学❶

# 呼吸機能障害／循環機能障害

メヂカルフレンド社

呼吸機能障害

◎編集

野口 美和子　　前沖縄県立看護大学学長
中村 美鈴　　　東京慈恵会医科大学医学部看護学科教授

◎執筆(執筆順)

内海 香子　　　岩手県立大学看護学部教授　　第1章, 第2章
中村 美鈴　　　東京慈恵会医科大学医学部看護学科教授　　第3章
村上 礼子　　　自治医科大学看護学部教授　　第4章


循環機能障害

◎編集

野口 美和子　　前沖縄県立看護大学学長
中村 美鈴　　　東京慈恵会医科大学医学部看護学科教授

◎執筆(執筆順)

山田 恵子　　　聖徳大学看護学部講師　　第1章, 第3章, 第4章D, E
村上 礼子　　　自治医科大学看護学部教授　　第2章, 第4章A〜C

# まえがき

　「成人看護学」の枠組みを機能障害として世に問うたのは4年前のことであった．その初版の刊行以来，教育現場からは大きな反響があり高い評価を得てきた．しかし，新たな枠組みであるだけに様々なご意見もいただいた．

　今回，改訂の機会を得て，全体の見直しを行ったわけであるが，その主な内容は教育現場の声に応えることを主眼とし，機能障害の考え方をより明確に打出すことを目標とした．以下，「成人看護学」の総論・各論の位置づけ・内容および見直しの要点を示す．

　まず，成人看護の総論として，成人期にある人の特徴と，それらの人が抱える健康問題とその看護の考え方を『成人看護概論・成人保健』（本巻第14巻）で整理した．

　次に，機能障害をもつ成人の看護の切り口で構成した．

　『呼吸機能障害／循環機能障害』

　『消化・吸収機能障害／栄養代謝機能障害』

　『内部環境調節機能障害／身体防御機能障害』

　『脳・神経機能障害／感覚機能障害』

　『運動機能障害／性・生殖機能障害』

　このシリーズを上記のような構成にしたのは，看護職が働きかける対象が，疾病や臓器ではなく，疾病により様々な機能障害を抱え，それぞれの機能に特有な生命の危機あるいは生活上の障害を合わせもっている人であるからに他ならない．つまり，生活者の健康の維持・回復に向けた看護実践を展開するうえで，"機能障害別の看護"は看護活動の必要性と内容を最も的確に示すことができる枠組みであり，看護の対象である人の健康生活の実現に向けての働きかけを最も適切に表現できると考えたからである．事実，現実の臨床では一人ひとりの患者に，また経過に沿って看護活動を適合させ実践していくのが看護専門職の働き方である．そのような看護の展開においては，看護目標の設定やケア方法の選択はこの枠組みで考えられ，判断されているという実感があったからに他ならない．

　各機能障害の具体的な展開をみてみる．

　第1章「機能とその障害」では，それぞれのメカニズムや担い手と，その障害された状況を，特に健康生活の支援という視点から捉えた．医学的視点から看護的視点への転換である．今改訂では，機能が障害された場合，どのような状態が起こるかをより明らかに示し，第2章とのつながりをより強調した．

　第2章「機能障害の把握と看護」では，第1章で学んだ機能障害によって，現れてくる状態（症状）別に看護活動を説明した．ここでのアセスメントは第1章で示された状態像が生かされるわけであるが，その点を今改訂でも重要視し，第1章と第2章のつながりが

明確になるよう配慮した．

　そして，3章「検査・治療に伴う看護」，第4章「機能障害と看護」では，第1章，第2章で学んだ知識を臨床現場につなぐ内容となっている．ここでも，機能障害という視点がより明確に出るような記述を心がけた．

　このシリーズで示した，機能障害の枠組みに基づく成人看護の考え方は，机上の空論ではない．臨床現場を大切にしなければならない看護にとって最も適した考え方であることを確信している．本シリーズは，今後も，教育現場の皆様方のご意見を頂戴しつつ，成長を続けて生きたいと考えている．忌憚のないご意見をお待ちする次第である．

　なお，成人看護各論については今回より自治医科大学看護学部の中村美鈴教授と共同で編集を担当させていただいたことを申し添える．

2006年12月

野口　美和子

# 第1章　呼吸機能障害と日常生活　　　3

1. 呼吸機能とその役割 ———— 4
2. 呼吸機能とその障害 ———— 7
3. 呼吸機能障害がもたらす生命・生活への影響 ———— 30

# 第2章　呼吸機能障害の把握と看護　　　37

# 第3章　呼吸機能障害の検査・治療に伴う看護　　　71

1. 呼吸機能の検査に伴う看護 ———— 72
2. 呼吸機能障害の治療に伴う看護 ———— 90

# 第4章　呼吸機能障害のある患者の看護　　　117

# 呼吸機能障害

# 第3章　循環機能障害の検査・治療に伴う看護　215

**1　循環機能の検査に伴う看護────216**

A　ポンプ・輸送還流機能を把握するための検査に伴う看護 ………………………… 216
　1．血圧測定　216
　2．胸部X線撮影　218
　3．動脈血ガス分析　219
　4．障害の要因を示す血中成分の検査　220
　5．脈拍測定　221

B　ポンプ機能を把握するための検査に伴う看護 …………………………………………222
　1．心電図検査　222
　2．心エコー検査　226
　3．ラジオアイソトープ検査　227
　4．心臓カテーテル検査　228

C　輸送還流機能検査に伴う看護 …………231
　1．血管造影法（DSA）　232
　2．MRI，CT　232
　3．サーモグラフィー検査　232
　4．ドップラー血流計検査　233
　5．超音波血管エコー検査　233
　6．トレンデレンブルグ検査，ミルキング検査　233
　7．ホーマンズ徴候検査　234
　8．ヘッドアップティルト検査　234
　9．シェロング検査　235

**2　循環機能障害の治療に伴う看護 ────235**

A　ポンプ機能障害・輸送還流機能障害の治療に伴う看護……………………………………235
　1．薬物治療　235
　2．酸素投与　237

B　ポンプ機能障害の治療に伴う看護………239
　1．心臓カテーテル法　239
　2．外科的手術による治療（冠動脈バイパス術）　241

C　輸送還流機能障害の治療に伴う看護……242
　1．人工血管置換術　242
　2．ストリッピング術（静脈抜去術）　245
　3．下肢静脈瘤硬化療法　246

# 第4章　循環機能障害のある患者の看護　249

A　心筋梗塞（ポンプ機能障害／輸送還流機能障害）患者の看護 ………………………… 250
　1．生命危機状態時の看護　252
　2．回復期の看護　255

B　弁膜症（ポンプ機能障害）患者の看護 ………………………………………………… 258
　1．内科的治療を受ける患者の看護　259
　2．外科的治療（人工弁置換術）を受ける患者の看護　262

C　ペースメーカー植え込み（ポンプ機能障害）患者の看護……………………………266

D　大動脈解離（輸送還流機能障害）患者の看護……………………………………………268

E　下肢静脈瘤（輸送還流機能障害）患者の看護……………………………………………275

索引 ──────────────── 279

# 循環機能障害　　　147

## 第1章　循環機能障害と日常生活　　　149

**❶ 循環機能とその役割** ─── 150
A 循環機能とは……………………150
B 循環機能と生命・生活…………151

**❷ 循環機能とその障害** ─── 155
A ポンプ機能とその障害…………155
　1．ポンプ機能とその担い手　155
　2．ポンプ機能障害発生のプロセス　162
　3．ポンプ機能障害の要因　164
B 輸送還流機能とその障害………167
　1．輸送還流機能とその担い手　167
　2．輸送還流機能障害のプロセス　172
　3．輸送還流機能障害の要因　173

**❸ 循環機能障害がもたらす生命・生活への影響** ─── 177
A 障害の健康への影響……………177
　1．ポンプ機能障害の健康への影響　177
　2．輸送還流機能障害の健康への影響　177
B 障害と影響の程度………………179
　1．ポンプ機能障害と影響の程度　179
　2．輸送還流機能障害と影響の程度　180

## 第2章　循環機能障害の把握と看護　　　181

A 胸　痛……………………………182
　1．胸痛の要因　183
　2．胸痛のある人のアセスメント　183
　3．胸痛のある人の看護　185
B 心不全……………………………187
　1．心不全の要因　188
　2．心不全にある人のアセスメント　189
　3．心不全にある人の看護　189
C 不整脈……………………………193
　1．不整脈の要因　193
　2．不整脈のある人の看護　198
D ショック…………………………199
　1．ショックの要因　199
　2．ショックにある人のアセスメント　201
　3．ショックにある人の看護　201
E 高血圧……………………………205
　1．高血圧の要因　205
　2．高血圧にある人のアセスメント　206
　3．高血圧にある人の看護　206
F 浮　腫……………………………208
　1．浮腫の要因　209
　2．浮腫のある人のアセスメント　209
　3．浮腫のある人の看護　210
G 血　栓……………………………211
　1．血栓の要因　211
　2．血栓のある人のアセスメント　211
　3．血栓のある人の看護　213

# 第3章　呼吸機能障害の検査・治療に伴う看護　　71

### 1　呼吸機能の検査に伴う看護 ──── 72
A　換気機能，通気性の維持・気道の浄化機能の検査に伴う看護 …………………… 72
　1．肺音の聴取　72
　2．スパイロメトリー　73
　3．クロージングボリューム測定　77
　4．X線検査，CT・MRI検査　78
　5．気管支鏡検査　82
B　肺胞ガス交換機能の検査に伴う看護 …… 84
　1．胸腔穿刺　84
　2．肺生検　85
　3．喀痰検査　87
　4．動脈血ガス分析　88
　5．経皮的動脈血酸素飽和度測定法（パルスオキシメトリー）　89

### 2　呼吸機能障害の治療に伴う看護 ── 90
A　換気機能障害の治療に伴う看護 ………… 90
　1．薬物治療　90
　2．吸入治療　91
　3．胸腔ドレナージ　93
　4．人工呼吸器装着　94
　5．放射線治療　104
　6．肺切除術　106
B　通気性の維持・気道の浄化機能障害の治療に伴う看護 ……………………………109
　1．気道の変更　110
　2．気道の新設　111
C　肺胞ガス交換機能障害の治療に伴う看護 ……………………………………………112
　1．酸素投与　113

# 第4章　呼吸機能障害のある患者の看護　　117

A　気管支喘息（通気性の維持・気道の浄化機能の障害／換気機能障害）患者の看護
　………………………………………………118
　1．発作時の看護　119
　2．非発作時の看護　122
B　間質性肺炎（肺胞ガス交換機能障害／換気機能障害）患者の看護 ………………125
C　慢性閉塞性肺疾患（通気性の維持・気道の浄化機能の障害／肺胞ガス交換機能障害／換気機能障害）患者の看護 ……………129
　1．急性増悪期の看護　130
　2．慢性期の看護　133
D　肺癌（通気性の維持・気道の浄化機能の障害／肺胞ガス交換機能障害／換気機能障害）で胸腔鏡下手術を受けた患者の看護
　………………………………………………140
E　鉄欠乏性貧血（肺胞ガス交換機能障害）患者の看護 …………………………………143

# 目次

# 呼吸機能障害　　1

## 第1章　呼吸機能障害と日常生活　　3

① **呼吸機能とその役割**――― 4
A　呼吸機能とは何か …………… 4
B　呼吸機能と生命・生活 ………… 5

② **呼吸機能とその障害**――― 7
A　換気機能とその障害………… 7
　1．換気機能とその担い手　7
　2．換気機能障害発生とその要因　11
B　通気性の維持・気道の浄化機能とその障害 ……………………………16
　1．通気性の維持・気道の浄化機能とその担い手　16
　2．通気性の維持・気道の浄化機能障害発生とその要因　19
C　肺胞ガス交換機能とその障害 ………24
　1．肺胞ガス交換機能とその担い手　24
　2．肺胞ガス交換機能障害発生とその要因　26

③ **呼吸機能障害がもたらす生命・生活への影響**―――30
A　障害の生命・生活への影響 …………30
B　障害と影響の程度 ……………34

## 第2章　呼吸機能障害の把握と看護　　37

A　呼吸困難 ………………………39
　1．呼吸困難（呼吸不全）の成因と関連要因　39
　2．呼吸困難のある人のアセスメント　41
　3．呼吸困難のある人の看護　45
B　咳嗽（咳）・喀痰（痰） ………………52
　1．咳嗽・喀痰の成因とメカニズム　52
　2．咳嗽・喀痰のある人のアセスメント　54
　3．咳嗽・喀痰のある人の看護　55
C　血痰・喀血 ………………………59
　1．血痰・喀血の成因　59
　2．血痰・喀血のある人のアセスメント　60
　3．血痰・喀血のある人の看護　62
D　胸痛 ………………………64
　1．胸痛の成因　64
　2．胸痛のある人のアセスメント　65
　3．胸痛のある人の看護　68

# 第1章

# 呼吸機能障害と日常生活

# 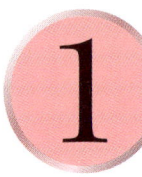 呼吸機能とその役割

## A 呼吸機能とは何か

　人体は細胞から成り立っている．人体を構成する細胞はエネルギーを得て初めてその働きを開始する．それぞれの細胞が働くことで，脳細胞が働き，心筋は収縮し，筋肉は収縮するなど本来の機能を果たすことができる．

　細胞は体内に取り入れられた酸素を使い，食物から供給されたエネルギー源を分解して身体に必要なエネルギーを作り出す．身体に酸素が供給されなければ脳神経機能，栄養代謝機能，運動機能などすべての身体機能が十分に発揮できなくなり，生命は危機に陥る．それゆえ呼吸機能は生命の維持の基盤となる機能といえる．

　**呼吸機能**とは，酸素（$O_2$）を体内に取り入れ，二酸化炭素（$CO_2$）を体外に排出する機能である．呼吸機能は，換気機能，通気性の維持・気道の浄化機能，肺胞ガス交換機能の3つの機能から成り，各機能が協働して呼吸機能を発揮する（図1-1）．

　**換気機能**は，呼吸運動により外界からの酸素の取り入れと，外界への二酸化炭素の排出を行う働きである．

　**通気性の維持・気道の浄化機能**は，外界からの空気の流入と体内からの呼気の排出をスムーズに行えるように外鼻孔から肺胞までの管腔の通りをよい状態にし，維持する働きである．

　**肺胞ガス交換機能**とは，肺胞に取り入れた酸素を肺毛細血管を流れる赤

図1-1 ● 呼吸機能

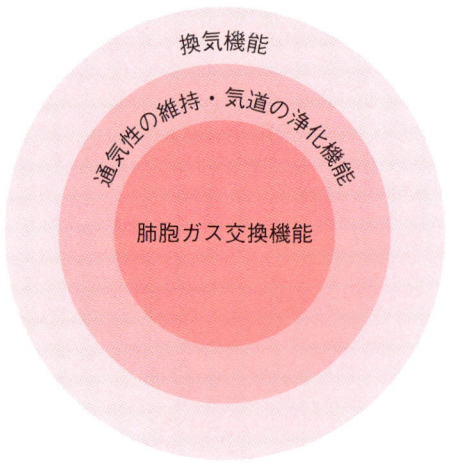

血球（ヘモグロビン）に送り，細胞内の代謝の結果生じた二酸化炭素を肺毛細血管の血流から肺胞内に取り込む働きである．

## B 呼吸機能と生命・生活

呼吸機能は生命維持の基盤となる機能である．生命の維持は成長・発達，生活活動と相互に強く関連している．すなわち呼吸機能により生命の維持が図られることが基盤となり，成長・発達や生活活動が行われる．さらに生命の維持，成長・発達，生活活動が十分行えることで人間は自己実現を果たすことができる（図1-2）．

### 1）生命維持への影響

健康な人間にとって，呼吸は，無意識で行われているごく当たり前の身体の機能である．しかし，いったん呼吸機能が停止すると，体内の酸素の取り入れができなくなるため，生命は危機に陥る．酸素は代償も蓄積も効かないため，人間は酸素なしではわずか数分しか生きられない．生命が危機に陥ると，今まで行えていた生活活動や，成長・発達，自己実現も十分できなくなる．呼吸機能の障害による酸素の欠乏は，強い呼吸困難感をもたらす．呼吸困難感は死への不安や恐怖感など生命の危機感を招きやすい．

### 2）生活活動への影響

呼吸機能によって取り入れられた酸素は循環機能により全身に運ばれ，全身の組織に入り，エネルギー代謝されエネルギー（ATP：アデノシン三リン酸）をつくり出す．このエネルギーによりすべての細胞は活動し，組織・器官はその役割を発揮することができる．そして人間はエネルギーにより組織や器官が働くことで生命を維持し，毎日の生活活動を行うことが

図1-2●呼吸機能と生命・生活

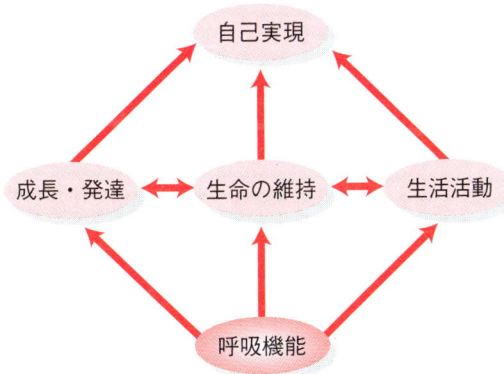

できる．
　人間は活動量が増えると身体の酸素（$O_2$）の消費量やエネルギー消費量は増加する．そのため身体に必要な酸素量は増加するが，身体が要求する酸素量に対して十分な酸素を供給し，二酸化炭素（$CO_2$）を排出できなければ，息切れや息苦しさ，動悸が生じ，活動を続けることができない．また，身体の組織や器官は酸素が不足することでエネルギーをつくり出すことが困難となり，役割を十分に発揮できなくなる．人間の生活は個人の生き方やニーズによって多様であり，個別性の高いものである．このような個別性の高い活動を実現できるのも，酸素の供給によりエネルギーの産生が行われているからであり，呼吸機能は生命，日常生活活動の基盤となる機能といえる．人間は呼吸機能を維持することにより，目的をもった生活活動や，自分らしく生きることを可能にすることができる．

### 3）成長・発達における役割

　肺は幼・小児期をとおして成熟する．呼吸機能を実質的に担う肺胞は青年期頃までに形成される．こうした肺の成長があって初めて成人は成人の身体活動に必要な量のガス交換ができるようになる．そして，このことにより人間は成人期の発達課題の達成が可能になり，自分らしく生きることができるようになる．また，人間は成長・発達の過程で多くのエネルギーを必要とする．そのエネルギーを産生するために，身体は呼吸機能により酸素の供給を必要としている．

### 4）自己実現への影響

　人間は，毎日の生活活動をとおして，様々なニーズを満たしている．また，人間は意思に基づいて活動し，自己実現の欲求を満たそうとする．しかし，呼吸機能がいったん障害されると，生活活動に見合う酸素の供給や二酸化炭素の排出が十分行えなくなり，日常生活での活動量を制限する．また，周囲の人々との交流，社会的役割の遂行にも支障をきたし，その人らしい生活の維持が難しくなる．さらに呼吸機能障害の程度が重度である場合には生命の維持にも支障をきたす．自分の身体のもつ呼吸機能に合わせて活動しなければ，呼吸困難を感じたり，身体の酸素濃度が低下するような場合には，何かしようとすると，また苦しくなるのではないかという不安や呼吸機能障害による症状を避けるために，何かしようとする意欲が低下することがある．また，無力感，拘束感，自尊感情の低下，死への恐怖を感じることも多く，自己実現の達成が大きく妨げられる．このように人間が自己実現を達成できるのは，呼吸機能により支えられた生命の維持，成長・発達，生活活動を基盤としているからである．

# 2 呼吸機能とその障害

## A 換気機能とその障害

### 1 換気機能とその担い手（図1-3）

**換気機能**とは，外界からの酸素（$O_2$）の取り入れと外界への二酸化炭素（$CO_2$）の排出を行う機能である．

換気機能の能力を規定するものは肺の換気容量，呼吸運動の調節，呼吸筋の筋力である．呼吸運動の調節により呼吸筋の筋力の発現の程度が決定され，その結果，肺の換気容量が規定される．健康な成人の呼吸数は1分間に12〜20回で，1回の呼吸で約500m$l$の空気を吸い，同等量の呼気を排出する．

肺の換気容量の担い手は，肺を取り囲む胸郭（胸骨，胸椎，肋骨，肋間筋，横隔膜からなる），胸膜，胸腔，肺，肺胞である．

図1-3 ● 換気機能を規定するものとその担い手

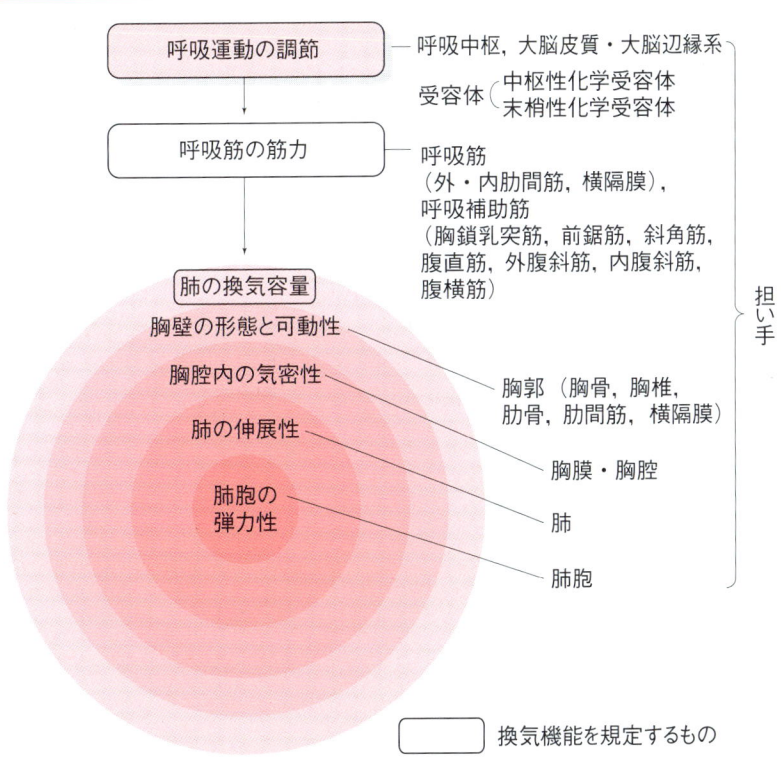

呼吸運動の調節の担い手は，呼吸中枢，大脳皮質・大脳辺縁系，受容体であり，これらが協働して呼吸のリズムや深さを調節している．

呼吸筋の筋力の担い手は呼吸筋（外・内肋間筋，横隔膜），呼吸補助筋（胸鎖乳突筋，前鋸筋，斜角筋，腹直筋，外腹斜筋，内腹斜筋，腹横筋），胸郭である．

### 1）肺の換気容量

肺は胸郭の中にあり，縦隔を挟んで右側にある肺を右肺，左側にある肺を左肺という．肺門から入った気管支が分岐を繰り返し，最終的に肺胞となる．1つの肺葉気管支に支配される領域を肺葉とよび，右肺は3葉（上葉，中葉，下葉），10区域に区分されており，左肺は2葉（上葉，下葉），8区域に区分されている．肺は弾性線維に富み，伸縮性がある臓器で，臓側胸膜（肺胸膜）に包まれている．胸腔は臓側胸膜と壁側胸膜に囲まれた密閉された間隙である．臓側胸膜と壁側胸膜の間には少量の漿液（胸水）があり，潤滑油の働きをしているため，2つの膜は互いに滑らかに動くことができる．胸腔内圧は，常に－2～－5mmHg程度の陰圧が保たれている．

吸気時に胸郭は外肋間筋の収縮により肋骨を上方に引き上げられ，横隔膜の収縮により下方へ引き下げられる．この筋肉の動きに伴い胸郭が広がり，胸腔内圧が－6～－8 mmHgまで低くなり，肺は前後上下に拡張し，肺胞が膨張し外界の空気が引き込まれる．これが**吸気**である．肺は弾性組織に富む組織であるため，吸気時に空気が吸引され，拡張された反動で縮み，気道の空気は押し出される．これが**呼気**である．この肺の弾性の伸びやすさのことを**コンプライアンス**という．呼気時には内肋間筋が肋骨を下方に引き下げ，横隔膜が伸展し，上方へ引き上げられる．このことにより胸郭が縮小するので肺は縮むが，胸腔内が陰圧（－2mmHg）に保たれているため，肺がつぶれること（肺虚脱）はない．もし胸腔内圧が大気圧と同じになると，肺はすぐに縮み虚脱する．

肺の換気容量は胸壁の形態や可動性に大きく影響される．これは胸郭を構成する肋骨や胸椎が，可動性のある関節や軟骨で連結されており，胸郭が呼吸筋の収縮に伴い拡張し，呼吸筋の伸展に伴い縮小するためである．胸壁の形態の変形や胸壁の可動性が小さければ換気容量は少なくなり，胸壁の可動性が大きければ換気容量も大きくなる．

1回の呼吸では肺内全体の空気をすべて入れ換えることはできず，通常は肺内にいくらかの空気が残る．

### 2）呼吸運動の調節

呼吸調節には化学調節，神経調節，行動調節の3種類がある．意識や努

力をしなくても自律的に行える呼吸は，化学調節，神経調節により調節が行われている．また，発声や発語や意思により意図的に呼吸を止めるなどは行動調節により調節が行われている．呼吸運動を意図的に調節することができるのは，呼吸筋が随意筋であり，脊髄神経の支配を受けているため，大脳皮質からの指令によりコントロールできるからである．

**呼吸中枢**は脳の延髄，橋にある．延髄にある呼吸中枢には吸息中枢と呼息中枢があり，呼吸のリズムや深さを司る．橋にある呼吸中枢は延髄の呼吸中枢の働きを調整する．吸息中枢を刺激すると呼吸筋は収縮する．呼息中枢を刺激すると呼吸筋は弛緩する．吸息中枢と呼息中枢は，受容体や大脳皮質・大脳辺縁系からの情報を得て吸息と呼息の指令を交互に出し，周期的な呼吸運動を行う．呼吸中枢からの指令は脊髄神経を介して呼吸筋に伝達され，呼吸運動のリズムや深さを調節する．

大脳皮質・大脳辺縁系は発語や発声の際に呼吸中枢に指令を送り，自律的な呼吸を一時中断させ，意図的に呼吸を止めるなど，呼吸運動のリズムを随意に調整する．また，大脳皮質は不安や怒りなどの強い情動や痛み，寒さ，熱さなどの知覚刺激を呼吸中枢に伝える．このことにより行動調節が行われ，呼吸運動が一時的に増強または抑制される．

受容体は様々な刺激を感じて，その情報を中枢へ伝達する．受容体には末梢化学受容体，中枢化学受容体，肺および上気道の受容体，呼吸筋の受容体がある．

末梢化学受容体，中枢化学受容体は身体の酸素分圧，二酸化炭素分圧，ｐＨを感知し，その情報を呼吸中枢へ伝達し化学調節を行う．

末梢化学受容体は総頸動脈の分岐部に位置する頸動脈体と大動脈弓に位置する大動脈体がある．主に頸動脈体が動脈血に含まれる酸素分圧の低下，二酸化炭素分圧の上昇，ｐＨの低下を感知しており，大動脈体の役割は小さい．

また，頸動脈体，大動脈体は圧受容体を通じて，血圧が上昇した場合には呼吸中枢を抑制し，血圧が低下した場合には浅く速い呼吸を起こす．

中枢化学受容体は延髄にあり，脳脊髄液に囲まれていて，髄液中のｐＨの変化を感知する．中枢化学受容体は身体のｐＨ，二酸化炭素分圧を正常に保つように呼吸運動を調節している．このため，血液および脳脊髄液の二酸化炭素分圧の上昇やｐＨの低下がある場合，換気量を増加させる．反対に血液および脳脊髄液の二酸化炭素分圧の下降やｐＨの上昇がある場合，換気量を減少させる．

肺および上気道の受容体には肺伸展受容体，被刺激受容体，Ｊ受容体，鼻・上気道受容体がある．これらの受容体は神経調節を行う．肺伸展受容体は気道平滑筋内にあり，肺が膨張すると気道の内圧の変化を感知し，肺

の吸気運動を抑制し，呼息へと切り替える（この反射を**ヘンリング-ブロイエル反射**という）．被刺激受容体は気道の表面にあり，吸入気の湿度や化学物質，粉塵などの刺激を感知し，咳嗽や気道収縮反射を起こす．受容体は肺毛細血管に近い間質にあり，毛細血管のうっ血や，肺間質液の増加，肺循環系に入った化学物質による刺激を感知する．鼻・上気道受容体は機械的な刺激や化学物質による刺激を感知し，くしゃみ，咳嗽，気管支痙攣を起こす．

呼吸筋の受容体は横隔膜や肋間筋などの呼吸筋の中にある筋紡錘で，筋の伸展を感知し，筋の収縮の強さの調整に関与している．

### 3）呼吸筋の筋力

呼吸運動は，呼気と吸気の繰り返しである．呼吸運動には呼吸筋が収縮する筋力が必要である．呼吸運動は肺を直接動かすのではなく，呼吸筋が収縮し胸腔内の陰圧を強くし，胸腔を拡張させることで行われる．

胸式呼吸の場合は肋間筋の運動を主とする．腹式呼吸の場合は横隔膜の運動を主とする．努力呼吸時は，呼吸筋のほかに，呼吸補助筋である斜角筋や，胸鎖乳突筋，腹筋群などが収縮して胸郭を拡張させるように働く．このことで身体の需要に見合う十分な換気量が確保される．

呼吸筋は，呼吸中枢から吸気のインパルスが，脊髄の前角細胞から運動神経（肋間神経，横隔神経），および神経筋接合部に伝えられ，神経の末端から筋の収縮に関与する情報伝達物質（アセチルコリン）が分泌されることで収縮する．外肋間筋は肋間神経（$Th_{3-6}$）の支配を受ける．横隔膜は横隔神経（$C_{3-5}$）の支配を受ける．外肋間筋が収縮すると，肋骨を挙上させ胸骨を前面に出し，胸郭を左右に広げる．また，横隔膜が平坦化して下方に動くことで胸郭を前後に広げる．呼吸筋の収縮する筋力が大きいほど，胸郭が広がり，空気を取り込む容量が大きくなる．逆に呼吸筋の収縮する力が失われると，胸郭は広がらず空気を取り込む容量は小さくなる．

換気機能は，肺の換気容量，呼吸筋の筋力，呼吸運動の調節が協働している．人間は活動量が増加した場合には，身体の酸素消費量が増す．しかし，人間は酸素を蓄えることができないため，増加した身体の酸素消費量を補うため，通常より多くの酸素を身体に取り入れなければならない．健康な成人の1回換気量は約500m$l$だが，これは肺活量の20〜30％にすぎず，より大きな活動や運動に対処できるように酸素摂取予備力というものがある．酸素摂取予備力は，肺の換気容量，呼吸筋の筋力，呼吸運動の調節，循環機能のポンプ機能によって支えられている．身体が通常よりも多くの酸素を必要とする場合には，通常よりも強い力で胸郭を動かし，深呼吸や努力呼吸を行うことにより1回に換気する量や呼吸回数を増やすことで身

体の酸素不足を解消する．また，心拍数を増加させて，速やかに組織に酸素を行き渡らせようとする．

## 2 換気機能障害発生とその要因

### 1）換気機能障害発生のプロセス

換気機能障害の要因は，(1)肺の換気容量の減少，(2)呼吸運動の調節障害，(3)呼吸筋の筋力低下の3つに分けられる（図1-4）．

以下に換気機能障害が発生するプロセスを説明する．

#### (1) 肺の換気容量の減少

事故や食生活の影響による高度の肥満，激しい痛みのために呼吸筋の筋力低下が引き起こされ，胸壁の可動性，肺の伸展性低下が起こる．その結果，胸腔内の陰圧が喪失し，肺が収縮し虚脱することで肺換気容量が減少

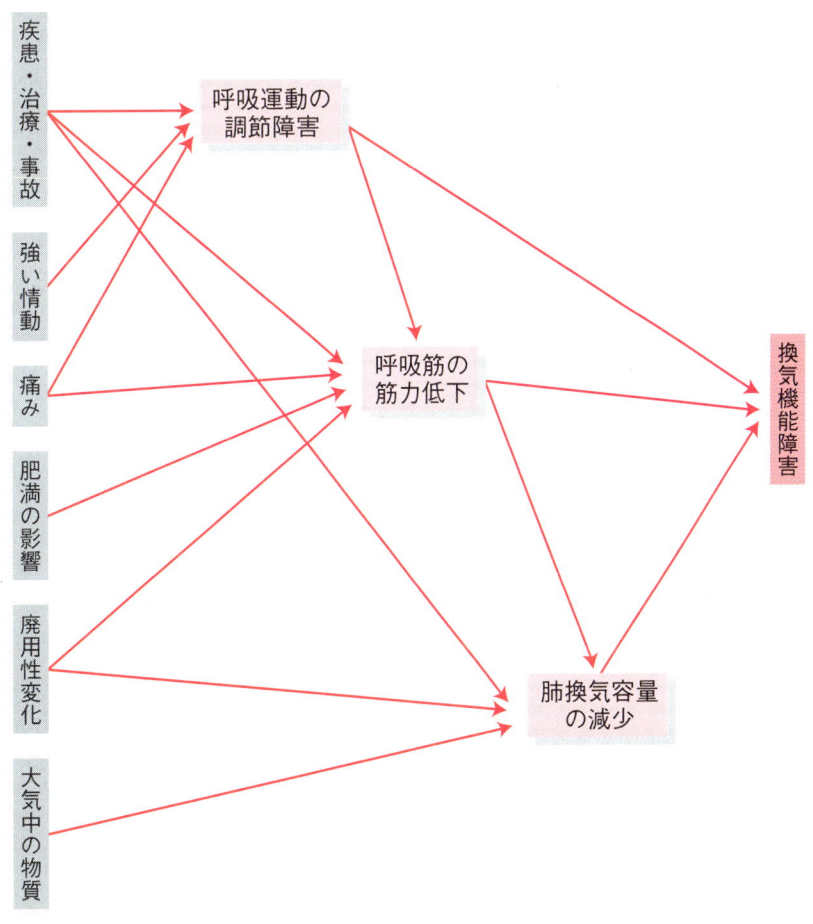

図1-4 ●換気機能障害発生のプロセス

し換気機能障害が発生する．また，大気中の物質により間質が変性し，肺胞の弾力性を喪失することも換気機能障害が発生する一因となる．

### (2) 呼吸運動の調節障害

事故や不安，怒りなどの強い情動，激しい痛みなどのために呼吸中枢の破壊・抑制が起こる．呼吸中枢は吸気と呼気をコントロールしているので，呼吸中枢の破壊・抑制により，呼吸運動の調節障害が起こり，呼吸の深さや速さなどに異常が生じ，呼吸筋の収縮力に影響を与える．たとえば浅い呼吸になった場合には呼吸筋の収縮力が弱くなり，胸壁や肺を十分に動かすことができなくなり，肺の換気容量が減少する．

### (3) 呼吸筋の筋力低下

事故や食生活の影響による栄養不足，廃用性変化のために呼吸筋の筋力低下が起こる．呼吸筋を収縮させる筋力の発現が少ないと胸郭を動かす力が弱くなるため，十分に大気を身体に取り入れることができず，肺の換気容量の減少が起こる．また，激しい痛みなどのために呼吸筋が筋力を十分に発揮できないと，肺の換気容量が減少し，換気機能障害につながる．

このように肺の換気容量の減少，呼吸運動の調節の障害，呼吸筋の筋力低下が互いに関連して換気機能障害が発生する．

## 2）換気機能障害とその要因

換気機能障害の要因となる疾患と治療には次のようなものが考えられる．

### (1) 肺換気容量減少の要因となる疾患と治療（図1-5）

肺換気容量減少の要因となる疾患と治療には，形態の異常と可動性の障害として胸壁の可動性低下を起こすものがある．

形態の異常の原因となる疾患は，主に骨の変形や筋の障害による疾患で，脊椎後側彎症，横隔膜ヘルニア，腹部・胸部の手術による術後の創部痛などがある．また，可動性の障害としては，脊椎後側彎症，多発性肋骨骨折などがあり，さらに，肥満，便秘による横隔膜挙上，様々な原因による激しい痛みなども要因となる．

胸腔の気密性の消失する疾患には，自然気胸や外傷性気胸，胸膜炎による胸水の貯留がある．また，肺の伸展性低下の要因となる疾患には，肺結核，サルコイドーシス，気管支喘息による平滑筋攣縮，気管支拡張症，塵肺，過敏性肺炎，心肥大や肺周囲の臓器・組織の腫瘍，胸水の貯留などがある．肺結核，サルコイドーシスなどにより肺の伸展性が低下するのは，炎症，滲出液の増加，変性，空洞化のためである．肺胞の弾力性低下を招く疾患には，肺気腫，間質性肺炎，肺線維症などがある．

肺換気容量減少の要因となる治療や検査には，乳癌に対する乳房切除術，胸郭形成術による変形，ギプス包帯による圧迫，肺葉切除，放射線照射などがあり，陽圧人工呼吸，胸腔穿刺，腹腔鏡，鍼治療，肺生検などの際にも気胸が起こる場合などがある．

### (2) 呼吸運動の調節障害の要因となる疾患と治療（図1-5）

呼吸運動の調節障害の要因となる疾患と治療には，呼吸中枢を破壊，抑

---

#### 図1-5 ● 換気機能の障害の要因

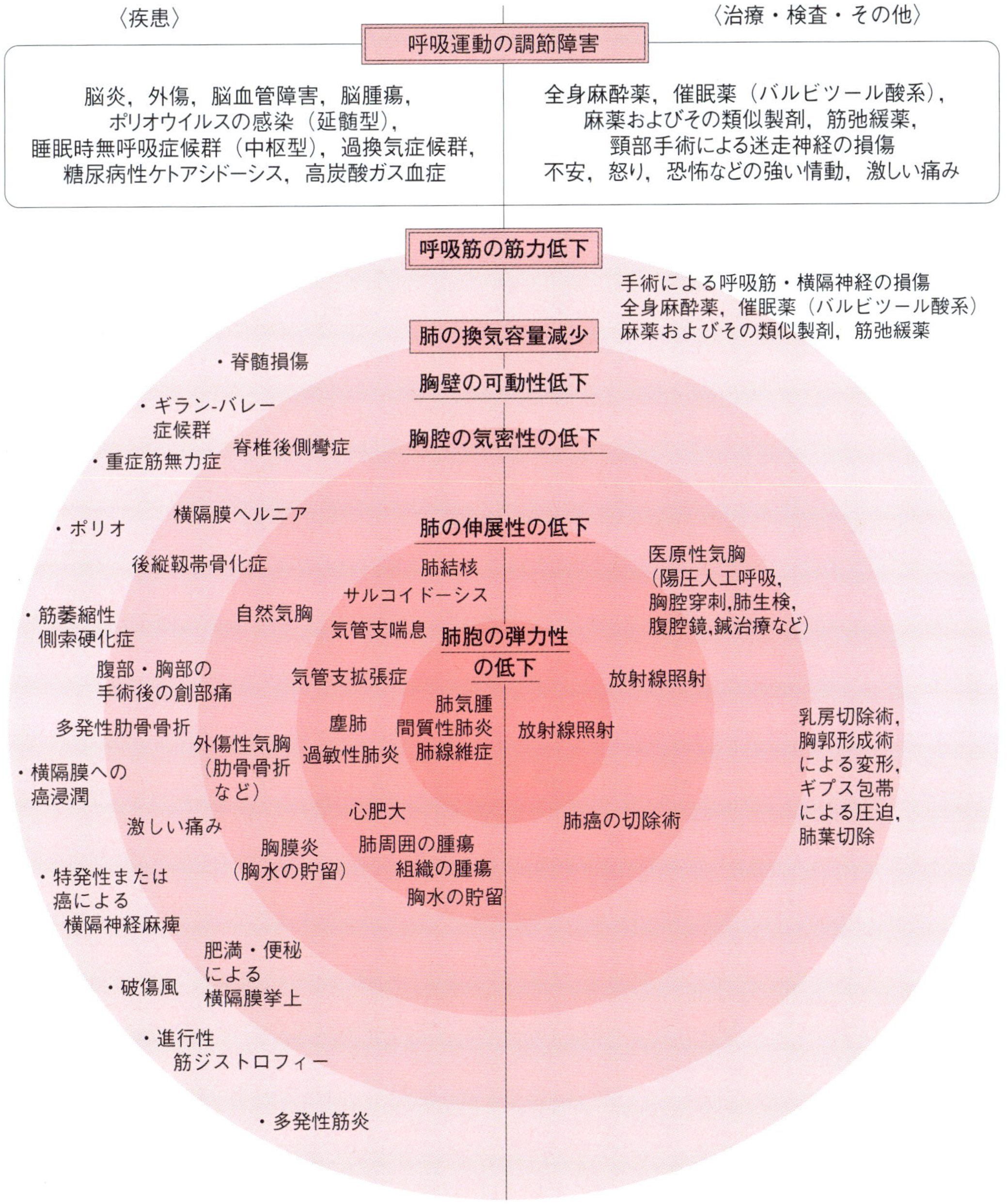

〈疾患〉　　　　　　　　　　　　　　　　　〈治療・検査・その他〉

**呼吸運動の調節障害**

| 〈疾患〉 | 〈治療・検査・その他〉 |
|---|---|
| 脳炎，外傷，脳血管障害，脳腫瘍，ポリオウイルスの感染（延髄型），睡眠時無呼吸症候群（中枢型），過換気症候群，糖尿病性ケトアシドーシス，高炭酸ガス血症 | 全身麻酔薬，催眠薬（バルビツール酸系），麻薬およびその類似製剤，筋弛緩薬，頸部手術による迷走神経の損傷 不安，怒り，恐怖などの強い情動，激しい痛み |

**呼吸筋の筋力低下**

手術による呼吸筋・横隔神経の損傷
全身麻酔薬，催眠薬（バルビツール酸系）
麻薬およびその類似製剤，筋弛緩薬

**肺の換気容量減少**

**胸壁の可動性低下**

**胸腔の気密性の低下**

**肺の伸展性の低下**

**肺胞の弾力性の低下**

〈疾患〉
・脊髄損傷
・ギラン-バレー症候群
　脊椎後側彎症
・重症筋無力症
　横隔膜ヘルニア
・ポリオ
　後縦靱帯骨化症
・筋萎縮性側索硬化症
　自然気胸
　　肺結核
　　サルコイドーシス
　　気管支喘息
　腹部・胸部の手術後の創部痛
　気管支拡張症
・多発性肋骨骨折
　外傷性気胸（肋骨骨折など）
　過敏性肺炎
　　塵肺　肺気腫
　　　間質性肺炎
　　　肺線維症
・横隔膜への癌浸潤
　激しい痛み
　　　心肥大
　胸膜炎（胸水の貯留）
　　肺周囲の腫瘍
・特発性または癌による横隔神経麻痺
　　　組織の腫瘍
　　　胸水の貯留
　肥満・便秘による横隔膜挙上
・破傷風
・進行性筋ジストロフィー
・多発性筋炎

〈治療・検査・その他〉
医原性気胸
（陽圧人工呼吸，胸腔穿刺，肺生検，腹腔鏡，鍼治療など）

放射線照射

放射線照射

肺癌の切除術

乳房切除術，胸郭形成術による変形，ギプス包帯による圧迫，肺葉切除

制するものと受容体を障害するもの，呼吸中枢への伝達を障害するものがある．

呼吸中枢，受容体を破壊，抑制する疾患には，脳炎，外傷，脳血管障害，脳腫瘍，ポリオウイルスの感染（延髄型）などがある．延髄・橋およびその周辺の脳血管障害などによる全体的な損傷では，呼吸中枢が働かなくなり呼吸停止をきたす．また，一部が破壊された場合は，呼吸パターンが異常になる．睡眠時無呼吸症候群の中枢型（オンディーヌの呪い）では，昼間は大脳皮質による行動調節が行われるため呼吸が継続されるが，夜間になると化学調節も行動調節も働かなくなるため，横隔膜の運動そのものが停止し無呼吸となる．

過換気症候群では過呼吸が生じやすくなる．糖尿病性ケトアシドーシスでは過呼吸，クスマウル呼吸がみられる．また，高炭酸ガス血症によっても呼吸運動の調節は障害される．呼吸中枢が慢性的な酸素欠乏状態に慣れている場合に末梢性化学受容体，中枢性化学受容体の障害が起こると安静時や睡眠時に無呼吸を起こすことがある．

呼吸運動の調節障害の要因となる治療には，全身麻酔薬，催眠薬（バルビツール酸系），麻薬およびその類似製剤，筋弛緩薬などの使用があり，呼吸中枢がある脳の細胞の活動を低下させ呼吸を抑制する．呼吸中枢への伝達を障害する治療の例としては，頸部の手術などの際に迷走神経を損傷した場合がある．

### (3) 呼吸筋の筋力低下の要因となる疾患と治療（図1-5）

呼吸筋の筋力低下の要因となる疾患には，神経伝達の抑制や遮断に伴う麻痺を起こす疾患と，筋自体の活動性の抑制や低下を起こす疾患がある．神経伝達がうまくいかないことや呼吸筋の筋力の発現が難しくなることで呼吸筋の筋力低下が生じる．

神経伝達の抑制や遮断に伴う麻痺を起こす疾患には，脊髄損傷，ギラン-バレー症候群，重症筋無力症，ポリオ，筋萎縮性側索硬化症，横隔膜への癌浸潤，特発性または癌による横隔神経麻痺，破傷風などがある．

筋自体の活動性の抑制や低下を起こす疾患として，進行性筋ジストロフィー，多発性筋炎がある．進行性筋ジストロフィーは四肢の筋肉の変性や萎縮が起こり筋力が低下して，次第に呼吸筋の筋力低下に及ぶものである．

また，長期間の体動制限や，包帯やギプスで体幹を固定されることで廃用性変化が起こり，筋肉の萎縮がみられる．

呼吸筋の筋力低下の要因となる治療には，手術などで呼吸筋（特に横隔膜）に創を与えた場合や横隔神経を損傷した場合，全身麻酔薬，催眠薬（バルビツール酸系），麻薬およびその類似製剤，筋弛緩薬の使用などによ

り，一時的に本来の呼吸筋の筋力は十分発現されなくなる．また，その他の要因として事故による呼吸筋の外傷や創の痛みがある場合にも，呼吸筋の筋力は十分発現されなくなる．

### 3）食生活からの影響

近年，過剰な炭水化物や脂肪などの栄養摂取，電車や自動車などによる交通手段の発達や多忙な生活による運動不足などにより肥満者が増加している．高度の肥満が起こると，腹壁や腹腔内の臓器への脂肪沈着が増加し，横隔膜の挙上や胸郭の脂肪沈着が起こり，胸壁の可動性が低下することで肺換気容量が減少し換気機能障害が発生する．また，食物繊維の不足などで便秘となり，横隔膜の動きが制限されると胸壁の可動性が低下しやすくなる．

ボツリヌス菌による食中毒やふぐ毒を起こした場合は，呼吸筋への神経伝達が阻害されるため，呼吸筋の筋力低下が生じる．また，強度の栄養不足が起きた場合にも筋力を十分に発現できないため，呼吸筋の筋力の低下が起こる．

### 4）その他の要因

激しい疼痛により意識的に呼吸が抑制されることがある．また，不安，緊張，恐怖などの強い情動や，ストレスなどの心理的要因から換気が亢進したり，呼吸が抑制されることもある．過換気になると二酸化炭素分圧の低下，呼吸性アルカローシスを生じる．

大気中の粉塵，化学物質，枯れ草などに付着している真菌は吸気時に空気と共に肺胞に到達し，肺の換気容量の担い手である肺・肺胞に沈着し変性を与える．変性が強くなると過敏性肺炎や塵肺などを発症し，肺の伸展性が低下し，後述する肺胞ガス交換機能が低下し，呼吸機能障害をもたらす．

また，農薬，殺虫剤，毒ガスには不可逆的コリンエステラーゼ阻害薬である有機リン剤が成分として含まれているために，これらを吸入した場合，呼吸筋への神経伝達が阻害され，呼吸筋の筋力低下が起こり，換気機能が障害される．さらに，気管支閉塞，分泌物増加も起こすので通気性の維持・気道の浄化機能も障害される．有機リン剤は吸入量が多いと呼吸中枢も麻痺する．シアン中毒では呼吸中枢が障害され，呼吸運動の調節に支障をきたし，生命の危機に陥ることも多い．

# B 通気性の維持・気道の浄化機能とその障害

## 1 通気性の維持・気道の浄化機能とその担い手（図1-6）

**通気性の維持・気道の浄化機能**とは，外界からの空気の流入と体内からの呼気の排出をスムーズに行えるように外鼻孔から肺胞までの管腔の通りをよい状態にし，維持する働きである．

通気性の維持・気道の浄化機能を規定するものは，通気性の維持と気道の浄化である．

通気性の維持の担い手は，上気道（外鼻孔（または口），鼻腔（または口腔），後鼻孔，咽頭，声門までの骨，軟骨，粘膜などで囲まれた管腔）

図1-6●通気性の維持・気道の浄化機能とその担い手

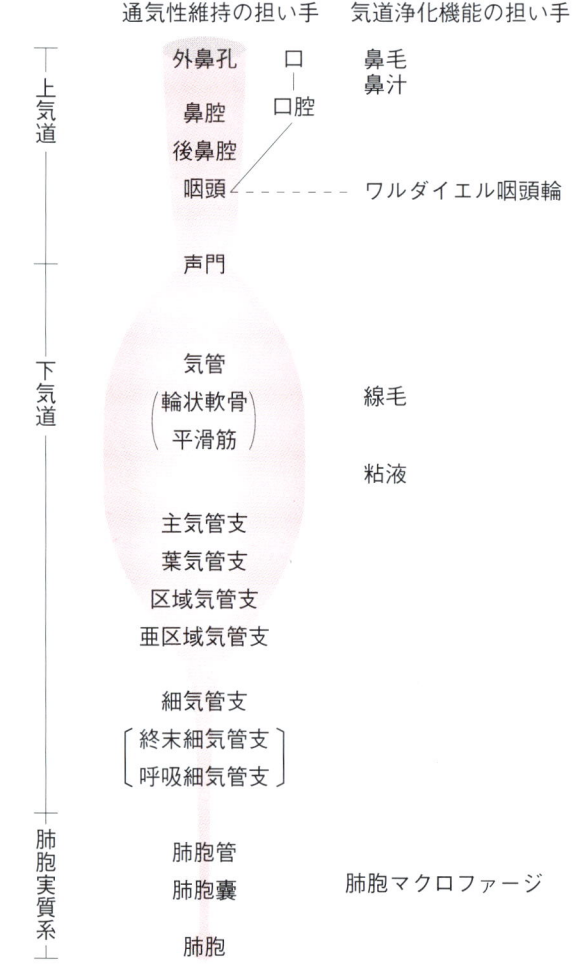

と下気道（声門，気管，主気管支，葉気管支，区域気管支，亜区域気管支，細気管支，終末細気管支，呼吸細気管支），肺胞実質系（肺胞管，肺胞囊，肺胞）である．

気道の浄化の担い手は，鼻毛，鼻汁，ワルダイエル咽頭輪，線毛，気道から分泌される粘液，肺胞マクロファージである．また，喉頭反射による声門の封鎖により有害物質が肺胞へ侵入するのを防いでいる．くしゃみ，咳嗽は有害物質や異物が肺胞へ侵入するのを防ぐとともに，肺胞マクロファージに捕えられ，処理された有害物質や気道からの粘液を排除し，痰として体外に出すことを促進する．

### 1）通気性の維持

**通気性の維持**とは，気道の管腔を十分に広げ，呼気と吸気をスムーズに通気させる働きである．吸気は外鼻孔（または口）から鼻甲介の間（鼻道）を通り，咽頭，声門上腔を通って声門に向かう．呼気はその逆を通る．つまり一つの管腔を利用して呼気と吸気が行われている．

気道系は上気道と下気道からなる．気管は声門から続く直径が13～22mmほどの管腔で，第4胸椎の高さで分岐して，両側の肺に入る（主気管支）．主気管支は，さらに葉気管支から細気管支へと16回ほど分岐する．細気管支には終末細気管支と呼吸細気管支がある．呼吸細気管支は，管腔の直径が0.5～1mm程度となる．呼吸細気管支は3回ほど分岐したあと肺胞実質系に至る．

肺胞実質系とは，通気とガス交換の働きを合わせもつ，肺胞管，肺胞囊，肺胞をいう．肺胞囊は肺胞が集まったものである．肺胞は，直径が0.1～0.2mm程度で，ガス交換を行うⅠ型肺胞上皮細胞と肺胞壁の表面張力を低下させる肺サーファクタントを産生・分泌するⅡ型肺胞上皮細胞とで構成されている．

気道系は通気性を維持する構造を有している．声門は上気道と下気道の境界にあり，気道のうちで最も狭く，骨，軟骨，筋，靭帯などにより管腔

## $CO_2$ ナルコーシス

慢性高炭酸ガス血症の患者では，低酸素が刺激となり呼吸中枢は呼吸運動の指令を出しています．そのような患者に対して，高濃度の酸素が投与されることで，末梢化学受容体の低酸素刺激がなくなり，呼吸が抑制され意識不明になることがあります．純粋に$CO_2$ナルコーシスという場合は重症呼吸性アシドーシス，意識障害，自発呼吸の減弱の3条件を満たすものをいいます．

の太さが保たれる．気管から主気管支までの前壁は，輪状軟骨と平滑筋，靭帯で補強されていることで管腔の太さが保たれている．この輪状軟骨があるために，圧力をかけなくとも吸気・呼気が通りやすくなっている．また，気道の後壁は軟骨がなく平滑筋である．そのため食べ物などの固形物が食道を通過した場合でも，硬い軟骨で気道が強く圧迫されることがない．細気管支は軟骨が途切れるため，呼吸運動に応じて広がることができるが，反面，細気管支の管腔はつぶれやすくもある．呼吸細気管支から肺胞実質系までは，管腔の周囲を輪状の平滑筋と弾性線維や膠原線維などが囲む．

気道の平滑筋は，副交感神経の緊張で収縮し，交感神経の緊張で拡張する．たとえば運動時などのように身体の活動性が高く酸素を多く必要とする場合は，交感神経が緊張し気道の管腔を広げ空気を通気しやすくして，十分な換気量を確保しようとする．

### 2）気道の浄化機能

**気道の浄化機能**とは，吸気に含まれる様々な物質（異物）を線毛と粘液，くしゃみ，咳嗽反射によって除去することである．

気道の粘膜は線毛をもった細胞で覆われ，その表面を気道粘液の薄い膜で保護されている．粘液と線毛は協同して気道を浄化している．

上気道では，10$\mu$m以上の異物が鼻毛によって濾過され，鼻汁に付着する．鼻汁は，鼻をかむことで体外に排出される．また，鼻汁は線毛の運動によって咽頭に運ばれる．咽頭にも線毛と粘液腺があり，吸気中の異物を取り込みつつ，粘液を喉頭に運搬し嚥下させるか，咳とともに体外へ吐き出させる．

上気道で除去できなかった異物は，下気道の気管支に分布する気管支腺や杯細胞から分泌される粘液に付着する．粘液は気管支腺と杯細胞から1日約100m$l$の粘液が分泌される．この気道分泌物のことを喀痰という．喀痰の主成分は下気道粘膜からの分泌物で，吸気によって侵入してきた細菌や埃などの異物，気道粘膜から剥落した上皮細胞，肺胞内容物，炎症やうっ血による産出物が混入している．

気道の粘膜から分泌される粘液には，IgA，IgMなどの免疫グロブリンやリゾチームなどが含まれ，付着した細菌や病原微生物を殺菌する．粘液は上方に動く線毛により喉頭に運ばれ，唾液と一緒に嚥下されるか，咳とともに痰として喀出される．細気管支を経るまでに浄化されなかった2～3$\mu$m$l$以下の異物は，肺胞に沈着するが，肺胞マクロファージに貪食される．

また，**ワルダイエル咽頭輪**は後鼻孔周囲の咽頭扁桃，耳管扁桃，舌根扁桃および口蓋扁桃からなる．この部位にはリンパ組織が分布しており，食

物や大気中の細菌の濾過，免疫反応を引き起こして殺菌する．

　くしゃみや咳には強い呼気を起こし，気道に侵入した異物を体外へ排出する働きがある．くしゃみが起こる仕組みは，冷気や圧迫などの機械的・物理的刺激や大気中の化学物質などによる刺激を，鼻粘膜が感知し，三叉神経と迷走神経を介して，くしゃみ反射を生じさせ，くしゃみが起こる．

　咳が起こる仕組みは，咽頭，喉頭，気管・気管支の粘膜に刺激受容体があり，そこが刺激を受けると延髄にある咳中枢を興奮させて，咳嗽反射を生じ，咳が起こる．

## 2 通気性の維持・気道の浄化機能障害発生とその要因

### 1）通気性の維持・気道の浄化機能障害発生のプロセス

　通気性の維持・気道の浄化機能障害の要因には，①気道の狭窄・閉塞，②粘液分泌の変化・線毛運動の低下，③くしゃみ，咳の抑制がある．

　以下に通気性の維持・気道の浄化機能障害発生のプロセスを説明する．

#### (1) 気道の狭窄・閉塞

　気道の狭窄・閉塞があると，体外からの空気の取り入れと体内からのガスの排出がスムーズに行えなくなる．体外から空気の取り入れが十分できないと身体に必要な酸素を十分に供給することが困難になり，人間は息苦しさ，高度の酸素不足であれば窒息しそうな感じなどの呼吸困難を感じる．呼吸困難感によって死への恐怖を感じ，パニックに陥り，落ち着いて呼吸を整えることができず，さらに呼吸状態が悪化する場合もある．

　また，体内からのガスの排出がスムーズに行えなくなると二酸化炭素が体内に蓄積し，高炭酸ガス血症となり，呼吸性アシドーシスとなる．高炭酸ガス血症になると，大脳皮質の抑制が解除されるために傾眠，昏睡，錯乱などをきたす．また，高炭酸ガス血症は二酸化炭素の血管拡張作用により頭痛を引き起こす．

　気道の狭窄による通気機能の障害があると喘鳴（ヒューヒュー，ゼーゼーという音）が聴かれる．気道の閉塞が起こると，閉塞している気道を利用している肺小葉の通気障害が起こり，そこの部位の呼吸音の減弱，消失が生じる．

#### (2) 粘液分泌の変化・線毛運動の低下

　粘液分泌の変化には性状・量の変化がある．疾患や管腔の乾燥で粘液が硬くなったり，分泌量が増加して流動性が高まると，有害物質や異物を線毛運動によりスムーズに体外へ排出することが難しくなり，粘液が管腔に停滞することで，通気性の維持に障害をきたす．また，気道感染や癌や結核などの疾患による肺胞組織の破壊や気管からの出血によって喀痰の粘稠

度や色，臭い，量などの性状は変化する．

　線毛運動の低下が起こると，粉塵，細菌などの有害物質や異物の排出がスムーズに行えなくなり，これらの物質が気道や肺胞に停滞する．粘液分泌が低下するとさらに線毛運動は低下する．

　(3) くしゃみ，咳の抑制

　くしゃみ，咳が抑制されると，有害物質や異物を体外へ排出する働きが弱くなり，長時間，それらの物質が気管支や肺に停滞するため，炎症や感染の原因になる．また，咳によって粘稠性の高い痰を体外に喀出することが容易になるが，咳が抑制されると痰が気管支に停滞しやすくなり，通気性が障害される原因につながる．

## 2）通気性の維持・気道の浄化機能障害とその要因

　通気性の維持・気道の浄化機能障害の要因となる疾患と治療には次のようなものが考えられる．

### (1) 気道の狭窄・閉塞の要因となる疾患と治療（図1-7）

　気道の狭窄・閉塞の要因となる疾患は，上気道の狭窄・閉塞を起こす疾患と下気道の狭窄・圧迫・閉塞を起こす疾患とに分けることができる．

　上気道の狭窄・閉塞を起こす疾患としては，舌癌，喉頭癌，睡眠時無呼吸症候群（閉塞型）などがある．また，鼻腔が閉塞されることで上気道が閉塞する疾患には，感染やアレルギーによる鼻炎，副鼻腔炎，上咽頭腫瘍などがある．さらに，輪状軟骨の骨折，壊死，喉頭筋の運動神経を支配する反回神経が麻痺した場合に声門開大不全が生じ，声門が開かないため通気が阻害されることもある．てんかん発作時に喉頭側に舌根が沈下する場合にも上気道の狭窄・閉塞を起こす．

　上気道を狭窄・圧迫する要因となる治療には，鼻出血などの止血のためのタンポナーデや，麻酔薬の使用がある．麻酔薬により舌根沈下を起こすことがある．

　下気道を狭窄・圧迫する疾患としては，気管・気管支の腫瘍，気胸，気道周辺の疾患による胸水の貯留，肺気腫，慢性気管支炎，び漫性汎細気管支炎などがある．肺気腫や慢性気管支炎，び漫性汎細気管支炎などは，細気管支周囲の支持組織が脆弱化しているため，胸腔内圧の変動により気管支を圧迫し閉塞させやすい．気管支喘息はアレルゲンを吸入すると気道粘膜がアレルギー反応を起こし，気管支平滑筋が収縮し，気道の狭窄・閉塞を起こす．また，肺結核の後遺症や化学物質，熱気，蒸気などの吸入による熱傷でも粘膜の変性や壊死を起こし，上・下気道の狭窄・閉塞を起こす．気道から分泌される粘液が増加すると管腔に粘液が貯留し，気道の狭窄を起こしやすくなり，通気性は失われる．

肺胞実質系の狭窄・閉塞を起こす疾患としては，肺炎，気胸，肺水腫がある．肺水腫は肺サーファクタントの不足を生じ，肺胞が縮み，肺の虚脱を起こす．

さらに，ほかの身体機能の担い手によっても気道の狭窄・閉塞は起こる．このような疾患には，甲状腺肥大，大動脈瘤，胸腺腫瘍，縦隔腫瘍，リンパ節肥大，食道憩室，食道アカラシア，胸部の変形，脊椎後側彎症，全身性浮腫などがある．

下気道の狭窄・閉塞の要因となる治療には，長期の気管内挿管，薬物の使用などがある．長期の気管内挿管の影響により粘膜の瘢痕が形成される．また，肺胞実質系肺の狭窄・閉塞の要因となる治療には肺切除術などがある．

気道の狭窄・閉塞の要因となる薬物には，気管支攣縮に関与する薬物がある．このような薬物には，喘息発作を起こすβ阻害薬，アスピリンによ

## 図1-7● 通気性の維持・気道浄化機能障害の要因となる疾患と治療

### 通気性の維持障害の要因となる疾患と治療

**上気道**

**上気道の狭窄・閉塞を起こす疾患**
- 舌癌，喉頭癌
- 睡眠時無呼吸症候群（閉塞型）
- 鼻炎，副鼻腔炎
- 上咽頭腫瘍
- 輪状軟骨の骨折，壊死
- 反回神経麻痺
- てんかん発作，熱傷など

**治療**
- 止血のためのタンポナーデ
- 麻酔薬

**下気道**

**下気道の狭窄・閉塞を起こす疾患**
- 気管・気管支の腫瘍，気胸
- 胸水の貯留，肺気腫
- 慢性気管支炎
- び漫性汎細気管支炎
- 気管支喘息，肺結核後遺症
- 熱傷など
- 甲状腺肥大，大動脈瘤，胸腺腫瘍
- 縦隔腫瘍，リンパ節肥大
- 食道憩室，食道アカラシア
- 胸部の変形，脊椎後側彎症
- 全身性浮腫など

**治療**
- 長期気管挿管
- 薬物の使用

**肺胞実質系**

**肺胞実質系の狭窄・閉塞を起こす疾患**
- 肺炎，気胸，肺水腫など

**治療**
- 肺切除術

### 気道浄化機能障害の要因となる疾患と治療

**粘液分泌の変化を起こす疾患**
- 壊死
- シェーグレン症候群
- ウイルス感染

**治療**
- 【硬化】【流動化】
- ・放射線治療　過剰な輸液
- ・抗コリン薬
  - 抗ヒスタミン薬
  - 三環系抗うつ薬
- ・β刺激薬
  - 抗不整脈薬
  - （Naチャネル拮抗薬）

**流動化，分泌量の増加**
- 気管・気管支炎
- び漫性汎細気管支炎
- 肺炎，腫瘍，結核
- 気管支喘息など

**線毛運動の低下の要因となる疾患**
- 炎症による粘膜の腫脹
- 原発性線毛不全症
- ウイルス感染

**治療**
- 人工呼吸器装着
- 気管切開

**くしゃみ，咳の抑制**
- 重症筋無力症
- 筋萎縮性側索硬化症
- 胸膜部手術後の疼痛

**治療**
- 気管挿管
- ギプス固定
- 薬物（全身麻酔薬，麻薬，中枢性非麻薬性鎮咳薬）使用

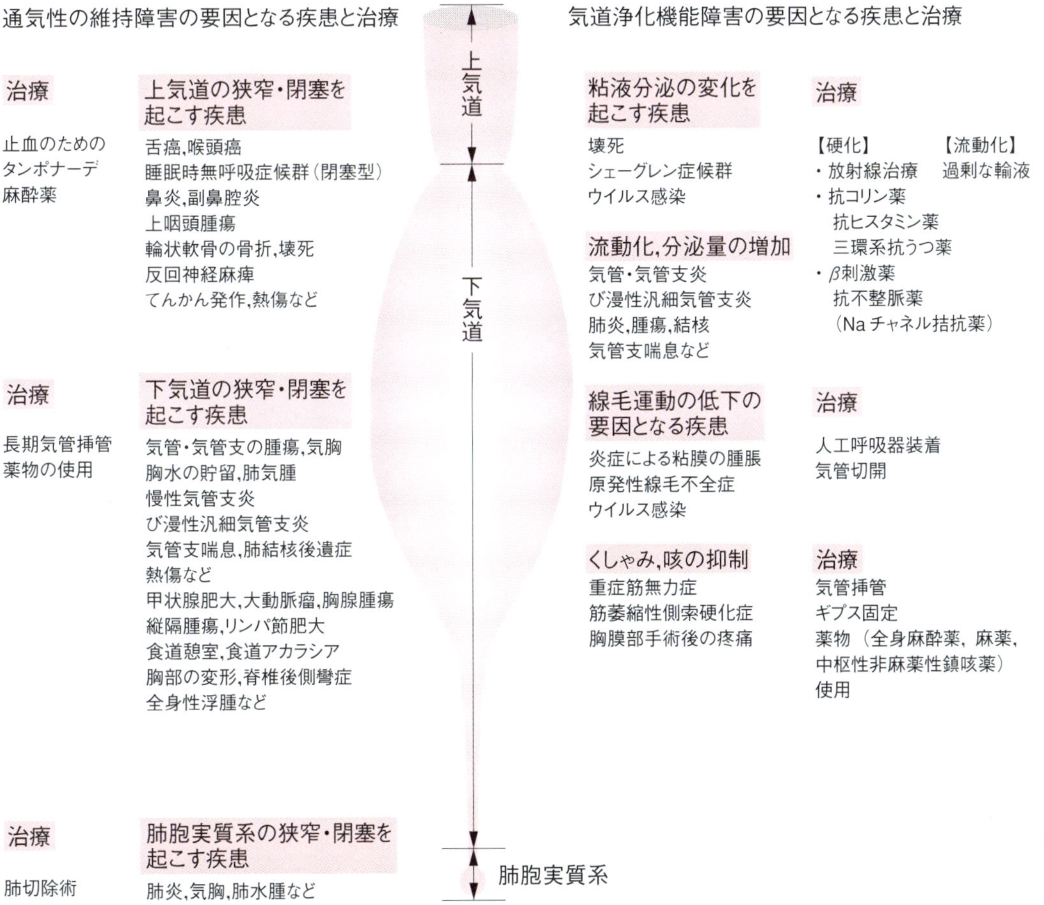

る喘息発作を起こすアスピリン，ヒドロコルチゾン，アセトアニノフェン，NSAIDsなどがある．

### (2) 粘液分泌の変化・線毛運動低下の要因となる疾患と治療（図1-7）

粘液の性状が硬化する疾患には，シェーグレン症候群，ウイルス感染による粘液腫，杯細胞の損傷がある．粘液の性状の流動化，分泌量の増加をきたす疾患には，気管・気管支炎，び漫性汎細気管支炎，肺炎，腫瘍，結核，気管支喘息などがある．炎症が起きるとアレルギーによる粘液の分泌量の増加，毛細血管の透過性の亢進による滲出液の増加などがある．また，腫瘍があると滲出液が増加する．炎症や腫瘍による組織の破壊により，肺や気道内の出血が起こり，痰に血液が混入することもある（血痰）．

粘液の性状が硬化する治療には，放射線照射，抗コリン薬，抗ヒスタミン薬，三環系抗うつ薬，$\beta$刺激薬，抗不整脈（Naチャネル拮抗体）などの使用がある．粘液の性状が流動化する治療には，過剰な輸液を行った場合などがある．

線毛運動低下の要因となる疾患には，炎症による粘膜の腫脹，原発性線毛不全症，ウイルス感染による線毛上皮細胞の損傷などがある．

線毛運動低下の要因となる治療としては，人工呼吸器装着，気管切開がある．これらの治療により，吸気の温度・湿度を調節することができなくなるために線毛運動が低下する．

### (3) くしゃみ，咳の抑制の要因となる疾患と治療（図1-7）

くしゃみや咳の抑制の要因となる疾患には，重症筋無力症や筋萎縮性側索硬化症，ポリオがある．また，胸部，腹部手術後の疼痛による意識的な抑制などもある．

くしゃみや咳の抑制の要因となる治療には，気管挿管，ギプス固定，全身麻酔薬，麻薬，中枢性非麻薬性鎮咳薬の使用などがある．

また，長期安静臥床による体位変換不足の場合にもくしゃみ，咳の抑制がみられる．

## 3）生活習慣の影響

### (1) 食 生 活

たんぱく質摂取の増加，食品添加物や農薬など化学物質の摂取などにより，特定の物質に対してアレルギー反応が起こり，気道が浮腫を生じ，通気性が維持できなくなる場合がある．また，水分の摂取が少なく脱水になると，気道の粘液の性状が硬化する．

### (2) 喫 煙

たばこの煙中には，ベンツピレン，メチルニトロサミノピリジルブタンなどの200種類以上の発癌物質が含まれている．これらの物質は気管支の

分岐部などに付着し，気管支粘膜の上皮細胞に取り込まれ，気管支から分布している神経を刺激するため咳を生じさせ，気管支腺から粘液を盛んに分泌させ，痰の量を増加させる．喫煙は線毛の動きを抑制し，気道の浄化機能を低下させる．

疫学的には，喫煙指数*と肺癌死亡率との間の強い相関が認められている．

**(3) ストレス**

成人は家庭や職場・地域社会から様々なストレスを受けやすい．ストレスは交感神経を刺激しその働きを亢進させ，気管支の収縮をもたらす．

### 4）環境からの影響

線毛の動きは温度28〜33℃，湿度約70％で最もよくなる．したがって高温（33℃以上），低温（28℃以下），湿度が70％以下の環境では線毛の運動が抑制されるため，気道の浄化機能が低下する．また，線毛の運動によって有害物質や異物を体外へうまく送り出すためには粘液の性状が水分を適当に含んでいることが必要である．気道粘液が乾燥して硬くなる場合や反対に粘液の水分が過多な場合には，痰が管腔内に停滞しやすくなり気道の浄化が困難になる．

大気中の二酸化窒素，二酸化イオウ，一酸化炭素，光化学大気汚染物質，浮遊粒子状物質などの汚染物質により，線毛が傷つけられるため，気道の浄化機能を十分果たしにくくなる．また，気道粘膜がこれらの化学物質により損傷を受け，痰の分泌や咳嗽が増加するなど気道の浄化機能に影響を及ぼす．有害物質としてアスベスト（石綿），ラドン，マスタードガス，6価クロムなどが知られており，これら物質を吸入した場合には癌が発生することもある．

家庭や職場などに存在するハウスダストによるダニなどのアレルゲンで気管支喘息が発症しやすくなる．気管支喘息はアレルゲンを吸入するとたびたび発作を起こすので，アレルゲンの除去やアレルゲンとの接触を予防する生活を工夫する必要がある．

また，日常生活のなかで通気性の障害を起こす要因には，着衣や毛布による鼻や口の被覆による上気道の閉塞がある．閉塞物（大きな食塊やボタンなど）などを誤飲した場合には上・下気道の狭窄・閉塞が起こる．

前述した有機リン剤が含まれている農薬や殺虫剤や毒ガスを吸入した場合にも，気管支の閉塞，気道分泌物が増加するために通気性の維持・気道の浄化機能に障害をきたす．

---

喫煙指数：喫煙本数/日×喫煙期間（年）の積 ブリンクマン指数（Brinkman Index）ともいわれる．頭文字をとってBI指数と表現されることもある．
〈判定〉
1〜200：軽度喫煙者，201〜600：中等度喫煙者，600以上：高度喫煙者．高度喫煙者は肺癌になる危険性が高いといわれている．

# C 肺胞ガス交換機能とその障害

## 1 肺胞ガス交換機能とその担い手（図1-8）

　**肺胞ガス交換機能**とは，より高い分圧の酸素を体内へ，より高い分圧の二酸化炭素を体外へ排出する働きである．この酸素（$O_2$）と二酸化炭素（$CO_2$）の移動を**ガス交換**という．肺胞でのガス交換は肺胞の呼吸膜と肺毛細血管を流れる赤血球（ヘモグロビン）との間で行われる．そのため肺胞ガス交換機能の能力を規定するものは，呼吸膜の透過性，呼吸膜の広さ，酸素運搬能である．

　呼吸膜の透過性，呼吸膜の広さの担い手は，呼吸膜（肺胞腔と血流を境する肺毛細血管隔壁）であり，酸素運搬能の担い手は，ヘモグロビン，肺毛細血管の血流である．

### 1）呼吸膜の透過性

　呼吸膜は，肺胞腔と肺毛細血管血流の間にある肺毛細血管隔壁である．肺胞膜は，Ⅰ型・Ⅱ型肺胞上皮細胞と間質で構成され，厚さが1μm以下と非常に薄い．なかでもⅠ型肺胞上皮細胞は非常に薄く，ガスを通過させやすい．Ⅱ型肺胞上皮細胞から分泌されるサーファクタントは，ガス交換を容易にするため，肺胞の表面張力を低下させ肺胞がつぶれるのを防ぐ働きをしている．

　一方，肺胞膜と接する肺毛細血管も薄くガスを通過させやすい構造になっている．

　吸入された空気は，気道の分岐に従って順序よく細分割されていくため，

**図1-8 ● 肺胞ガス交換機能とその担い手**

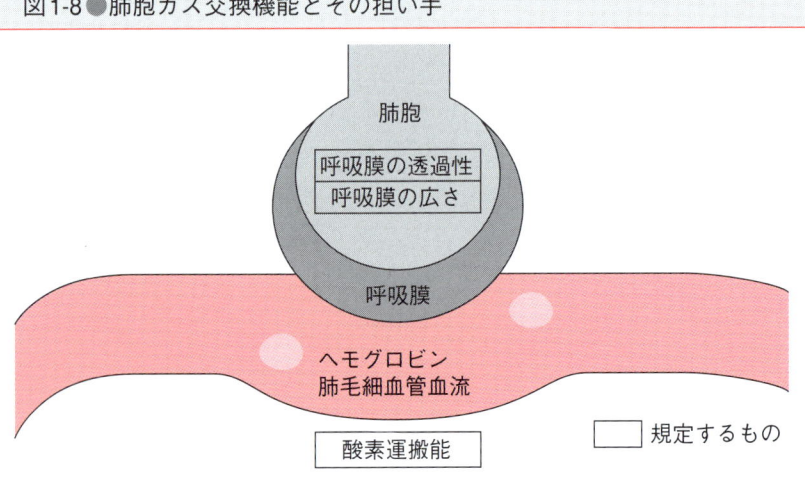

ゆっくりと肺胞の呼吸膜に達し，接する時間も長くなる．

酸素（$O_2$），二酸化炭素（$CO_2$）の移動は，肺胞気と肺毛細血管血流内の酸素，二酸化炭素の分圧差による拡散*により行われる．肺胞気内の動脈血酸素分圧（$Pao_2$）は100mmHg（あるいはTorr），肺毛細血管血流の動脈血酸素分圧は40mmHgであるため酸素は肺胞内から血流内へ移動する．一方，肺胞気内の動脈血二酸化炭素分圧（$Paco_2$）は40mmHg，肺毛細血管血流の動脈血二酸化炭素分圧は47mmHgであるため，二酸化炭素は血流内から肺胞へ移動する．

正常の肺胞では，肺胞気の酸素と血液の酸素が平衡になるまでに約0.25秒かかる．血液が肺胞の毛細血管を通過するのにかかる時間は0.75秒であるので，十分に酸素ガスが平衡することができる．二酸化炭素の血流から肺胞気への移動は速やかに平衡に達する．

ガス交換により肺毛細血管血流に入った酸素は，赤血球中のヘモグロビンと結合し，血流によって身体各組織へ運ばれる．

### 2）呼吸膜の面積

肺胞ガス交換機能が発現されるためにはガス交換の場である呼吸膜の広さも重要である．

肺胞は成人では約3億個あり，肺胞の表面積は約40〜80$m^2$の広さで，この中の70％がガス交換を行う．肺毛細血管と接しない肺胞は，ガス交換に関与しないため死腔（ガス交換に関与しない肺胞）が生じる．また，健康な成人でも心拍出量の2％の血液は肺毛細血管を通ることなく肺を通過するため，この血液はガス交換には関与していない．これは解剖学的シャントとよばれる．

また，肺胞膜と接する肺毛細血管の表面積が有効活用されることも重要である．肺胞膜と接する肺毛細血管の全表面積（肺血管床）は40〜75$cm^2$である．肺毛細血管は，肺胞の酸素分圧が低下すると，収縮して血流を少なくし，換気血流比を正常近くに保とうとする．また，安静時には，一部の血管が使われずに閉塞しているが，運動時には，その血管が再開通し，血流の通った毛細血管の数が増加する．同時に，毛細血管の内径が拡大することで血流量の増加に対応する．

呼気を最大呼出しても肺胞内に残るガスがあり，残気量とよばれている．肺胞内に残気量があることで，肺胞を虚脱させず，血流との間でガス交換が滞ることなく，安定して行われる．

### 3）酸素運搬能

肺毛細血管の血流は，静脈血（酸素分圧が低く，二酸化炭素分圧が高い

---

拡散：同一気体（ガス）の間でガスの分圧の差により，分圧の高いほうから低いほうへ互いの分圧が平衡化するまでガスが移動することをいう．

血液）が肺動脈から肺に流入し，呼吸膜を介してガス交換され，動脈血（酸素分圧が高く，二酸化炭素分圧が低い血液）となり肺静脈を通って心臓の左房に戻り，左心室を経て全身の組織を循環する．血液中のガスを運搬するのは赤血球である．

赤血球にはヘモグロビンというたんぱくがある．ヘモグロビンは鉄を含むヘムとポリペプチドから成る．酸素が鉄と結合することでヘモグロビンは酸化ヘモグロビンとなり，身体の各組織に酸素を渡した後は還元ヘモグロビンとなる．赤血球の直径は約7〜8$\mu$mであり，内径10$\mu$mの毛細血管内を重なりあわずに通過できる．

肺胞気と肺毛細血管血流にはガス分圧差があり，呼吸膜の透過性と広さがよく保たれていても，ヘモグロビン量が少なければ，体内への酸素の取り入れが不足し，身体に十分な酸素を供給することができない．また，肺胞気の酸素分圧が血流より高くなっていなければ拡散ができないため血流への酸素の取り入れが不足する．さらには酸素や二酸化炭素を運搬する血流が遮断されてもガス交換はできなくなる．

## 2 肺胞ガス交換機能障害発生とその要因

### 1）肺胞ガス交換機能障害発生のプロセス（図1-9）

肺胞ガス交換機能障害発生の要因には，①呼吸膜の透過性の喪失，②呼吸膜の広さの喪失，③酸素運搬能の低下がある．

以下に肺胞ガス交換機能障害発生のプロセスについて説明する．

#### (1) 呼吸膜の透過性の喪失

環境の影響や疾患・治療による影響のため間質や肺胞膜が線維化・肥厚するために呼吸膜と肺毛細血管の間が広がり，呼吸膜の透過性の喪失が起こり，ガス交換機能が十分に発現されなくなる．ガス交換が十分行われないと身体組織の酸素不足やチアノーゼの発生，息苦しさなど呼吸困難を感じるようになる．また，二酸化炭素を体外へ排出することが難しくなることから高炭酸ガス血症が起こる．酸素，二酸化炭素のガス交換がスムーズにできないことで，血中のpHバランスが崩れ，呼吸性アシドーシスや呼吸性アルカローシスを招く．

#### (2) 呼吸膜の広さの喪失

疾患や治療の影響により，ガス交換に携わる肺胞の減少が起こると肺毛細血管と接する呼吸膜の総面積が減少するため，ガス交換面積が減少する．このため身体に必要なガス交換が十分に行えなくなり，ガス交換機能障害が発生する．

#### (3) 酸素運搬能の低下

**図1-9 ● 肺胞ガス交換機能障害発生のプロセス**

```
環境からの影響 ─── 間質
                肺胞膜の線維化・肥厚 ──→ 呼吸膜の透過性の喪失 ─┐
                                                      │
疾患・治療 ─┬── 肺胞の減少 ──────────────→ 呼吸膜の広さの喪失 ─┤
          │                                ↗              │ 肺胞ガス交換機能障害
          └── 肺毛細血管の血流の減少・閉塞 ─┘              │
                                                          │
生活習慣 ─┬── ヘモグロビンの変性・不足 ──→ 酸素運搬能の低下 ─┤
         │                                    ↑          │
         ├── 通気性の維持・浄化機能障害 ──→ 酸素を十分     │
         │                                 含む空気の     │
         └── 換気機能障害 ────────────→ 流入の減少・遮断 ─┘
```

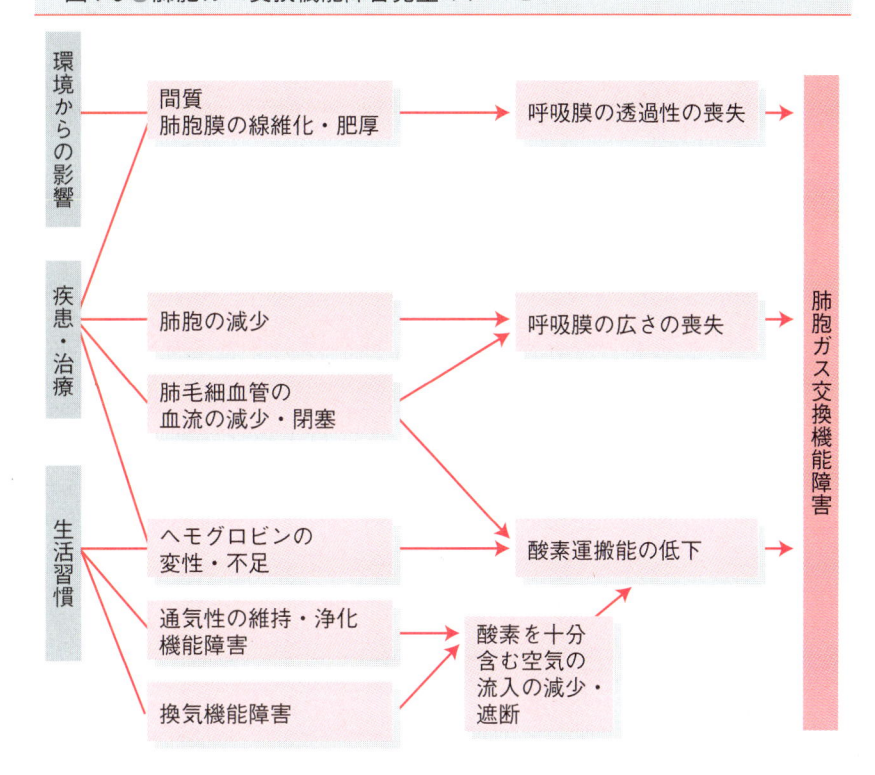

　疾患や治療，生活習慣の影響によりヘモグロビンの不足や変性があると，酸素分圧の高い酸素とのガス交換ができず，身体の各組織に十分な酸素を運搬できない．

　また，血栓や塞栓により肺毛細血管の血流が途絶えた場合にも拡散が障害されるため，ガス交換機能障害が発生する．通気機能の障害により酸素分圧の高い空気が流入してこなければ，肺胞気の酸素分圧と肺毛細血管血流の酸素分圧との差は少なくなり，拡散が起こりにくくなることでガス交換機能障害が発生する．

### 2）肺胞ガス交換機能障害とその要因

　肺胞ガス交換機能障害の要因となる疾患と治療には次のようなものが考えられる．

#### (1) 呼吸膜の透過性の喪失の要因となる疾患と治療（図1-10）

　呼吸膜の透過性を阻害する要因となる疾患として，薬剤性肺炎，放射線性肺炎，過敏性肺炎，塵肺，サルコイドーシスなど間質性肺炎をきたす疾患がある．

　呼吸膜の透過性を阻害する要因となる治療には，間質性肺炎や肺線維症を引き起こす薬剤の使用，放射線照射などがある．間質性肺炎や肺線維症

を引き起こす薬剤には抗悪性腫瘍薬である細胞毒性薬，アルキル化薬，アルカロイド，代謝拮抗薬，非特異的免疫賦活薬や，肺癌の分子標的薬であるイレッサ®，抗不整脈の塩酸アミオダロン，α-インターフェロン，漢方薬で肝臓病に適応される小紫胡湯®，顆粒球増殖因子（G-CSF），リウマチ薬である金製剤，ペニシラミンなどがある．

### (2) 呼吸膜の広さの喪失の要因となる疾患と治療 （図1-10）

呼吸膜の広さの喪失の要因となる疾患として，肺結核，肺膿瘍，肺胞たんぱく症，肺水腫，急性呼吸促迫症候群，肺癌，細気管支炎，肺嚢胞，肺気腫，気胸，ニューモシスチス肺炎などがある．これらの疾患では肺胞に破壊，壊死が起き，肺胞腔内に水分やたんぱく質などが貯留するためガス交換が可能な呼吸膜の面積が減少する．また，DIC（播種性血管内凝固症候群）や様々な心疾患により左心不全が起きた場合にも肺水腫となるため，呼吸膜の広さが喪失する．

呼吸膜の広さの喪失の要因となる治療には，肺切除術，非心原性肺水腫を起こす薬剤の使用がある．肺切除術により，ガス交換に携わる肺胞が減少，呼吸膜の面積が狭くなるため肺胞ガス交換機能が障害されやすい．非心原性肺水腫を起こす薬剤には化学療法薬，麻薬，テルブタリンなどの産科領域薬，抗炎症薬，抗菌薬，ハロペリドールなどの精神科領域薬，免疫

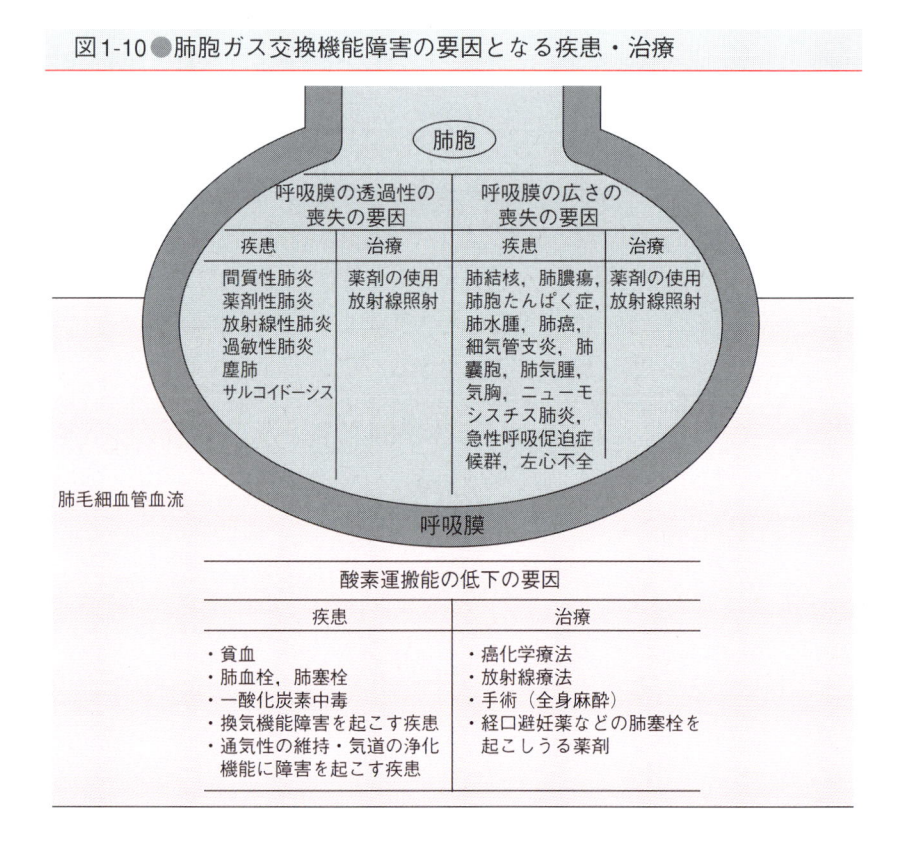

**図1-10 ●肺胞ガス交換機能障害の要因となる疾患・治療**

| 呼吸膜の透過性の喪失の要因 || 呼吸膜の広さの喪失の要因 ||
|---|---|---|---|
| 疾患 | 治療 | 疾患 | 治療 |
| 間質性肺炎<br>薬剤性肺炎<br>放射線性肺炎<br>過敏性肺炎<br>塵肺<br>サルコイドーシス | 薬剤の使用<br>放射線照射 | 肺結核，肺膿瘍，肺胞たんぱく症，肺水腫，肺癌，細気管支炎，肺嚢胞，肺気腫，気胸，ニューモシスチス肺炎，急性呼吸促迫症候群，左心不全 | 薬剤の使用<br>放射線照射 |

肺毛細血管血流　　呼吸膜

| 酸素運搬能の低下の要因 ||
|---|---|
| 疾患 | 治療 |
| ・貧血<br>・肺血栓，肺塞栓<br>・一酸化炭素中毒<br>・換気機能障害を起こす疾患<br>・通気性の維持・気道の浄化機能に障害を起こす疾患 | ・癌化学療法<br>・放射線療法<br>・手術（全身麻酔）<br>・経口避妊薬などの肺塞栓を起こしうる薬剤 |

治療薬など多岐にわたる．

### (3) 酸素運搬能の低下の要因となる疾患と治療（図1-10）

酸素運搬能の低下の要因となる疾患には，貧血，肺血栓，肺塞栓，一酸化炭素中毒などがある．貧血には鉄欠乏性貧血，巨赤芽球性貧血，再生不良性貧血，腎性貧血，出血性貧血などがある．貧血があるとヘモグロビン量の減少が起こり，酸素を運搬することが難しくなり，身体の各組織に酸素不足が生じる．肺血栓，肺塞栓は肺細血管の血流障害をきたし，肺胞気と肺毛細血管の血流との間で身体に必要な酸素を交換することができなくなり，また，この場合には二酸化炭素の交換もできないため，二酸化炭素が体内に蓄積しやすくなり高炭酸ガス血症や呼吸性アシドーシスが生じる．

事故，自殺などによる一酸化炭素中毒では，一酸化炭素が酸素に比較してヘモグロビンとの結合が高いため，酸素とヘモグロビンの結合を妨げ，血液中の酸素が補足されず（分圧が少なくならず）ガス交換が障害される．

換気機能や通気性の維持・気道の浄化機能に障害があると，酸素分圧の高い空気が肺胞に十分流入しない．そのため，肺胞気に含まれる酸素と血流に含まれる酸素との間にガス分圧差が少なくなるため，拡散が起こりにくくなりガス交換障害が起こる．

また，気管支の閉塞を起こす疾患により肺内シャントという状態が起こり，動脈血の酸素分圧を低下させることがある．これは肺胞の一部の換気がなくなり，酸素化されないままの血液が肺静脈に流れ込み，酸素化した血液に混入するために起こる．

酸素運搬能の低下の要因となる治療には，癌化学療法，放射線療法，全身麻酔による手術，経口避妊薬などの副作用で静脈血栓症・塞栓症などを起こす薬剤の使用がある．癌化学療法，放射線療法は治療の副作用により骨髄抑制が起こるため赤血球の造血能力が低下する．全身麻酔による手術は術後の安静のため，予防的にフットポンプなどを使用しなければ深部静脈血栓症を起こすことがあり肺塞栓をきたす．

## 3）生活習慣からの影響

食生活習慣として，ダイエットによる食事の制限や偏食などから鉄分の不足を招きやすい．鉄はヘモグロビンを合成する材料であるので，鉄分が不足すると鉄欠乏性貧血になりやすく，ヘモグロビン量が低下する．鉄欠乏性貧血は女性や思春期に多い．

健診を受けないで無理な生活をしていることや，不規則な業務，生活パターンや食生活の乱れ，糖尿病の合併などにより肺結核に罹患する人が増

えている．

　呼吸膜の広さは，呼吸困難や呼吸運動に痛みが伴う場合，また，臥位を長期間続けていると呼吸腔が狭くなり，ガス交換を行う呼吸膜の広さが狭くなりガス交換機能が低下する．

### 4）環境からの影響

　粉塵や真菌などで吸気が汚染される労働環境で，粉塵を長期間吸入し，粉塵や化学物質，真菌などが肺胞内に沈着し，呼吸膜が線維化・肥厚し肺胞ガス交換が障害されやすい．このような労働環境は土木・石材作業場，鋳物工場，化学薬品工場，建築現場，農業などでみられることがある．

　高山では酸素が希薄なため，肺胞と血流との間にガス分圧の差が生じない．また，火事や事故や自殺の際に一酸化炭素を多く吸入した場合には酸素よりも一酸化炭素のほうがヘモグロビンとの親和性が高い．そのため，このような状況では酸素運搬能の低下が起こる．

## 3 呼吸機能障害がもたらす生命・生活への影響

### A 障害の生命・生活への影響（図1-11）

　呼吸機能とは，二酸化炭素を体外へ排出し，酸素を体内に取り入れ，全身の細胞へ送る仕事を繰り返し行うことをいう．したがって呼吸機能が障害されると呼吸不全となり，それだけでも生命の危機に陥る．呼吸機能障害はさらに全身の組織への酸素不足を招き，身体各組織でエネルギーを産生できなくなることから身体のすべての機能が低下し，生命の危機がいっそう深刻化する．

　また，呼吸機能障害により息切れ，呼吸困難，易疲労感などの症状が出現する．障害が重症であれば人工呼吸器の装着や24時間酸素の吸入（在宅酸素など）などの治療が行われるが，これらの症状や治療の影響により，生活活動や社会的役割は制限を受け，自己実現の制限へとつながる．このため生活活動，社会的役割の制限や自己実現の制限は自尊感情を低下させる．生命の危機や息切れ，呼吸困難，易疲労感などの症状，さらには人工呼吸器の装着，在宅酸素などによる治療は患者の重症感をますます強め，不安，死への恐怖につながっていく．

### 1）他の身体機能への影響

#### (1) 脳神経機能への影響

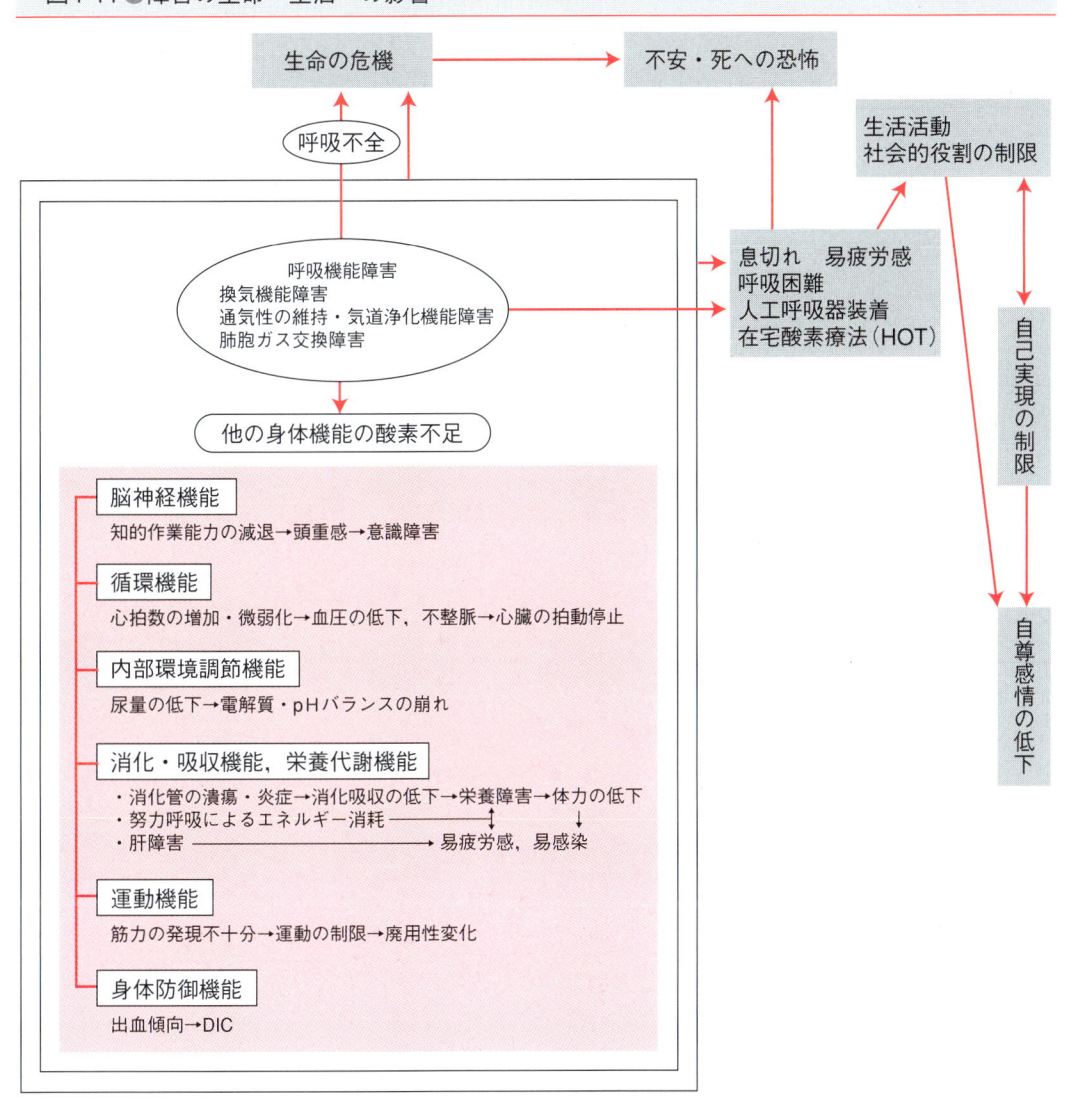

図1-11 ● 障害の生命・生活への影響

```
生命の危機 → 不安・死への恐怖
  ↑  ↑                              ↑
 呼吸不全              生活活動
                     社会的役割の制限

┌─────────────────────────────────────┐
│ ┌─────────────────────────────────┐ │
│ │          呼吸機能障害              │ │ → 息切れ　易疲労感
│ │       換気機能障害                │ │   呼吸困難
│ │  通気性の維持・気道浄化機能障害    │ │   人工呼吸器装着
│ │       肺胞ガス交換障害            │ │   在宅酸素療法（HOT）
│ │                                 │ │              ↓
│ │           ↓                     │ │         自己実現の
│ │   他の身体機能の酸素不足          │ │           制限
│ │                                 │ │
│ │  脳神経機能                      │ │              ↓
│ │   知的作業能力の減退→頭重感→意識障害│ │         自尊感情の
│ │                                 │ │           低下
│ │  循環機能                        │ │
│ │   心拍数の増加・微弱化→血圧の低下， │ │
│ │   不整脈→心臓の拍動停止           │ │
│ │                                 │ │
│ │  内部環境調節機能                 │ │
│ │   尿量の低下→電解質・pHバランスの崩れ│ │
│ │                                 │ │
│ │  消化・吸収機能，栄養代謝機能      │ │
│ │  ・消化管の潰瘍・炎症→消化吸収の低下→栄養障害→体力の低下│ │
│ │  ・努力呼吸によるエネルギー消耗     │ │
│ │  ・肝障害　　　　　　　→易疲労感，易感染│ │
│ │                                 │ │
│ │  運動機能                        │ │
│ │   筋力の発現不十分→運動の制限→廃用性変化│ │
│ │                                 │ │
│ │  身体防御機能                    │ │
│ │   出血傾向→DIC                   │ │
│ └─────────────────────────────────┘ │
└─────────────────────────────────────┘
```

担い手である脳は，身体の中で一番エネルギー消費量が多い．このため脳での酸素欠乏が起こるとエネルギー不足となり，脳神経機能が低下する．症状としては知的作業能力の減退，次いで頭重感が起こり，さらに進行して意識障害を生じる．

### (2) 循環機能への影響

担い手である心臓は，心筋を収縮させるために多くのATPを使用している．酸素欠乏がそれほど強くない場合では心拍数を増加させて，速やかに組織に酸素を行き渡らせようとする．しかし，それでも酸素が不足すると，心筋はエネルギーを産生することができなくなるため，心筋の動きは微弱となり，血圧の低下，不整脈を生じ，やがて心臓の拍動は停止する．

(3) **内部環境調節機能への影響**

酸素不足により交感神経が収縮し，担い手である腎臓に血流が十分行かなくなるため，腎血流量は低下し，尿量が減少する．また，尿細管での水分や栄養成分の再吸収にATPが使われているが，酸素が不足するとこれらの成分の再吸収がうまく行えなくなり，電解質やpHのバランスが崩れる．このほか呼吸機能障害によっても呼吸性アシドーシス，呼吸性アルカローシスとなるためpHのバランスが崩れる．

(4) **身体防御機能への影響**

酸素の不足は血小板や血液凝固因子などの働きを亢進させ，血管内で微小血栓を多量に生じさせ，凝固因子の減少を起こし，播種性血管内凝固（DIC）症候群とよばれる状態となり，出血の危険や生命の危機を助長する．

(5) **消化・吸収機能，栄養代謝機能への影響**

消化・吸収機能の担い手である消化管への酸素不足により潰瘍や炎症が起き，そのために消化・吸収機能が低下し，栄養障害が起こる．また，呼吸機能障害により努力して呼吸をするようになり，呼吸筋や呼吸補助筋などの筋力を使うため，エネルギーの消耗が著しく栄養状態が低下しやすくなり，栄養障害を助長する．栄養障害は体力の低下をもたらす．また，全身が酸素不足になると，身体はまず脳と心臓への血流を維持し，酸素を欠乏させないようにするため，栄養代謝障害の担い手である肝臓への血流が減少する．そのため肝臓の働きは低下し，乳酸の処理や解毒ができなくなり，易疲労感や易感染となる．体力の低下も起こりやすくなることから易感染はさらに助長される．

(6) **運動機能への影響**

担い手である骨格筋は酸素が不足した状態では短時間しか働けない．何か動作をしようとしてもエネルギー不足となり筋力の発現が十分にできず，運動が制限される．また，筋肉を使用できない期間が長くなると廃用性変化が生じ，筋肉が萎縮を起こし，さらに運動機能は障害される．

## 2）生命の危機

呼吸機能が障害されると，酸素の取り入れ不足からエネルギー生成が障害され，あらゆる身体の機能を低下させるため生命の危機に結びつく．また，エネルギーの生成が障害されることから呼吸筋の筋力も発現することが難しくなり，さらに呼吸機能障害が悪化する．

通気性の維持の障害は，気道の閉塞時に起こる．完全閉塞（窒息）では数分で死に至る．狭窄は酸素の取り入れを障害し，空気の流入が減少するため換気機能，肺胞ガス機能の働きも低下させる．

肺胞ガス交換機能は，障害があっても機能が維持されている場合が多いが，酸素摂取予備力の低下をもたらしやすい．そのため1回の換気量を多くしようとして呼吸筋の仕事量を増加させるが，逆にそれによって呼吸筋の疲労，体力の低下を招きやすくなる．体力の低下が起こると，身体防御機能が低下するため感染を起こしやすくなる．また，重篤な感染症はさらに酸素欠乏を招き生命の危機に結びつきやすい．

### 3）不安・死への恐怖

呼吸機能が障害され呼吸困難が自覚されると，"息ができない"，"酸素が足りない"，"死ぬのではないか"という死への恐怖や不安を感じる．また"息ができない"，"酸素が足りない"という気持ちからパニックになり，落ち着いて呼吸ができず浅く速い呼吸になり，さらに呼吸困難になり不安，恐怖やパニックが強くなるという悪循環を生じることもある．

通気性の維持が障害された場合には，気道確保が優先される．処置として気管切開，エアウェイの挿入などが緊急に行われる．気道が閉塞されたとき（窒息）や，緊急処置時は，患者にとっては最も切迫した状況となる．患者は，息苦しさのなかで死への恐怖や不安を感じるとともに，処置に対する不安，声が出せないことやこれから先への生活，生命に対する不安を体験する．

このような状況は，酸素消費量を高め，呼吸困難感を強めることになり，さらに患者の不安を強くするといった悪循環を生じさせやすい．

### 4）生活活動・社会的役割の制限

呼吸機能障害が起こると，酸素を身体に取り入れる力が低下し，1回換気量や換気回数を増やしても身体に取り入れることができる酸素が増加しないために活動を縮小せざるをえなくなることも多い．患者によっては，身体の酸素不足の客観的なデータと本人の呼吸困難の自覚が一致しない場合もある．このような場合には患者は自ら生活活動を制限することがないため，無意識のうちに身体に負荷をかけてしまう．このような場合には，自覚はなくても自分の呼吸機能の能力や病気を認識することが大切であり，本人の呼吸機能の能力に合わせた活動の工夫が必要となる．

日常生活活動が制限されることは，家庭や地域，学校，職場などで患者が果たしてきた社会的役割が制限されることでもある．反対に患者本人は今までどおり役割を果たそうとしても，家庭や職場で周囲が患者の身体を気遣い，過剰に行動を制限する場合もある．このような場合にも患者の社会的役割は制限される．

また，呼吸機能が低下しても，身体に負担がないよう今までどおりに生

活活動を続けるために，家事の負担が少ない器具の購入や外出時にタクシーを利用するなど経済的な負担が大きくなることも多い．患者によっては経済的な負担が大きくならないように，身体に負担をかける場合もある．

呼吸機能障害が急激に起きた場合には，一時的に人工呼吸器を装着して，呼吸機能を機械が代行する場合もある．この場合には機械による呼吸と患者の自発呼吸のタイミングが競合しないように薬剤を用いて患者の意識を鎮静する．このことによっても生活活動や社会的役割は制限される．

### 5）自己実現の制限

人間の生活への意欲は，自分らしい人生を実現したいという能動的で，主体的な活動や役割の遂行から生まれる．患者は呼吸困難を自覚すると活動を控えることも多く，それにより生活全般の活動に制限が生じる．そのため，自信をなくしたり，自尊感情の低下が起こることがある．また，呼吸困難の予防や恐れから，何かしようという気持ちになれず，意欲の低下を招くことがある．呼吸機能の低下は生命の危機を招きやすいことから，息苦しさや呼吸困難を感じると生命の危機感や死への不安を生じやすい．

## B 障害と影響の程度

呼吸機能障害の程度は，ある程度客観的に酸素欠乏の程度を把握できるヒュー・ジョーンズの分類（表1-1）や，酸素欠乏の自覚から障害の程度を把握するボルグスケール（図1-12）などによりとらえることができる．

呼吸機能障害が軽度であれば息苦しさなどの自覚症状は感じず，日常生活にもあまり支障をきたさずに生活することができる．しかし，呼吸機能障害の場合，障害が慢性的であると，身体が酸素不足に慣れてしまい，自覚症状が動脈血ガス分圧などのデータと必ずしも一致しないことも多く，気づかないうちに身体に負担をかけていることもある．このような場合には，患者は自覚症状はなくても，身体が酸素不足に陥らないように障害の

**表1-1 ● 呼吸困難の重症度（ヒュー・ジョーンズの分類）**

| | |
|---|---|
| Ⅰ度（正常） | 同年齢の健常者と同様に仕事ができ，歩行や坂道，階段の昇降も健常者と同様にできる |
| Ⅱ度（軽度呼吸困難） | 平地では同年齢の健常者と同様に歩行できるが，坂道や階段は健常者並みには昇れない |
| Ⅲ度（中等度呼吸困難） | 平地でさえ健常者並みに歩けないが，自分のペースなら1km以上歩ける |
| Ⅳ度（高度呼吸困難） | 平地でも休みながらでなければ，50m以上歩けない |
| Ⅴ度（重度呼吸困難） | 会話や衣服の着脱にも息切れがする．息切れのため外出もできない |

図1-12 ● ボルグスケール

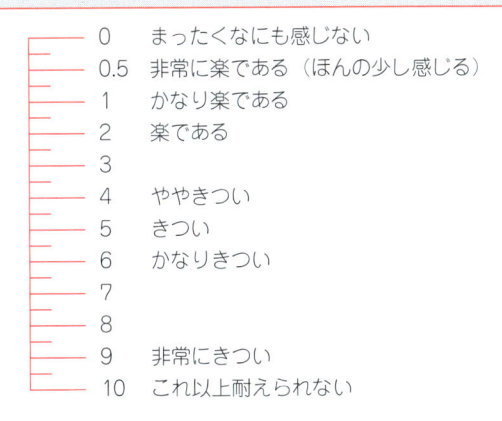

| | |
|---|---|
| 0 | まったくなにも感じない |
| 0.5 | 非常に楽である（ほんの少し感じる） |
| 1 | かなり楽である |
| 2 | 楽である |
| 3 | |
| 4 | ややきつい |
| 5 | きつい |
| 6 | かなりきつい |
| 7 | |
| 8 | |
| 9 | 非常にきつい |
| 10 | これ以上耐えられない |

出典／奥宮暁子編：生活調整を必要とする人の看護Ⅰ，中央法規出版，2004，p.42.

程度に合わせてセルフケアを行うことが必要となる．しかし，呼吸機能障害が重症化すると，日常生活にも呼吸困難が伴うようになり，動作の工夫や活動量を制限しなければ日常生活が困難になり，酸素吸入や人工呼吸器の装着が必要となる．酸素吸入や人工呼吸器の装着は家庭生活や社会生活の不自由さと精神的な拘束感，無力感，意欲の低下などをもたらしQOLを低下させやすい．

さらに呼吸機能障害が重症化すると動脈血酸素分圧の低下や動脈血二酸化炭素分圧の上昇が起こり，強い呼吸困難を感じ，時には生命の危機を引き起こす．

呼吸機能障害が悪化し，平地室内気吸入安静時，動脈血酸素分圧（$Pao_2$）が60mmHg以下になり，そのために身体が正常な機能を営めない状態になると**呼吸不全**といわれる状態になる．呼吸不全はさらに動脈血二酸化炭素分圧（$Paco_2$）45mmHgを基準としてⅠ型とⅡ型に分類されている．

Ⅰ型の呼吸不全は低酸素性呼吸不全で，動脈血酸素分圧が60mmHg以下で動脈血二酸化炭素分圧45mmHg以下（平地室内気吸入安静時）である．Ⅱ型の呼吸不全は換気不全型呼吸不全で，動脈血酸素分圧が60mmHg以下で動脈血二酸化炭素分圧45mmHgを超える（平地室内気吸入安静時）．Ⅰ型の呼吸不全は高度に進行しない限り換気機能の低下は起こしにくく，Ⅱ型の呼吸不全は換気機能の低下をきたしやすい．

また，呼吸不全はその経過から急性呼吸不全と慢性呼吸不全に分類される．

急性呼吸不全は数時間から数日の経過で発生する呼吸不全で，低酸素血症や高炭酸ガス血症に対する身体の代償的な反応が呼吸機能の低下に追いつかず，組織低酸素症と酸血症（アシデミア）からエネルギー代謝が急速

**表1-2 ● 呼吸器の機能の障害程度等級表**

| 等級 | 障害の程度 |
|---|---|
| 1級 | 呼吸器の機能の障害により自己の身辺の日常生活活動が極度に制限されるもの |
| 2級 | ――――― |
| 3級 | 呼吸器の機能の障害により家庭内での日常生活活動が著しく制限されるもの |
| 4級 | 呼吸器の機能の障害により社会での日常生活活動が著しく制限されるもの |
| 5～7級 | ――――― |

に損なわれ多臓器不全に陥るため、放置すると生命の危機をもたらす．したがって患者の救命救急，苦痛の緩和のための援助が優先される．また，急激に呼吸機能が悪化することで患者と家族は強い不安や死への恐怖を感じ，時にはパニックになることもある．そのため不安の緩和のための援助が必要である．

慢性呼吸不全とは1か月以上持続する呼吸不全であり，生涯にわたることも多い．患者は苦痛の緩和や悪化の予防のために自分の呼吸機能状態に合わせて生涯，仕事や生活を再調整することが必要になる．看護者は患者と家族がセルフケアを行いながら自己実現を果たし，その人らしく生きていけるように支援するとともに，今後への不安やセルフケアを継続することの大変さを理解し，精神面への援助を行うことも大切である．

呼吸不全の生活への影響の程度により身体障害者の等級が定められている．障害の等級に応じ，治療にかかる費用が公費で負担されている（**表1-2**）．

# 第2章

# 呼吸機能障害の把握と看護

呼吸機能障害に関連する症状には様々なものがある．この章では，呼吸機能障害の結果生じる主な症状として，呼吸困難を取り上げる．また，呼吸機能の3つの機能の担い手が障害されることによって生じる主な症状として，咳嗽・喀痰，血痰・喀血，胸痛を取り上げる．胸水，血痰・喀血，胸痛，咳嗽・喀痰は，これらの症状が生じることで呼吸機能障害が引き起こされる場合も多く，呼吸機能の3つの機能の障害の要因となる症状に重なることが多い（図2-1）．

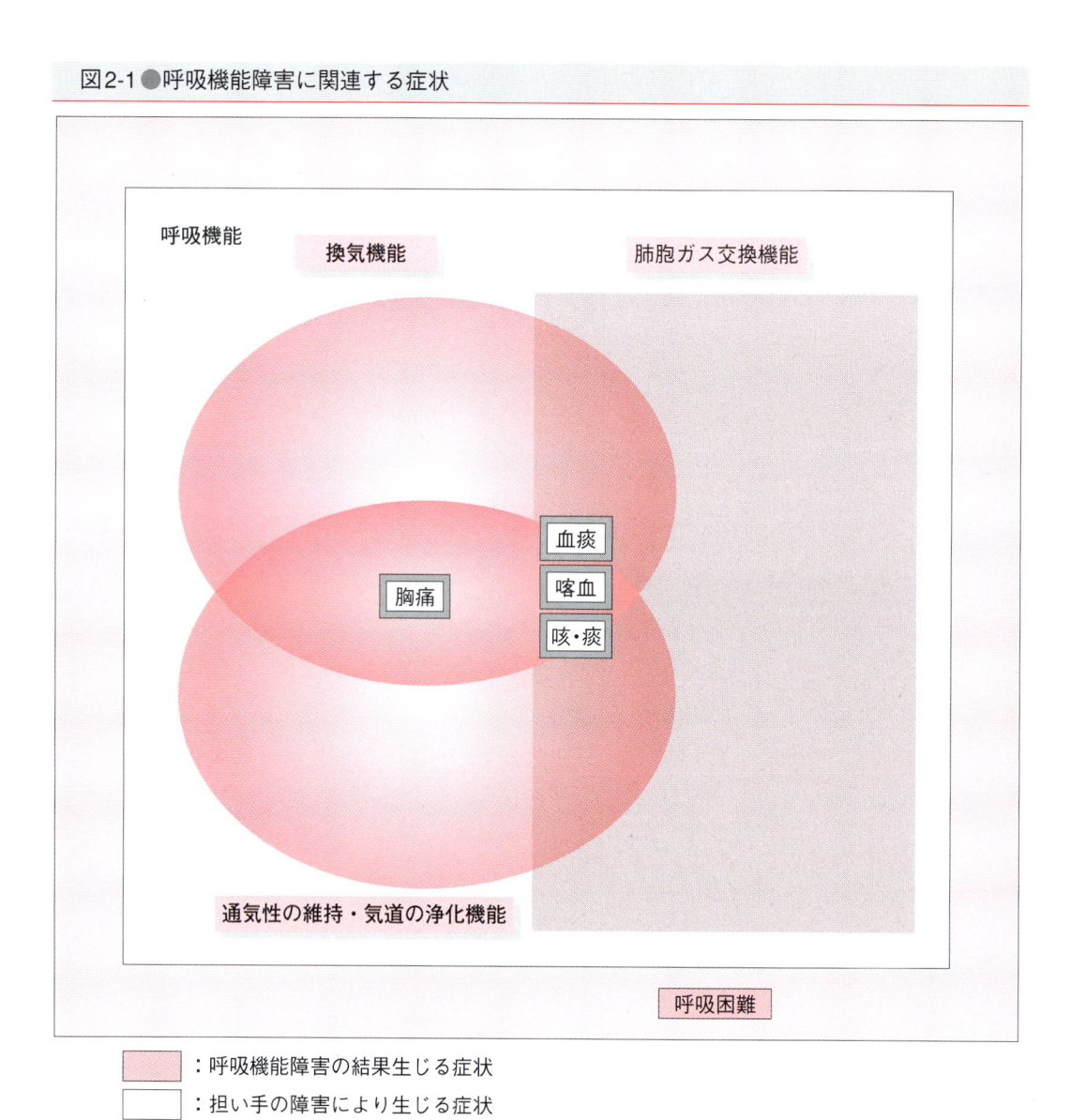

**図2-1 ● 呼吸機能障害に関連する症状**

呼吸機能
- 換気機能
- 肺胞ガス交換機能
- 通気性の維持・気道の浄化機能

胸痛
血痰
喀血
咳・痰
呼吸困難

　：呼吸機能障害の結果生じる症状
　：担い手の障害により生じる症状
　：各機能障害の要因になる症状

# A 呼吸困難

　呼吸困難は，呼吸機能が障害された結果起こる症状である．**呼吸困難**とは主観的な症状であり，身体が必要とする十分なガス交換が行われていないと感じ，呼吸に努力を要すると感じる状態のことである．「息苦しい」「息切れがする」「呼吸をするのが難しい」「空気が足りない」「胸が締めつけられる」「呼吸運動に努力を要する」などの自覚症状で表現される．

　呼吸困難の背景として血液中の酸素の不足や二酸化炭素の過剰による呼吸不全がみられることが多いが，みられないこともある．そのため呼吸困難を感じていても，必ずしも血液中の酸素の不足や二酸化炭素の過剰がみられるとは限らない．血液中の酸素の不足により呼吸困難がある場合には，皮膚や粘膜が青紫色から暗赤色を呈するチアノーゼがみられる．

## 1 呼吸困難（呼吸不全）の成因と関連要因

　呼吸困難の発生機序についてはまだ不明なことも多いが，呼吸困難の成因としては大きく次の5つに分けて考えることができる．(1)換気機能障害，(2)強い情動，(3)通気性の維持・気道の浄化機能障害，(4)肺胞ガス交換機能障害，(5)循環機能障害，がそれである（図2-2）．

　(1)換気機能障害には3つの成因がある．①重症筋無力症などの呼吸筋の筋力低下，②肺葉切除や肺気腫などの肺の換気容量減少，③脳幹部の出血や腫瘍，高二酸化炭素血症などの呼吸運動調節障害である．呼吸筋の筋力低下は，有機リン剤や有機リン剤系殺虫剤の使用によるサリン中毒，シアン中毒でも起こる．

　(2)強い情動は過換気症候群やヒステリーなどによって引き起こされる．この強い情動は呼吸運動の調節障害を引き起こす．

　(3)通気性の維持・気道の浄化機能障害には3つの成因がある．①気道の狭窄・閉塞，②くしゃみ・咳の抑制，③粘液分泌の変化，線毛運動の低下である．

　①気道の狭窄・閉塞を引き起こす病状には，粘液の増加，喀痰の硬化，喀痰の貯留，気管支喘息などがある．また，②くしゃみ・咳の抑制を引き起こす病状には，反回神経の障害，疼痛や胸腹部の筋力低下などがある．③粘液分泌の変化，線毛運動の低下を引き起こす病状には，脱水，シェーグレン症候群，乾燥した空気の流入，冷気の流入がある．また，これらの疾病や症状は，ストレスや喫煙，食品添加物などによるアレルギーで起こりやすくなる．

　(4)肺胞ガス交換機能障害には3つの成因がある．①酸素運搬機能障害，

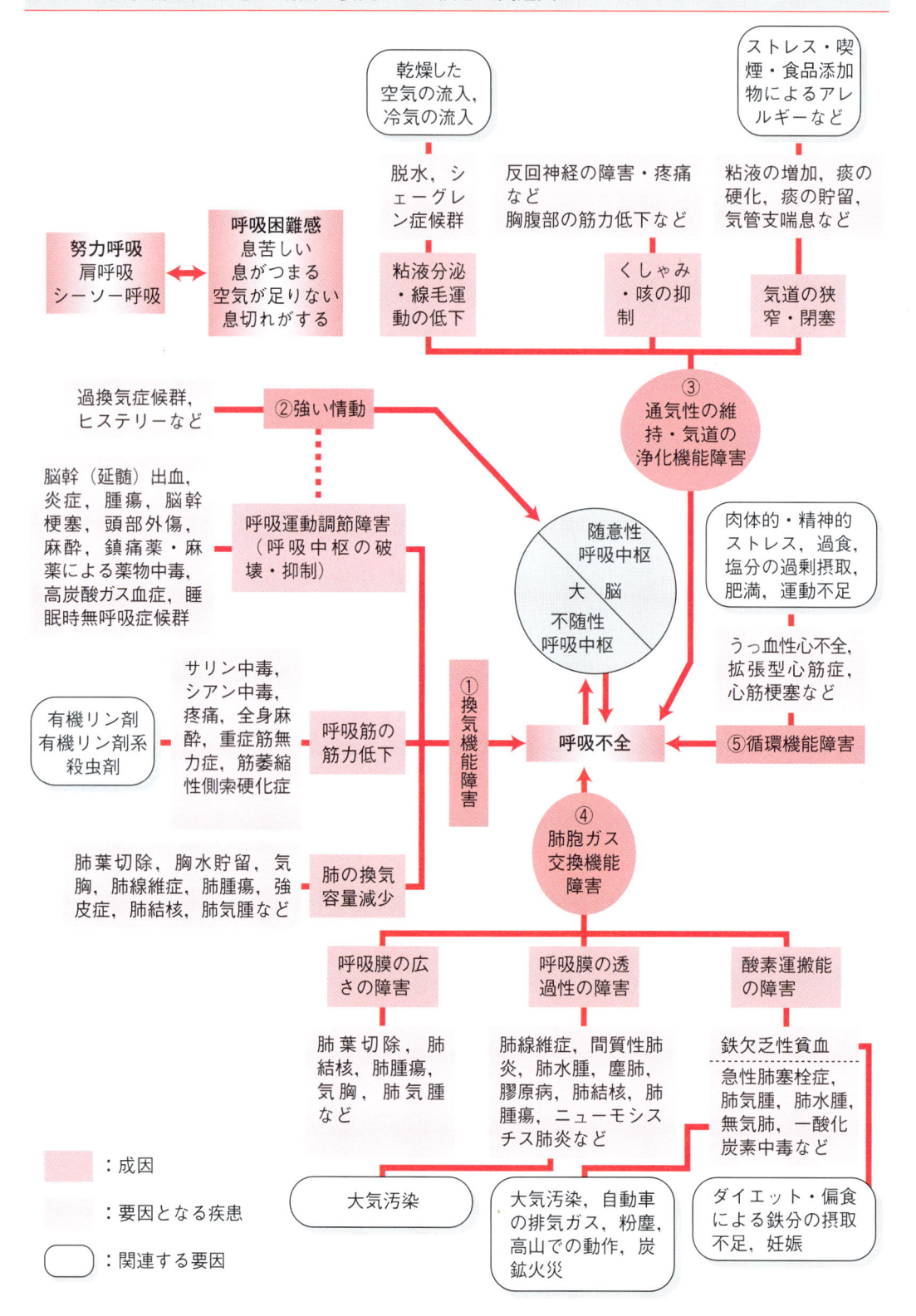

## 図2-2 ● 呼吸困難の症状・成因・要因となる疾患の関連図

**呼吸困難感**
息苦しい
息がつまる
空気が足りない
息切れがする

**努力呼吸**
肩呼吸
シーソー呼吸

- 乾燥した空気の流入，冷気の流入 → 脱水，シェーグレン症候群 → 粘液分泌・線毛運動の低下
- 反回神経の障害・疼痛など／胸腹部の筋力低下など → くしゃみ・咳の抑制
- ストレス・喫煙・食品添加物によるアレルギーなど → 粘液の増加，痰の硬化，痰の貯留，気管支喘息など → 気道の狭窄・閉塞

→ ③ **通気性の維持・気道の浄化機能障害**

- 過換気症候群，ヒステリーなど → ② **強い情動**
- 脳幹（延髄）出血，炎症，腫瘍，脳幹梗塞，頭部外傷，麻酔，鎮痛薬・麻薬による薬物中毒，高炭酸ガス血症，睡眠時無呼吸症候群 → **呼吸運動調節障害（呼吸中枢の破壊・抑制）**

**大脳**
随意性呼吸中枢
不随意性呼吸中枢

- 有機リン剤，有機リン剤系殺虫剤／サリン中毒，シアン中毒，疼痛，全身麻酔，重症筋無力症，筋萎縮性側索硬化症 → **呼吸筋の筋力低下**
- 肺葉切除，胸水貯留，気胸，肺線維症，肺腫瘍，強皮症，肺結核，肺気腫など → **肺の換気容量減少**

→ ① **換気機能障害** → **呼吸不全**

- 肉体的・精神的ストレス，過食，塩分の過剰摂取，肥満，運動不足
- うっ血性心不全，拡張型心筋症，心筋梗塞など
→ ⑤ **循環機能障害** → **呼吸不全**

④ **肺胞ガス交換機能障害**

- **呼吸膜の広さの障害**：肺葉切除，肺結核，肺腫瘍，気胸，肺気腫など
- **呼吸膜の透過性の障害**：肺線維症，間質性肺炎，肺水腫，塵肺，膠原病，肺結核，肺腫瘍，ニューモシスチス肺炎など
- **酸素運搬能の障害**：鉄欠乏性貧血／急性肺塞栓症，肺気腫，肺水腫，無気肺，一酸化炭素中毒など

関連する要因：
- 大気汚染
- 大気汚染，自動車の排気ガス，粉塵，高山での動作，炭鉱火災
- ダイエット・偏食による鉄分の摂取不足，妊娠

凡例：
- ピンク：成因
- 白：要因となる疾患
- 〇：関連する要因

②呼吸膜の透過性障害，③呼吸膜の広さの障害である．

①酸素運搬機能障害は，鉄欠乏性貧血によって引き起こされる．鉄欠乏性貧血は，ダイエットや偏食などによる鉄分の摂取不足や妊娠などによる鉄分の需要の増大のために起こる．また，急性肺塞栓症，肺気腫，肺水腫，無気肺，一酸化炭素中毒，空気中の酸素が希薄な高山への登山などの動作時や自動車の排気ガスによる大気汚染などによっても起こる．

②呼吸膜の透過性障害は，肺線維症，間質性肺炎，肺水腫，塵肺，ニューモシスチス肺炎などによって起こる．また，大気汚染の影響でも呼吸膜の透過性障害は引き起こされる．

③呼吸膜の広さの障害は，肺葉切除，肺結核など有効なガス交換面積の減少により引き起こされる．

(5)循環機能障害としては，うっ血性心不全や拡張型心不全，心筋梗塞の多枝病変によって左心室のうっ血から肺水腫となり，肺胞気と外気のガス交換が十分できず，呼吸困難が起こる．循環器疾患が悪化すれば，左心室のうっ血が進み，肺水腫が増強して呼吸困難が進む．さらに低酸素により右心不全になっていくという悪循環が生じる．

## 2 呼吸困難のある人のアセスメント

呼吸困難の重症度は，少しの時間休めば自覚症状が消失するような軽い息切れから，恒常的に酸素療法が必要なレベルや人工呼吸器の装着が必要な重症なレベルまである．したがって，重症度によって緊急性や生活への影響が異なる．呼吸困難のある人のアセスメントを行う場合には，目の前で起きている呼吸困難の原因を考え，軽減するために必要なことを瞬時に判断して対処することが求められる．また，患者自身が呼吸困難を予防できるように日常生活や呼吸訓練の指導を行うことが必要になるが，そのために必要な情報を収集しアセスメントを行う．

### 1）呼吸困難の程度の把握

呼吸困難の程度は呼吸困難として感じている内容（例：「息切れがする」「息苦しい」「呼吸をするのが難しい」「空気が足りない」「胸が締めつけられる」「呼吸運動に努力を要する」など）と自覚の強さ，疲労感，倦怠感などの自覚症状を把握する．

主観的な症状である呼吸困難の重症度を客観的に把握する指標として**ヒュー・ジョーンズの分類**や**ボルグスケール**（表1-1，図1-12参照）がよく用いられる．また，呼吸困難は循環機能障害によっても感じることが多くある．循環機能障害による呼吸困難の程度を把握するために**NYHA**（New York Heart Association）**分類**（表2-1）を用いる．

表2-1 ● NYHAの分類（心疾患）

| | |
|---|---|
| Ⅰ度 | ：日常の活動になんらの制限を受けないもの． |
| Ⅱ度 | ：日常生活に多少の制限を受け，過度の運動に際して呼吸困難，動悸などが出現するもの． |
| Ⅲ度 | ：日常生活にかなり制限を受け，軽度の体動でも症状が出現するもの． |
| Ⅳ度 | ：安静時にも症状を有し，わずかの体動でも症状が増強するため，病床を離れることができないもの． |

　安静時には呼吸困難を感じないが，日常生活活動を行うと呼吸困難を感じる場合もある．そのため，安静時の呼吸困難の程度だけではなく，生活活動との関連でも呼吸困難の程度を把握する必要がある．

　客観的なデータとしては，チアノーゼの有無，息切れ，肩呼吸，シーソー呼吸など呼吸の仕方，回数，呼吸音，パルスオキシメーターによる動脈血酸素飽和度（$SpO_2$）を把握する．ヘモグロビン値が 8 g/d$l$ 以下の場合には，パルスオキシメーターの動脈血酸素飽和度値が低く表示される．呼吸機能がよい状態で患者の動脈血酸素飽和度値がどのくらいなのかを把握して，呼吸困難時の動脈血酸素飽和度値と比較し，重症度を把握する必要がある．

　またチアノーゼは，口唇，爪，頬，耳などで観察する．チアノーゼには中心性チアノーゼと末梢性チアノーゼがある．中心性チアノーゼは重症肺機能不全，ヘモグロビン異常，先天性心疾患の場合にみられる．末梢性チアノーゼは血液中の酸素の不足はみられないが，末梢血管病変や寒冷のため末梢性循環不全が起こり，局所への酸素供給が低下するときに出現し，温めることで改善する．また，心拍出量が低下している場合にも末梢性チアノーゼは起こる．チアノーゼの程度，観察される部位は呼吸困難の重症度や経過の判定に役立つ．

### 2）呼吸困難の原因の把握

　呼吸困難の原因を把握するためには，呼吸困難の要因となる疾病，治療，状況の有無，随伴症状を確認することが必要である．換気機能障害と気道の通気性の維持・浄化機能障害の状況を把握するために呼吸の状態（数，リズム，深さ，胸郭の動きなど）を観察し，呼吸音を聴取する．また，呼吸困難が起こる時間なども原因を把握するうえで参考になる．

　全身状態としてバイタルサイン，意識状態，精神状態（不安，不穏，興奮），咳嗽の有無なども把握し，呼吸状態と合わせてアセスメントを行う．

　呼吸困難の程度が軽く，患者が呼吸機能検査を行える状況の場合には，検査を行うことで原因を把握しやすくなる．また，呼吸困難の背景として呼吸不全が考えられる場合には，呼吸不全の種類（Ⅰ型・Ⅱ型）を確認する必要がある．血液ガス分析の結果で呼吸不全の種類が判別できるが，緊

急を要する場合にはまずパルスオキシメーターで動脈血酸素飽和度値を確認する．パルスオキシメーターの動脈血酸素飽和度値が97％以上であるのに呼吸困難を訴えている場合には，動脈血二酸化炭素分圧（Paco$_2$）が上昇しているⅡ型の呼吸不全の可能性がある．

### 3）呼吸困難の日常生活への影響の把握

呼吸困難があると日常生活全般に影響が及び，生活活動が困難になる．困難になりやすい生活活動として入浴，衣服の着脱，排便時の努責，歩行などがある．また，呼吸困難があると食事を摂取することにエネルギーを使うため疲労しやすくなり，食事の摂取量が減少することが多い．さらに睡眠が妨げられることも多く睡眠困難となりやすい．このため生活活動困難と睡眠困難から体力消耗が起こりやすくなる．

呼吸困難が重度になり，体力の消耗が著しい場合には生命の危機も起こる．患者は呼吸困難そのものの症状や，呼吸困難から生じた生活活動困難，睡眠困難から，死への恐怖，活動に対する不安をもちやすい．そのため生活を縮小することも多く，やりたいことをあきらめたり，何もしたくないなどの意欲の低下が起こる場合もある（図2-3）．

呼吸困難は主観的な感覚であるので，患者が自分の病状をどのようにとらえているのかを把握することが大切である．また，呼吸困難が日常生活に及ぼす影響は患者によって異なるので，個々の状況を把握することが必要である．具体的には呼吸困難によって妨げられている日常生活活動の内容，日常生活活動を行うために努力を要する程度，日常生活活動時の呼吸

図2-3 ● 呼吸困難（呼吸不全）の日常生活への影響

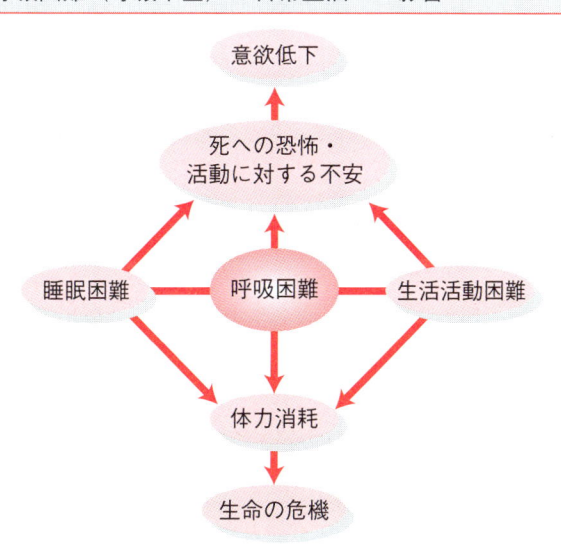

状態，日常生活活動を行った後で元の呼吸状態に戻るまでに要する時間などを把握する．呼吸困難に対する不安から患者の保持している呼吸機能に比べて生活を縮小しすぎていないかなどを把握していく．家族が呼吸困難を心配して患者の行動を制限する場合もあるので，家族の患者へのかかわり方なども把握する．

### 4）死への恐怖・活動に対する不安の把握

呼吸困難を感じることで患者がもつ死への恐怖や活動に対する不安，意欲の低下の有無などを把握する．また，呼吸困難の原因や今後の見通しへの不安などについても把握する．

家族や周囲の人が呼吸困難になる患者を心配するあまり過度に患者の行動を制限する場合もある．そのことにより患者は，強いストレスを感じたり，意欲が低下したり，あるいは自分が何もできなくなった人間のように受け止めて自尊感情の低下をみせることがある．このような患者をもつ家族の不安や心配についても把握することが大切である．

### 5）呼吸困難時の対処方法，予防のための日常生活活動の工夫の把握

呼吸困難時の対処方法として，腹式呼吸や口すぼめ呼吸について理解しているかを把握する．また，実際にどのように呼吸をしているか，呼吸困難が起こった場合，どのように対処しているのか，その効果についても聴く必要がある．

呼吸困難の予防のために日常生活活動で工夫していることや，呼吸困難の予防として行っていることがあるか否かを確認する．ある場合にはその内容について情報を得る．

肺気腫や気管支喘息などの疾患がある場合には，通気性の維持・気道の浄化のため排喀痰法がうまく行えているのか，日常生活のなかに取り入れられているのかなどについて確認する．

### 6）その人らしさを失わない療養生活を支援するための患者情報の把握

呼吸困難による苦痛が強く，意識レベルが低下した場合や，人工呼吸器を装着するため薬剤により意識を鎮静させている場合でも，患者の本来の日常生活へのニーズやその人らしさが損なわれないように援助する必要がある．そのためには日頃から看護を通して理解した患者の生活の仕方，考え，価値観についての情報を踏まえて，患者理解に努めることが重要である．また，家族から患者の日頃の生活や性格など必要な情報を得ることも

大切である．

## 3 呼吸困難のある人の看護

呼吸困難が起きている場合には，呼吸困難の原因や程度を把握し，症状を直ちに改善させるように対処することが必要である．そのためには呼吸不全の原因となっている疾病を把握し，治療の継続を支援するとともに，呼吸困難症状がないときにもその予防的対応として，患者の呼吸機能に応じた日常生活活動の調整や，ガス交換を効率的に行えるような呼吸方法を指導する．また，酸素療法を行っても呼吸困難が改善されず，患者の苦痛が著しいときには，薬剤を投与して意識を鎮静させる治療が行われる．意識が鎮静すると患者は呼吸困難を感じなくて済むが，身体の酸素が不足している場合には肩呼吸などの努力呼吸は持続する．場合によっては人工呼吸器を装着して呼吸困難の原因となっている疾患の治療を行い，呼吸機能の回復を待つ場合もある．

呼吸困難のある人に行われる看護には，①呼吸困難を改善するための援助，②呼吸困難の増悪を予防するための援助などがある．

### 1）呼吸困難を改善するための援助

#### (1) 呼吸困難の原因と程度を把握し，緊急性を判断した対応

患者が呼吸不全を自覚している場合，前述した原因と程度を把握するためのアセスメントの視点を用い，緊急性を判断して対応することが求められる．重症の呼吸困難の場合には酸素療法や人工呼吸器装着が必要になる．また，呼吸困難の原因が異物による気道の閉塞のための通気性の維持・気道の浄化機能障害である場合には，直ちに異物を排出し，必要に応じて気道確保，人工呼吸が行われる．

医師の判断により，速やかに必要な治療が開始される必要があるが，このような緊急を要する場合には，看護師1人ですべてを行うことは難しいため，複数の看護師での対応を心がけ，常に患者の呼吸状態を観察し，患者の不安の緩和を図ると同時に必要な処置がスムーズに行われるように準備を整える．

また，呼吸困難の原因が，喀痰の貯留による通気性の維持・気道の浄化機能障害による場合には，喀痰を促進する処置が必要となる．そのためには喀痰の粘稠度を低くするための吸入療法や薬剤の投与，体位排痰法（図2-10～12参照）が行われる．

#### (2) 安楽な呼吸を行うための援助

臥位よりも座位，立位のほうが胸部横隔膜の動きが自由となり換気量も増加する．看護師は患者が容易に呼吸ができる体位や姿勢がとれるように

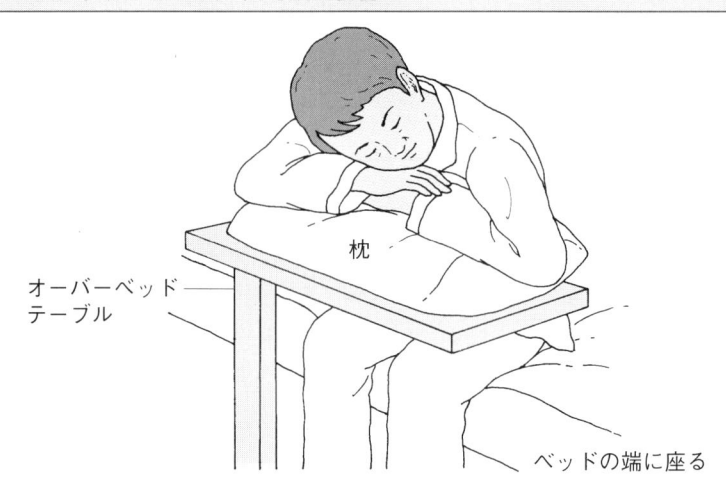

図2-4 ● 呼吸するのが比較的楽な姿勢

体位を工夫することが必要である．そのためには体位を座位，ファウラー位とし枕などを抱え，やや前傾姿勢を保つ．また，オーバーテーブルに寄り掛かれるようにすると患者の疲労が少なくてすむ（図2-4）．患者によって安楽に呼吸が行える姿勢が異なるので，患者が「一番呼吸しやすい」「楽だ」と感じる姿勢をとってもらう．

また，話をすることで呼吸困難が助長されるので会話は控えてもらう．しかし現実には状況把握のため患者から情報を取ることが必要な場合も多い．その場合には，看護師は首を縦や横に振れば答えられるような質問をするようにし，会話による呼吸の乱れと消耗を避ける．

呼吸困難によりパニックに陥ると，さらに呼吸を整えることができなくなり呼吸困難が助長されるため，看護師は患者を落ち着かせ，安楽な呼吸が行えるように，傍らにいて呼吸のリズムを調整できるように声かけを行う．

(3) **不安を緩和するための援助**

呼吸困難がある場合には，患者は不安や死への恐怖を感じる．呼吸困難がある場合，1人になると不安や恐怖は助長されるので，傍らにいて患者を安心させ効果的な呼吸ができるように声かけを行う．看護師は，患者の呼吸状態や呼吸困難の自覚の程度を把握し，客観的にみた呼吸困難の改善の程度を知らせながら，患者の呼吸困難が落ち着くまで傍らにいる．また，家族も患者の容態に対して不安を感じているため，呼吸困難の原因や現在の状況，処置などについて説明し，家族の不安の緩和にも努める．

(4) **効果的な呼吸の方法の指導**

強い呼吸困難を自覚すると患者は焦り，死への恐怖を感じるためパニックに陥ることも多い．その結果，さらに換気が不十分となり呼吸困難が増

加する．

　肺気腫などの閉塞性肺疾患患者の場合には，通気性の維持・気道の浄化機能の障害が原因で呼吸困難となりやすい．したがって，焦らず力を抜いて，ゆっくり腹式呼吸と口すぼめ呼吸をし，患者が呼吸のリズムを整えられるように声掛けを行う．

　II型の呼吸不全の場合には，肋骨〜背中に手を当ててさすり，呼気時に排気が促されるようにするのも効果的である．

　間質性肺炎患者の場合には，間質の線維化に伴い肺胞ガス交換機能の低下が原因で呼吸困難となっている．したがって，腹式呼吸と口すぼめ呼吸のようなゆっくりとした肺への空気の出入りでは呼吸困難は改善しないこともある．このような患者にはまず自分が一番楽だと感じる呼吸をしてもらい，呼吸困難が落ち着いた時点で腹式呼吸と口すぼめ呼吸を行い，呼吸を整えてもらうことが大切である．また，家庭など医療者が傍らにいないときでも患者が呼吸困難を緩和する呼吸方法を行えるようになるために，腹式呼吸と口すぼめ呼吸の方法について説明を行い，体得してもらうことが大切である．

### 2）呼吸困難の増悪を予防するための援助

#### (1) 呼吸機能に応じた身体活動量の調整のための援助

　患者が自分自身の呼吸機能状態を理解することが大切である．そのためには日常生活の活動量に応じた呼吸困難の程度を患者が意識的に把握できるように指導する必要がある．呼吸機能への負担を少なくするために，日常生活動作の工夫（表2-2）をすることにより酸素消費量を減らすことができる．このような様々な工夫をすることで呼吸困難を感じる機会が減少する．また，呼吸機能への負担を少なくするために，家族や周囲の人の協力を得ることも大切である．

　一方で呼吸困難が起こることを心配するあまりに，患者の生活がすべて縮小されると，今までどおりに生活できないことに対するストレスの増加や意欲の低下，自尊感情の低下を招きやすい．そのため患者の呼吸困難の程度に合わせて日常生活を送ることが大切である．患者が周囲から過度に生活活動を制限されている場合には，患者の思いを傾聴し，生活をすべて縮小するのではなく，どのように工夫したら患者の望む生活を送ることができるかを家族も交じえて考えることが大切である．

#### (2) 外気温への対応

　外気温が低い場合や空気が乾燥している場合には咳嗽が誘発される．咳嗽が続くことにより吸気が行えなくなり，呼吸困難が増悪する．そのため気管を刺激する冷気や高温の空気，乾燥した空気を避けるための対応を考

表2-2 ● 日常生活動作の工夫例

| 項目 | 工夫の例 |
|---|---|
| 食事 | ・ゆっくりと休みながら食べる<br>・食後はゆっくり休む |
| 清潔 | ・入浴はぬるめの湯に短時間入る<br>・シャワーの利用（酸素消費量が入浴より少ない）<br>・食後1時間以内の入浴は避ける<br>・洗髪やからだを洗う動作は続けて行わず，間に休みを入れる |
| 更衣 | ・靴下やズボンは座ってはく |
| 排泄 | ・便秘に注意する<br>・排便後はひと息ついてから後始末をする |
| 掃除 | ・一度にすべてを行わない<br>・小型掃除機や使い捨てぞうきんなど簡便に使える道具を使用する |
| 洗たく | ・低い所に干す（肩よりも高い所は避ける） |
| 調理 | ・腰かけて作業する<br>・鍋やフライパンは軽いものを使用する<br>・よく使う器具は肩よりも低い所に置く．しゃがむ必要のない所に置くよう工夫する<br>・料理はまとめてつくる |
| 動作 | ・肩よりも高いところの物は取らない |

える必要がある．特に冬季はマスクの着用を促し，直接，外気を吸入しないようにするとよいことなどを説明する．

(3) 感染を予防するための援助

呼吸器系の感染を起こすと気道粘膜への刺激で喀痰が増加しやすくなり，増加した喀痰は喀出できず肺に貯留し，呼吸困難を増悪させる．また，感染により肺炎などを起こすと，肺胞の炎症により肺のガス交換機能が障害されることで呼吸困難が生じやすくなる．

感染予防のためにイソジン®によるうがいの励行や人混みでのマスクの着用，手洗いの励行などについて説明する．また，インフルエンザワクチンの接種はインフルエンザの予防に高い効果をもたらす場合があることなどについても説明する．

(4) 換気量を増やしガス交換を効果的に行うことができるための援助

慢性閉塞性肺疾患や気管支喘息などの呼吸器の慢性疾患が原因で呼吸機能障害が起こりやすい患者に対しては，呼吸困難が落ち着いている時期に，換気量を増やしガス交換を効果的に行えるようにするために，腹式呼吸，口すぼめ呼吸，排喀痰法，歩行訓練の指導を行う．

呼吸法や排喀痰法を体得することで，呼吸困難を予防したり，軽度の呼吸困難時には自分で対処できるようになることが期待される．これらの訓練は，呼吸困難となる原因の病状によって負担が過剰になることもあるので，開始前に訓練の程度を医師に確認し，実施する際は，バイタルサイン

などの全身状態に留意しながら行う必要がある．

① 呼吸法の訓練

呼吸法の訓練の目的は，呼吸動作時の過剰なエネルギー消費を減少させ，換気機能を改善するため，そして残された肺機能をより有効に使用するためである．

呼吸方法の訓練には，腹式呼吸，口すぼめ呼吸，吸気筋の強化訓練（ボルダイン®，トリフロー®）などがある（図2-5，6）．

**腹式呼吸法**：腹式呼吸は主として横隔膜の運動により行われる呼吸である．肺の機能が低下し，酸素摂取量が低下した場合には，少ない消費エネルギー（酸素消費量）で，かつ換気量が多くなる呼吸である腹式呼吸が効果的である（図2-5）．

---

〈腹式呼吸法の指導の実際〉
- 患者に腹式呼吸の必要性を具体的に説明する．
- 深呼吸時の痛みの有無，胸部の広がりやすさを査定する．
- 膝を曲げ，頭と膝の下に枕を入れる．
- 仰臥位または側臥位で全身の力を抜く．
- 筋の緊張がみられたら，リラクセーションを行う．
- 手を胸部と上腹部に置く．
- 口をすぼめて，ゆっくりできるだけたくさん息を吐き出す．
- 介助者は手を患者の手の上に重ね，上腹部を静かに圧迫し，呼気を誘導する．
- 胸や肩が動いていないか，前胸部に置いた手で確かめる．
- 腹をふくらませながら口を閉じ，鼻で深く息を吸う．
- 上腹部に置いた手で，腹のふくらみを感じとる．
- 介助者が上腹部に軽い圧迫を加えると，患者は上腹部のふくらみを意識しやすくなる．
- 習得できたら，砂袋や本を腹部に載せて行う腹圧呼吸法により横隔膜を強化するとよい．

---

**口すぼめ呼吸**（図2-6）：口すぼめ呼吸は，肺内に残った空気を吐き出すために行う．慢性閉塞性肺疾患，び漫性気管支炎などの閉塞性肺疾患では，息を吐き出すときに気道が塞がり，肺胞に吸い込んだ空気が閉じ込められやすい．

口をすぼめることで口元の空気の抵抗が大きくなり気道内圧が上昇することで気道が塞がるのを防ぐ．気管支と肺胞との圧の差が小さくなり気道が塞がりにくくなる．口すぼめ呼吸の訓練には，呼吸筋の強化につながる

### 図2-5 ● 腹式呼吸

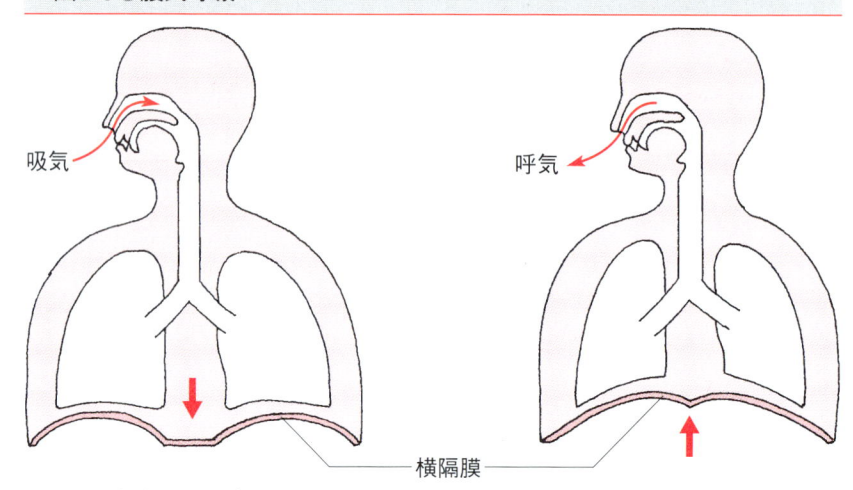

腹式呼吸：主として横隔膜の運動によって行われる呼吸型で，腹壁が膨らむ．

### 図2-6 ● 呼吸訓練の方法

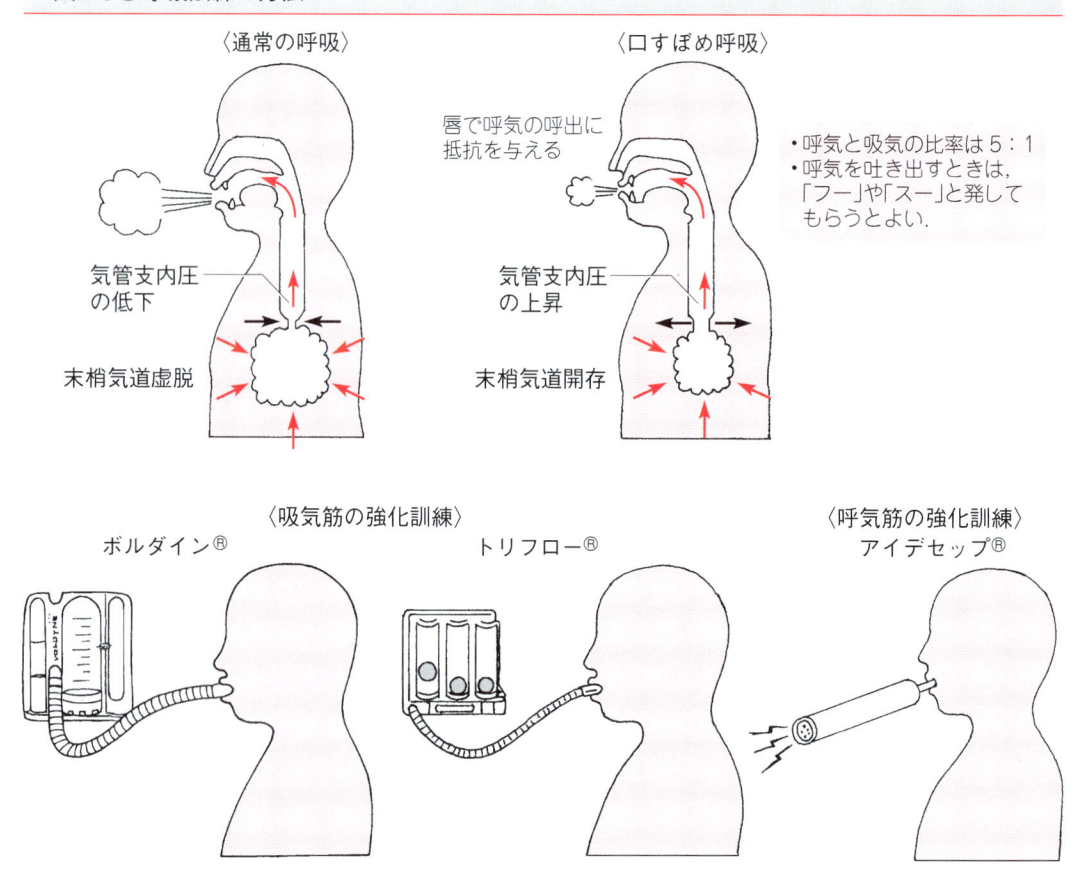

〈通常の呼吸〉
気管支内圧の低下
末梢気道虚脱

〈口すぼめ呼吸〉
唇で呼気の呼出に抵抗を与える
気管支内圧の上昇
末梢気道開存

・呼気と吸気の比率は5：1
・呼気を吐き出すときは，「フー」や「スー」と発してもらうとよい．

〈吸気筋の強化訓練〉
ボルダイン®
トリフロー®

〈呼気筋の強化訓練〉
アイデセップ®

ろうそく吹き（火を消さないように長く呼気を吐き出す），びん吹き（ストローを入れて吹く）などを用いると体得しやすい．また，ろうそく吹きやびん吹きをイメージしてもらうと口すぼめ呼吸も行いやすくなる．

**吸気筋・呼気筋の強化訓練**（図2-6）：呼吸訓練として，ボルダイン®，トリフロー®，アイデセップ®などの吸気筋・呼気筋訓練用具を使用する方法もある．患者の呼吸機能障害の状況に応じて訓練が適用されている．

- ボルダイン®：吸気と同時に上昇するピストンが目標値に上昇するまで息を吸い続けることにより，吸気筋を強くする．
- トリフロー®：吸気により，器具の中にある3個のボールが浮かび上がり，吸気の強さをボールの上がる数で表す．このことで吸気筋の強化に役立つ．
- アイデセップ®：自分の呼気を再吸入させ，動脈血二酸化炭素分圧（$PaCO_2$）を上昇させることで呼吸中枢を刺激し，分時換気量を増加させ，呼気に抵抗をつけて末梢気道の虚脱を防ぐことができる．このことで呼気筋の強化に役立つ．

② 排喀痰法

排喀痰法については，「咳嗽・喀痰のある人の看護」（p.55）で述べる．

③ 運動療法

運動療法の目的は，運動訓練を行うことで肺機能を強化することにある．最大運動負荷量が増加することにより最大酸素消費量が増加すること，一定の負荷に対する運動時の呼吸数が減少するとともに，分時換気量や酸素摂取量，二酸化炭素排泄量が減少することである．また，全身的な効果として，運動に対する耐久力が増大することにより運動時の呼吸困難が軽減できることである．

運動療法には呼吸体操や歩行訓練などがある．

**呼吸体操**：患者の呼吸パターンに合わせて，呼気時にのみ運動させることによって，四肢，体幹の筋力，持久力トレーニングを行う．

**歩行訓練**：腹式呼吸をしながら歩いてもらう際に，万歩計を装着し，500歩/週ずつ増加させる方法をとる．歩行目標は，家庭復帰が可能なレベルである5000～6000歩/日とする．歩行すると横隔膜の動きがよくなるという効果もある．

また，低酸素血症のために運動のできない患者に対する運動療法時の工夫として，酸素吸入下での運動療法を行う場合もある．この方法であれば，運動により身体の酸素需要量が増えても，酸素不足にならず運動が可能となる．ポータブル酸素吸入装置使用による歩行練習の適応は，患者の理解力，全身状態，心理状態，下肢筋力の程度，肺機能障害の程度を考慮して医師と相談して決める．

ただし，右心不全のある患者，ヒュー-ジョーンズ呼吸困難の分類でV度に相当する患者，安静時毎分2l流量の酸素吸入下で，動脈血二酸化炭素分圧（$PaCO_2$）が10mmHg以上の増加を示す患者には適応にならない．

# B 咳嗽（咳）・喀痰（痰）

　咳嗽と喀痰は，換気機能の担い手である胸膜，横隔膜，肺，肺胞，肺胞ガス交換機能の担い手である呼吸膜（肺胞），通気性の維持・気道の浄化機能の担い手である上気道，下気道，肺胞実質系の損傷により生じる症状である．また，咳嗽・喀痰がみられることで換気機能や肺胞ガス交換機能，通気性の維持・気道の浄化機能障害が助長されるので，これらの症状は呼吸機能障害の要因となる症状に重なる．

　**咳嗽**とは，気道の異物や分泌物を除去するために反射的に起こる呼気であるが，意識的にコントロールすることもできる．咳嗽には痰を伴う湿性咳嗽と痰を伴わない乾性咳嗽がある．乾性咳嗽はいわゆる「から咳」のことである．また，一過性で3週間たたずに軽快する咳嗽を急性咳嗽，3週間以上持続する咳嗽を遷延性咳嗽，8週間以上持続する咳嗽を慢性咳嗽とよぶ．

　**喀痰**とは，気道（口腔，鼻腔，気管，気管支など）の粘膜から出た分泌物に細菌やウイルス，塵埃などが混入したものである．

## 1 咳嗽・喀痰の成因とメカニズム

　図2-7に咳嗽と喀痰の成因を示した．咳嗽を引き起こす刺激には，塵埃や小さな異物などの機械的刺激，煙・ガスなどの化学物質，冷気，熱気や気道粘膜の炎症，食道疾患や腹部疾患がある．これらが刺激となり，鼻腔・副鼻腔，咽頭，気管・気管支，横隔膜にある咳嗽受容体へ伝わり，延髄にある咳嗽中枢に伝わる．この刺激は反射的に脊髄神経，横隔膜神経を経て，横隔膜，肋間筋に，迷走神経を通して喉頭と気管支に伝わり，これらが協調して咳嗽を発生させる．咳嗽は意識的に調節することや精神的興奮のある場合に誘発することが可能である．この場合の指令は大脳皮質・大脳辺縁系から出される．

　痰は機械的刺激，化学物質，冷気，熱気が気道粘膜を刺激することで気道内分泌物の生成が亢進し，肺内の炎症や出血による滲出物，脱落した上皮成分，肺胞内容物，外界から侵入した異物が気道内分泌物に混じり，咳嗽をしたときに喀痰として体外へ排出される．健康な成人では気管支から1日約100m$l$の気道分泌物があり，線毛運動により口腔へ送られている．気道分泌物が多量に生じると気管支粘膜にある咳嗽受容体を刺激し，咳嗽

図2-7 ● 咳嗽と喀痰の成因

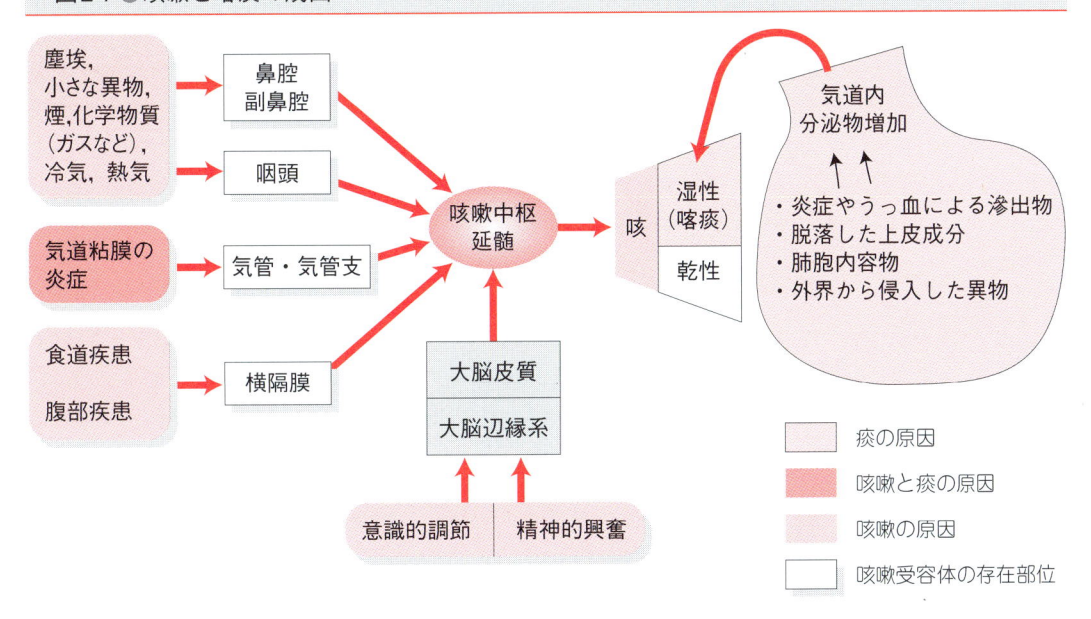

反射により喀痰として体外へ排出される．

　咳嗽と喀痰は密接に関係しており，咳嗽をすることで痰が喀出され通気道の浄化が保たれている．湿性咳嗽の場合，鎮咳薬などにより咳嗽を抑制すると，肺や気管支の内部に痰が貯留し，感染を悪化させる危険性がある．感染が悪化すると咳嗽が誘発され，さらに咳嗽が多くなる．咳嗽をすることで，気管支粘膜が刺激を受け，さらに分泌物を生成し喀痰が多くなり，これを排出するために咳嗽が誘発されるという関係がある（図2-8）．このような関係があるために，咳嗽は頻繁に起きると体力を消耗させる．しかし反対に咳嗽が起こらない場合には，感染や通気性の障害から換気量の低下を起こし呼吸機能障害に陥るため，身体にとって危険である．

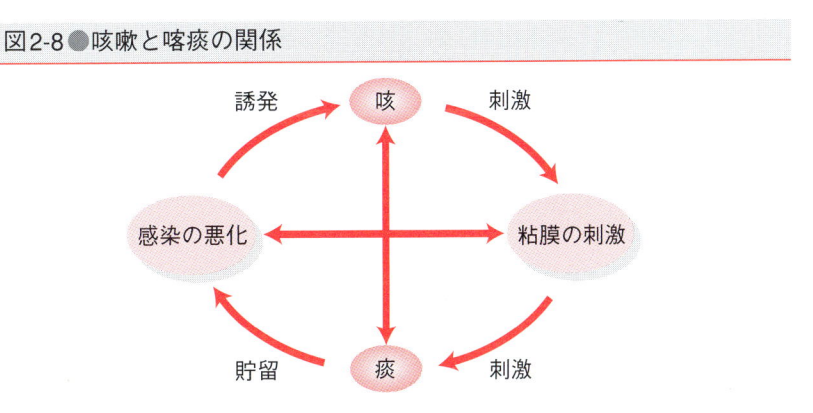

図2-8 ● 咳嗽と喀痰の関係

## 2 咳嗽・喀痰のある人のアセスメント

咳嗽や喀痰のある人では，①咳嗽・喀痰の原因の把握，②通気性の維持・気道の浄化が保たれているか否かの把握，③咳嗽・喀痰による日常生活への影響などについてアセスメントを行う．

### 1）咳嗽・喀痰の原因の把握

咳嗽の原因を把握するためには，痰を伴うか否か（湿性咳嗽か乾性咳嗽か），頻度，開始時期，持続期間の長さ（急性咳嗽，遷延性咳嗽，慢性咳嗽），喫煙歴，胸部X線撮影の結果，原因となる疾患の有無を知ることが必要である．また，日常生活への影響を把握するために，咳嗽がみられる時間帯や誘発に関連する事柄（例：体位の違い，外気温の変化，安静時と会話や動作時の違い，喫煙など），疲労感，倦怠感，体力の低下の有無を把握することも大切である．

喀痰の原因を把握するためには，性状（漿液性，粘性，膿性，血性），色，臭い，頻度，量，喀痰の細菌検査や細胞診検査の結果，喀痰がみられる時間帯，開始時期，痰が出しやすいか否か，喫煙歴，胸部X線撮影の結果，原因となる疾患の有無を知ることが必要である．喀痰はうっ血性心不全がある場合にも認められるので，呼吸器系の疾患だけでなく，循環器系の疾患の有無にも留意する．喀痰の量を把握するためには1日に何回喀痰があったかを聴く．喀痰の量が多い場合，正確な喀痰の量を把握するために蓄痰を行うこともある．

咳嗽・喀痰に関する項目だけでなく，バイタルサインの測定や感染徴候を示す血液データ，随伴症状を確認することで全身状態を把握することが大切である．

### 2）通気性の維持・気道の浄化が保たれているか否かの把握

呼吸音，喘鳴の有無，チアノーゼの有無，呼吸困難の有無，呼吸の仕方，喀痰の量，パルスオキシメーターでの動脈血酸素飽和度（$SpO_2$）値などを把握することで通気性が維持されているか否かをアセスメントする．酸素飽和度が低い場合，酸素療法が必要となることも多いので酸素飽和度を把握することが重要である．また，咳嗽に伴う痛みや息切れなどの随伴症状の把握も必要である．

### 3）咳嗽・喀痰による日常生活への影響（図2-9）

咳嗽，喀痰の回数，量，持続期間の長さ，咳嗽がみられる時間帯や誘発に関連する事柄，日常生活への影響を把握する．

図2-9 ● 咳，痰による日常生活への影響

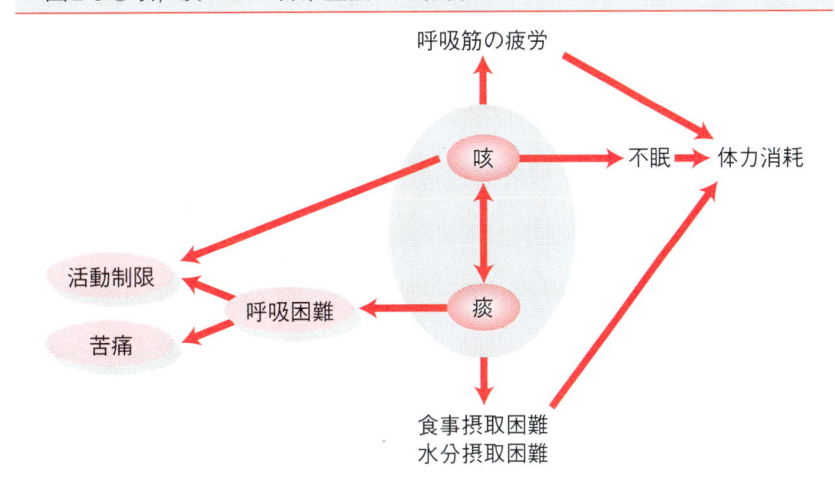

　咳嗽，喀痰による日常生活への影響として，咳嗽の頻度が多いために食事摂取困難，水分摂取困難，不眠などにより疲労が強くなり，体力消耗が起きやすい．1回の咳嗽につき約2 kcalのエネルギーを消費するといわれており，体力消耗は呼吸筋の疲労によっても引き起こされる．痰の量が多く，痰が気道内，肺内に貯留していると通気性の維持が障害され換気機能障害を起こし，結果的にガス交換量が減少し呼吸困難が起こる．呼吸困難が起こることで苦痛が生じ，日常生活の活動が制限される．また，呼吸困難が起こることで，不足している換気量を補うために呼吸回数が増加し，体力消耗がさらに進むことになる．

## 3　咳嗽・喀痰のある人の看護

　咳嗽と喀痰のある人に行われる看護には，①咳嗽・喀痰を軽減するための援助，②排痰を促進するための援助，③日常生活を安楽に過ごせるための援助などがある．

### 1）咳嗽・喀痰を軽減するための援助

①喫煙や冷気の吸入など気道に刺激となる行為を知らせ，避けるように説明する．冷気の吸入は外出時や夜間に起こりやすいのでマスクの着用を勧める．
②鎮咳薬は確実に投与する．また，咳嗽が頻発する時間に合わせて鎮咳薬の内服時間を調整する．
③湿性咳嗽の場合は，薬物による鎮咳は喀痰の喀出を妨げガス交換を障害する．また，疾病の回復を遅らせることもある．そのためむしろ喀痰を出しやすくし，十分排痰することで咳嗽の回数を減らす必要があ

④鎮咳を図ることがよくない場合は，患者に咳嗽を止めることで疾病の回復が遅れることを伝えて，咳嗽が出ることを不安に思わないように説明する．

### 2）排痰を促進するための援助

　患者に最小限の体力で，効果的な排痰ができるように指導することが大切である．

　排痰を促進するための指導内容は以下のとおりである．
①水分を多めに摂取することは，喀痰の粘稠度を下げ排出しやすくなることを説明する．
②喀痰を薬液で柔らかくし，排出しやすいように吸入をしたり，体位ドレナージを行う．
③吸入を行う場合には，噴霧された吸入薬を下肺まで確実に吸い込むことが大切なので，吸入時に聴診器で空気が肺のどの位置まで入っているかを確認する．
④吸入時使用するネブライザーが感染源とならないように消毒されたものを使用する．
⑤吸入療法後に各種の排痰法（スクイージング，スプリンギング*，バイブレーション（図2-10））を行うと喀痰の移動が容易となる．
⑥排痰を促進するために効果的なハフィングの方法（図2-11）や効果的な咳嗽の仕方を説明し，声をかけて支援する．
⑦体位ドレナージについて，患者が実施できるように説明し，指導する．
　体位ドレナージの指導の方法は以下のとおりである．
　　まず実施前に肺音を聴取し，喀痰の貯留部位を確認して体位を決める（図2-12）．マッサージや温罨法を行い，胸部の可動性を高める．
　　次に10～20分間は体位を保持，深呼吸と咳嗽を促し，体位を元に戻して再び咳嗽をさせる．なお，嘔吐と誤嚥を防ぐために，少なくとも食後2時間は体位ドレナージを行ってはいけない．

　以上のほかに，安全に排痰法を行うためには，排痰法を行う前に血圧，脈拍などのバイタルサインの安定，心血管系の異常，疼痛，出血傾向，重篤な肺病変，肋骨骨折や脊椎骨折などの有無を確認する必要がある．

### 3）日常生活を安楽に過ごせるための援助

　日常生活を安楽に過ごすために，咳嗽による不眠，食事や水分摂取困難による体力の消耗，痰の貯留により生じた呼吸困難による苦痛，咳嗽と痰の貯留による呼吸困難から生じた日常生活活動の制限への援助を行うこと

---

スプリンギング：上部または下部胸部に手を置き，吸気開始時に軽い圧迫を加え，吸気の終わりに素早く手を離す．

図2-10 ●各種の排痰法

①前胸部のスクイージング

②側胸部のスクイージング

吸気の終わりに素早く手を離す

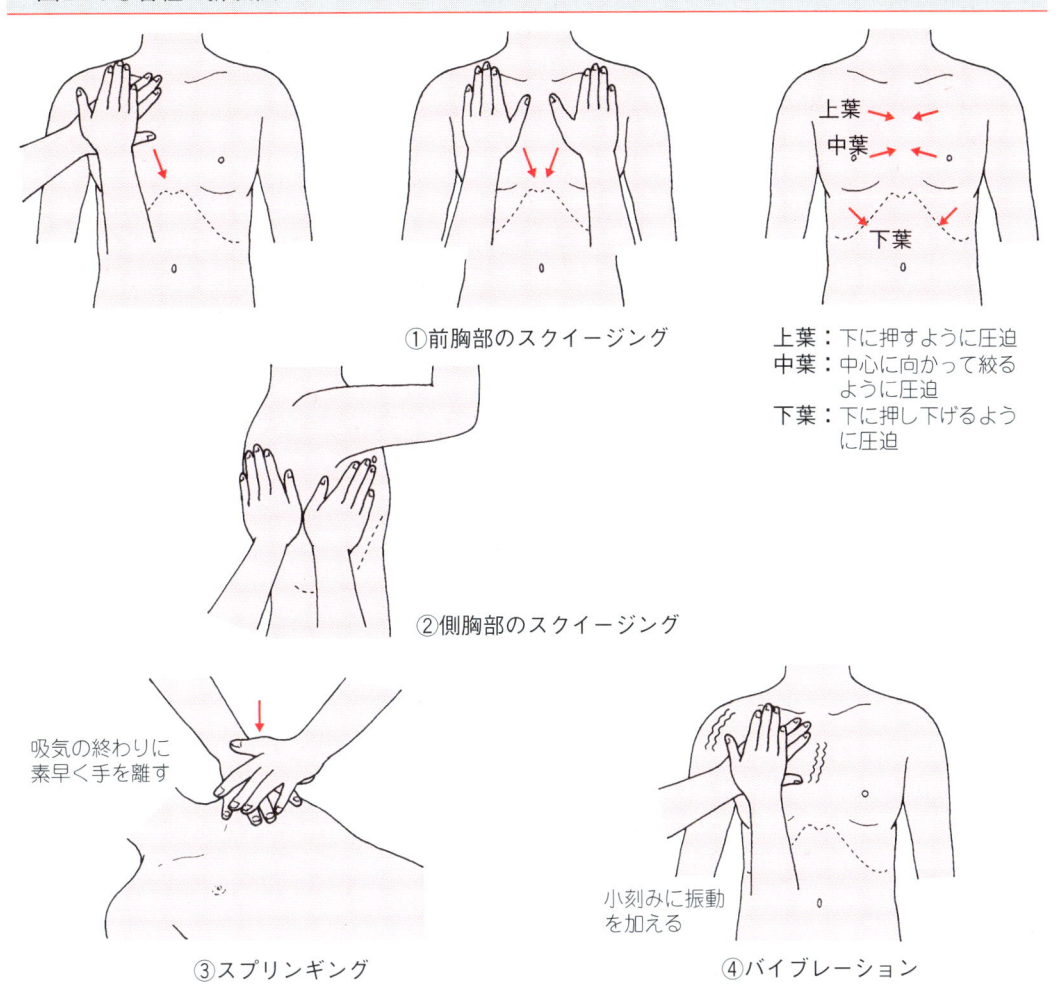

③スプリンギング

上葉：下に押すように圧迫
中葉：中心に向かって絞るように圧迫
下葉：下に押し下げるように圧迫

小刻みに振動を加える

④バイブレーション

出典／木村謙太郎, 松尾ミヨ子監：呼吸器疾患〈Nursing Selection①〉, 学研, 2003, p.45. 一部改変.

　が必要である．咳嗽の頻度や持続時間が減少すると，不眠が解消され，食事摂取が進むことが多い．咳嗽の頻度や持続時間減少のためには鎮咳薬や睡眠薬の使用が検討されることもある．夜間の睡眠の状況や日中の午睡の状況，倦怠感，疲労感を観察し，医師，患者と相談して薬剤の使用について検討する．

　また，十分な栄養を摂るために，エネルギーや栄養バランスに留意し，患者の嗜好を取り入れた献立や食べやすい食事形態（きざみ食，半流動食，流動食）や経口栄養剤の併用などを必要に応じて検討する．

　咳嗽によって呼吸筋に筋肉痛や筋肉の疲労が生じることがある．このような場合には冷湿布や温湿布を貼用する．また，呼吸筋の緊張を緩和するため温タオルで胸部を温めることも有効な場合がある．

## 図2-11 ● 排痰の促進（ハフィング）

〈排痰に効果的な咳の仕方〉

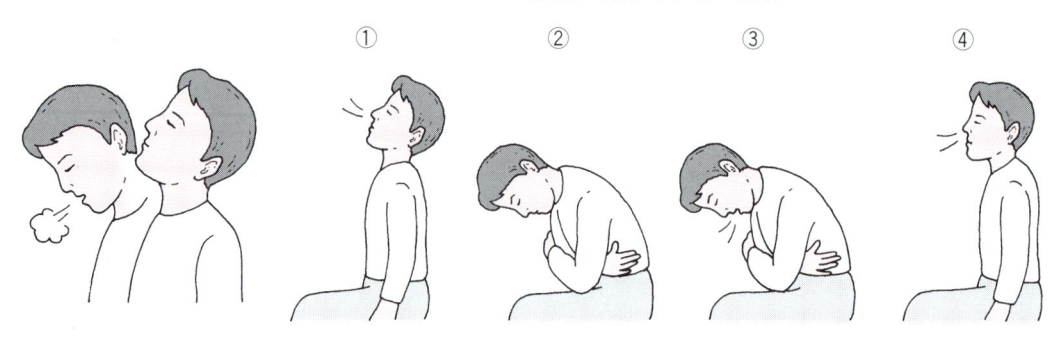

鼻からゆっくり大きく吸気した後，強く速い呼気を3～4回繰り返すことで，徐々に強く息が吐き出せるようになり，痰に可動性を与える

① 胸式呼吸でゆっくり鼻から最大に吸気し，息を止める
② 腕を交差させ，両側腹部に当てながら身体を前に倒していき，約2秒締める
③ 腕で腹部を締め続けた状態で，口を少し開けて大きく2回咳をする
④ 約1秒息を止め，身体を元に戻していきながら，静かに吸気する．
　しばらく休んでからこの順序で繰り返す

## 図2-12 ● 体位ドレナージ

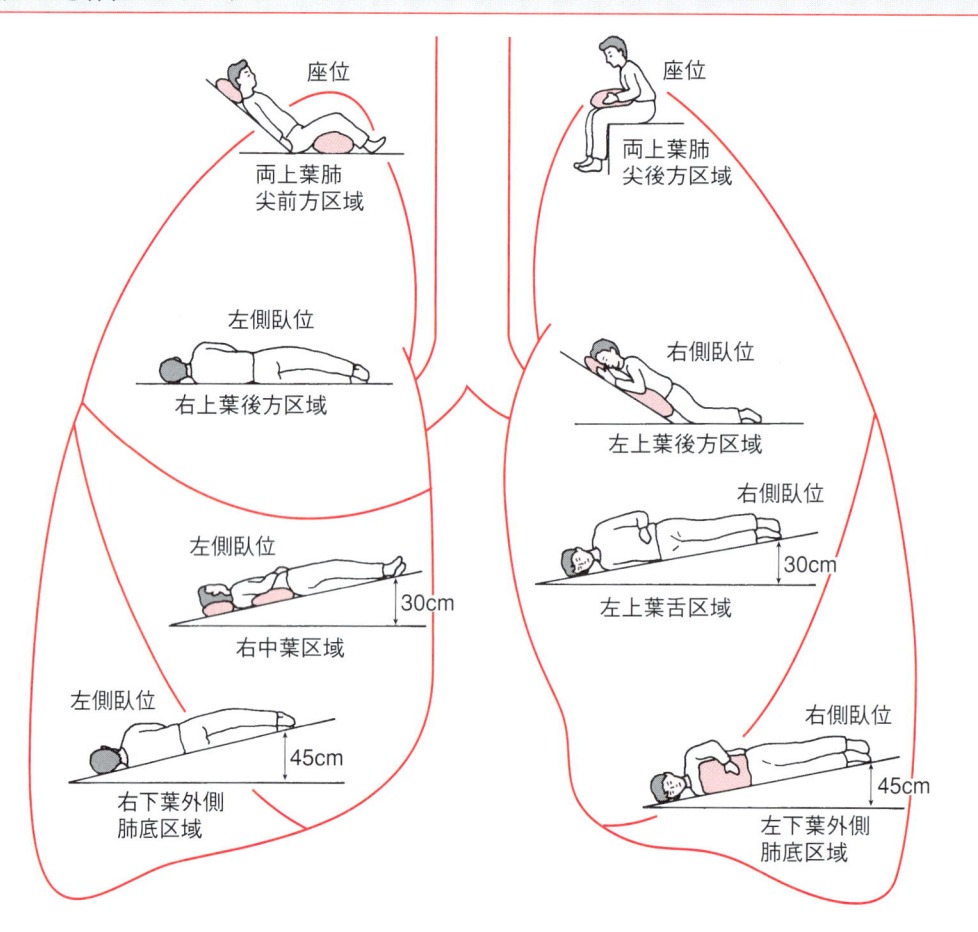

座位 — 両上葉肺尖前方区域
座位 — 両上葉肺尖後方区域
左側臥位 — 右上葉後方区域
右側臥位 — 左上葉後方区域
左側臥位 30cm — 右中葉区域
右側臥位 30cm — 左上葉舌区域
左側臥位 45cm — 右下葉外側肺底区域
右側臥位 45cm — 左下葉外側肺底区域

会話や活動により咳嗽が誘発されることも多い．また，体力の消耗が著しいため日常生活活動に支障をきたす場合もある．そのような場合には会話を控え，支障をきたしている日常生活活動を必要に応じて援助する．日常生活活動はふだんは患者が自分で行えていることであるから，他者から援助を受けることで患者の自尊感情を低下させる可能性もある．患者の自尊感情を低下させないために，日常生活活動を援助する場合には，本人の意思を確認して，相談しながら必要な内容を援助することが大切である．

## C 血痰・喀血

血痰・喀血は，換気機能の担い手である肺，肺胞，また，肺胞ガス交換機能の担い手である呼吸膜（肺胞），そして通気性の維持・気道の浄化機能の担い手である上気道，下気道，肺胞実質系の損傷により生じる症状である．一方，血痰・喀血はこれら3つの機能障害の要因となる症状でもある．

**血痰**とは，気道分泌物（喀痰）に血液が混入することである．**喀血**とは，咳嗽とともに血液そのものの喀出する症状で通常2 ml以上ある場合をいう．

### 1 血痰・喀血の成因

血痰・喀血を生じる成因には，①肺組織の損傷，②気道・肺胞粘膜の出血，③気管内での動脈瘤の破裂，④気道・肺胞の血管壁からの出血の4つがある（図2-13）．

①肺組織の損傷は，肋骨・鎖骨骨折，胸部外傷，銃創，気管支鏡下肺生検，経皮的肺生検（検査後24時間以内）などにより生じる．

②気道，肺胞粘膜の出血は，全身性疾患（白血病，血友病，紫斑病，全身性エリテマトーデス，ANCA関連肺疾患など）や抗血小板薬治療による血液の凝固機構の障害により生じる．血液の凝固機構の障害の程度により出血量が左右される．

③気管内での動脈瘤の破裂は，気管支拡張症，慢性気管支炎によって気管支動脈が増生，拡張，屈曲し，肺動脈と吻合して形成された動脈瘤と大動脈瘤により生じる．両者ともに出血量は多いが，特に大動脈瘤の破裂は大喀血となり，即死することがある．

④気道・肺胞の血管壁からの出血は，肺癌や肺炎，肺化膿症，肺結核により血管壁が破壊される場合と，血管壁への圧力が加わり（肺うっ血），血管壁の透過性が亢進して生じる場合（肺水腫）がある．

大量の喀血があった場合には，喀血直後に気管支鏡検査をして，出血点

図2-13 ●喀血を生じる部位と要因

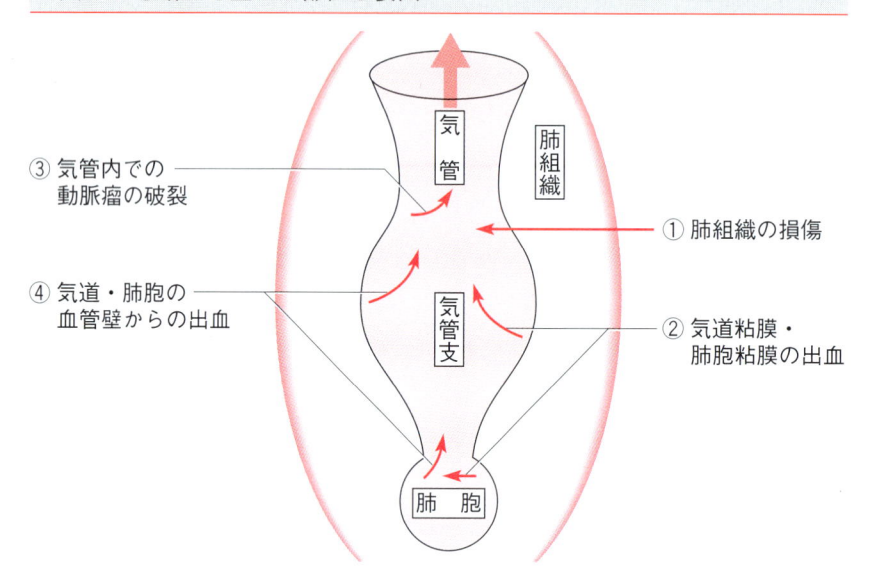

③ 気管内での動脈瘤の破裂
④ 気道・肺胞の血管壁からの出血
① 肺組織の損傷
② 気道粘膜・肺胞粘膜の出血

気管／肺組織／気管支／肺胞

が確認され，止血処置がとられる．少量の喀血や血痰であれば自然に軽快する．

## 2 血痰・喀血のある人のアセスメント

　血痰・喀血のある患者は生命・生活に様々な影響を受ける．喀血の量が多い場合や繰り返す場合には，窒息や血液の喪失により貧血，ショックなどを起こし，身体諸機能が低下する．また，血痰・喀血により血液の臭いがすることで悪心・嘔吐を招き，食欲が低下することもある．血痰・喀血が起きたことで不安や恐怖が生じる．さらに，不安や恐怖は自律神経にも作用する．喀血の場合には悪心・嘔吐や自律神経への作用によりさらに悪心が生じ，喀血の回数が増加することもある（図2-14）．

　このように血痰・喀血による患者への影響は様々である．そのため血痰・喀血の生命・生活への影響を予測して，患者・家族の状況をアセスメントすることが大切である．

### 1）血痰・喀血の原因，程度の把握

　喀血量が24時間で小さじ数杯程度であり，患者の呼吸状態が安定していれば安静治療により経過をみることが多い．しかし，1日200m*l*以上の喀血や，量が少なくても呼吸機能が低下している場合には緊急の治療を要する場合もある．そのため，血痰・喀血のある患者のアセスメントでは血痰・喀血の原因となる疾患の有無，血痰・喀血の量と回数と性状（鮮血色か暗赤色か），呼吸状態（呼吸回数，呼吸リズム，呼吸音，チアノーゼの

図2-14 ● 血痰・喀血による生命・生活への影響

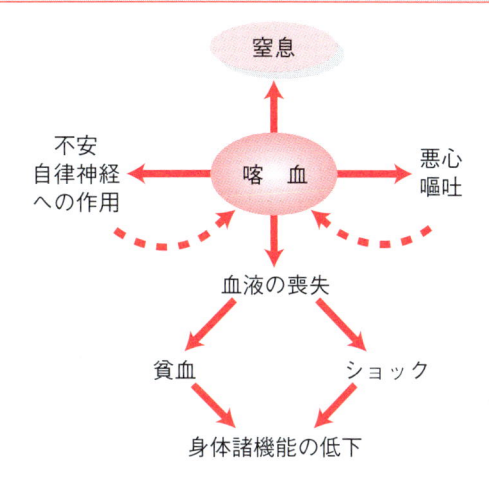

有無，呼吸運動の仕方，呼吸困難の程度など），動脈血酸素飽和度，血液ガス分析の結果，全身状態（バイタルサイン，意識状態，疲労の程度，貧血の程度），咳嗽の頻度，他の自覚症状などを把握する必要がある．また，消化管からの吐血を喀血と誤ることもあるので，喀血の経過や病状をよく確認することが大切である．

### 2）喀血による窒息の危険性の予測

少量の血痰であれば窒息の危険は少ないが，大量に喀血すると窒息の危険や血液の喪失が起こる．喀血による窒息は，一時に大量の出血がある場合に生じやすく，生命の危機に陥ることもある．窒息は出血部位からの新たな出血に加え，喀血しきれなかった血液の誤嚥によって生じる．したがって窒息の危険性が高くなるのは，呼吸運動に伴う鮮血の喀血，大動脈瘤の存在，炎症や癌の拡大と進行，血液凝固機構の障害がある場合である．

喀血のある場合には窒息を予防するため，非出血側の気道を確保することが重要であり，健側を上にした体位とする．

### 3）喀血によるショックの危険性の予測

喀血による大量の血液の喪失はショックを引き起こす．喀血による大量の失血が生じた場合はショック状態に陥りやすい．①喀血の持続，②血液の凝固機構の障害がある場合，③ほかの基礎疾患をもち，抗凝固薬を内服している場合は失血量が多くなる．

そのため，喀血の回数と量を把握し，出血量の推測とショック状態の評価を行う．回数が多い場合には蓄痰をしてもらうとより正確に出血量を把握することができる．また，血痰が喀血の前兆である場合も多いので，血

痰の回数や性状を経時的に把握することが大切である．

### 4）喀血による貧血の程度の把握

ショックを起こすほど大量の血液の喪失がない場合でも，喀血の回数や量が多いため，体内の血液を喪失し貧血が起こりやすくなる．そのため各組織の血液不足が起こり，身体諸機能の低下が起こる．

貧血が高度な場合には，輸血の必要性も生じるので，貧血の程度を把握する．また，貧血による倦怠感や頭痛によって日常生活活動がふだんどおりに行えず，身の回りのことができなくなる場合もあることから，日常生活活動にどの程度影響を与えているかについても把握する必要がある．

### 5）血痰・喀血による悪心・嘔吐，食欲不振の把握

喀血があると口腔内が何となく生臭い感じがして，爽快感が得られにくい．悪心・嘔吐が続く場合，これによる食欲不振，食事摂取の障害の有無や程度，栄養状態を把握する．また，嘔吐反射が喀血を誘発する場合もある．悪心が強い場合には嘔吐することもあるので，悪心や嘔吐による喀血への影響を把握する．

### 6）血痰・喀血による不安の把握

血痰・喀血のある患者は，血液の混じった喀痰が出ることや血を吐くことで，「重大な疾病なのではないか」という不安や，「死ぬかもしれない」という恐怖を抱きやすい．喀血量が多いほど，不安や恐怖が強くなりやすい．一方，不安や恐怖は自律神経に作用して，止血機構を低下させ，痛みを増強させる．血痰・喀血に対する患者の受け止めや気持ち，不安や死への恐怖の程度を把握する．また，患者の家族も血痰・喀血がある患者を見て，「患者が死ぬのではないか」「重大な疾病なのではないか」という不安が大きくなりやすい．さらには家族の不安な思いが患者に伝わり患者の不安を助長させることもあるため，家族のもつ不安や血痰・喀血のある患者に対する思いについても把握することが必要となる．

## 3 血痰・喀血のある人の看護

血痰・喀血のある人に行われる看護には，①窒息を予防するための援助，②ショックへの対策，③出血を防止するための援助，④不安を緩和するための援助などがある．

### 1）窒息を予防するための援助

大量喀血時は窒息を避けるため，血液を飲み込まないようにしてもら

う．

　鮮血の場合は，大量に喀血すると肺内にも血液が流入して，血餅をつくり，肺や気道を塞ぐ危険性がある．肺の内側から血液を取り除く最も効率のよい方法は咳嗽を行うことなので，患者に咳嗽をしてもらう必要がある．

　大量の喀血の場合は，骨盤高位をとり，血液の排出を促進させて窒息を予防する．また，出血部位がわかっている場合は，健側の肺への血液の流入を防ぐために患側を下にする．

　意識の低下やチアノーゼが出現してきた場合には気管内挿管が行われるので，速やかに処置が行えるよう処置の準備と介助が必要となる．

### 2）ショックへの対策

　喀血による大量の失血が生じた場合は，ショック状態に陥りやすい．

　喀血の回数・量・持続期間，出血傾向の程度をアセスメントしながら，いつでも対応できるように，呼吸循環状態のモニタリング，血管確保，気道確保の準備をしておく必要がある．

### 3）出血を防止するための援助

　肺や出血部位への刺激を少なくするために患者を臥床安静にする．体位ドレナージが有効な場合があり，出血部位がわかっている場合には，患側を下にした側臥位を主体とした体位で，健側への血液の流入を防止する．血液が健側に吸引されると気道が刺激され咳嗽が起こることで再出血を起こすことがある．出血部位の止血を促すために冷罨法により血管を収縮させる．また，喀血がみられても呼吸運動は行わなくてはならない．出血部位の安静のためにゆっくり静かに呼吸をしてもらう．

　血痰・喀血で口腔内が清潔に保たれていない場合には，含嗽や口腔内清拭により口腔内を清潔にし，血液の臭いで悪心を誘発し，喀血が再び起こることを防ぐ．

　排便時の努責や入浴による血流促進も避けなければならない．そのため排便コントロールや，患部が完全に止血するまでは入浴は避けるよう指導する．

### 4）不安を緩和するための援助

　血痰・喀血があると，患者は「重大な病気なのでないか」とか「死ぬかもしれない」という恐怖を抱く．大量の喀血であれば生命の危機が起こることもありえる．患者の不安の思いを傾聴しながら，不安を軽減するために，血痰・喀血の原因や今後の疾病回復の見通し，治療や処置などの対策

について医師の説明を補い，自分の状況を理解できるように援助する．また，不安なときや何か気になる症状がある場合にはいつでもすぐに対応する用意のあることを伝える．これらの援助により患者が少しでも安心できるように配慮する．

また，家族は患者以上に生命の危機を思い強く不安を抱き，それによって患者の不安が助長される場合もあるので，家族の不安についても傾聴し，今後の疾病回復の見通しや治療・処置について理解できるよう医師の説明を補う．また，心配なことがある場合にはいつでも相談にのることを伝えておくことも大切である．

# D 胸　痛

胸痛は，換気機能の担い手である胸郭，胸膜，肺，肺胞，呼吸筋，そして，通気性の維持・気道の浄化機能の担い手である上気道，下気道，肺胞実質系の損傷により生じる症状である．また，胸痛が起こることで換気が十分行えなくなることから，換気機能障害の要因ともなる症状である．

**胸痛**とは，鎖骨から肋骨弓までの胸郭に存在する痛みである．胸部で自覚される痛みは食道，心臓の異常などの呼吸機能の障害とは関連しない原因によっても生じる．

## 1 胸痛の成因

### 1）表在性胸痛と内臓性胸痛

肺実質および臓壁胸膜には痛覚がないため，肺実質の炎症，腫瘍などでは痛みを感じない．しかし，気管・気管支，壁側胸膜，横隔膜には知覚神経が分布しているため，病変がこれらの部位に及ぶとその刺激が脊髄を介して大脳皮質の知覚領域に伝達され胸痛が認識される．胸痛は自発痛の場合もあれば，呼吸運動や体動により増強する場合もある．

胸痛には，表在性胸痛と内臓性胸痛がある．**表在性胸痛**は，痛みの場所が明瞭な鋭い痛みであり，気胸，胸膜炎（肺炎，肺癌の浸潤，肺膿腫による）などが原因である．**内臓性胸痛**は，痛みの場所が明瞭ではない鈍痛であり，気管支炎，肺梗塞による肺動脈刺激が原因である．表2-3に胸痛の原因となる疾患の例，特徴，随伴症状を示した．

### 2）胸痛の原因となる疾患

胸痛の原因となる疾患は様々であり，呼吸機能障害に関連する疾患ばかりではない．その主なものをあげると，①狭心症，心筋梗塞などの心疾患，

表2-3 ● 胸痛の原因疾患（例）と特徴

| 痛み | 疾患 | 特徴 |
| --- | --- | --- |
| 内臓性 | 肺梗塞による肺動脈刺激 | 突発する左右前胸部痛<br>強度の呼吸困難と低酸素血症，喀血，ショック症状，意識消失 |
| | 気管支炎 | 前胸部鈍痛<br>深吸気で増強 |
| 表在性 | 胸膜炎 | 限局した部位に強く鋭い痛み<br>呼吸により変動<br>肺炎，肺腫瘍の症状（発熱，喀血，呼吸困難は咳，痰） |
| | 気胸 | 突発する片肺に限局した鋭い痛み<br>患側肺の呼吸運動がなくなる，低酸素血症，呼吸困難，咳（痰はない），心圧迫されるとショックを起こす |

②解離性大動脈瘤，胸部大動脈瘤などの大動脈疾患，③肺癌，肺塞栓症，気胸，縦隔腫瘍などの肺・気管支・胸膜・縦隔の疾患，④帯状疱疹，肋骨骨折などの胸壁の疾患，⑤脊椎圧迫骨折，脊椎・脊髄腫瘍などの脊椎・脊髄の疾患，⑥食道癌，マロリー-ワイス症候群などの消化器疾患に分類される．

また，胸部手術後の疼痛などによっても胸痛は起こる．胸痛の原因となる疾患が心筋梗塞，解離性大動脈瘤，食道静脈瘤の破裂，肺塞栓症などの場合には，短時間で急激な変化をたどり死に至ることもある．このような疾患の場合には急激に低酸素血症や呼吸困難となりショックを起こす．

## 2 胸痛のある人のアセスメント

呼吸機能障害を伴う胸痛の影響には，呼吸困難や低酸素血症やショック，呼吸運動の抑制，日常生活活動の障害，不安・恐怖などがある（図2-15）．

図2-15 ● 呼吸機能障害を伴う胸痛の影響

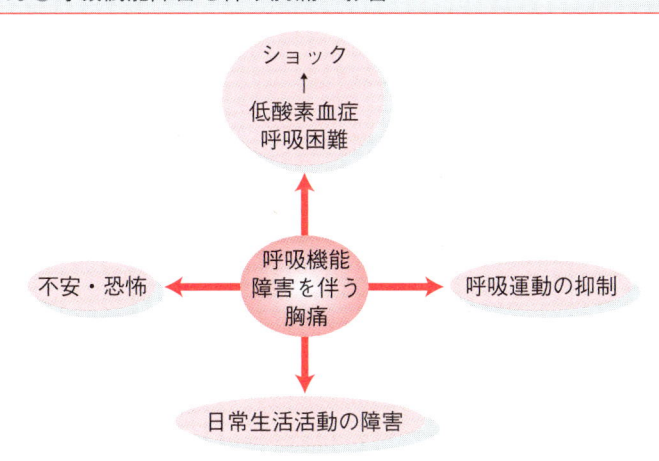

そのため，胸痛のある人では，①胸痛の程度，原因，②緊急性，③胸痛による日常生活への影響，④不安，恐怖などについてアセスメントを行う．胸痛の原因となる疾患のなかには，短時間で急激な経過をたどり生命の危機を招く疾患もあるので，胸痛の程度・原因を把握し，緊急性を判断することが最も大切である．

### 1）胸痛の程度・原因の把握

胸痛がある場合には，痛みの程度（激痛，鈍痛など），痛み始めた時間，痛みの持続期間・持続の仕方（突発的，間欠的，持続的），痛みの発症の仕方（突然，徐々など），痛みを感じる部位，痛みを増強させる生活行動，呼吸機能状態，循環機能状態，随伴症状の有無，胸郭の変形の有無，原因となる疾患の有無を確認する．

胸痛は様々な疾患が原因となるため，呼吸機能障害を引き起こす疾患以外でも既往歴の有無を確認する必要がある．たとえば，スポーツや日常生活の場で，突然に片肺性の胸痛が生じ呼吸困難があり，胸部をみると患側の呼吸運動がみられない場合は気胸を疑う．また，心不全の患者，長期の安静臥床の患者や呼吸機能障害の原因となる疾患をもたない患者が手術後や分娩後，突然，前胸部に胸痛を感じショック状態に陥った場合には肺梗塞を疑う．

長期間の胸痛の持続は痛みに対する不安を増強させ，さらに強く敏感に痛みを意識させる場合もある．痛みの把握は，患者の主観による訴えに基づくことが多いが，痛みの程度を客観的に把握するためビジュアルアナログスケール（Visual Analog Scale；VAS）やWong-Bakerフェイススケール（図2-16）などの疼痛スケールを使用する場合もある．また，全身状態の把握のためにバイタルサインの測定，感染に関するデータ，動脈血ガス分析，胸部X線撮影などの検査結果も胸痛の原因を把握するために有用である．

### 2）緊急性の把握

呼吸機能障害を伴う胸痛により，呼吸運動の抑制，呼吸困難，低酸素血症が起こりショックに至ることがある．また，胸痛の原因が心筋梗塞，解離性大動脈瘤，食道静脈瘤の破裂，肺塞栓症などの場合には，短時間で急激な変化をたどり死に至ることもある．それらことを念頭におきながら上記1）にあげた事項を把握し，緊急性を判断することが必要である．

### 3）胸痛による日常生活への影響の把握

胸痛があることで日常生活活動の障害が起こる．また，反対に日常生活

図2-16 ●疼痛のスケール

a. VAS（ビジュアルアナログスケール）

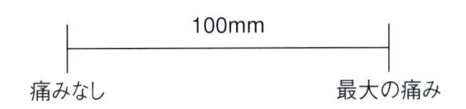

|←──── 100mm ────→|
痛みなし　　　　　　　　最大の痛み

b. Wong-Baker フェイススケール

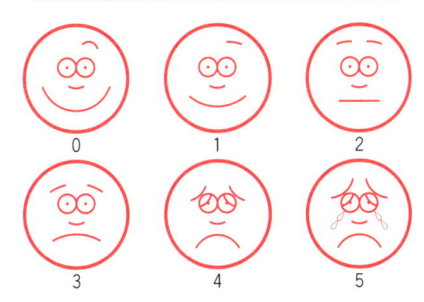

0：痛みが全くないから，とても幸せな顔をしている
1：ほんの少し痛い
2：もう少し痛い
3：もっと痛い
4：とっても痛い
5：これ以上の痛みは考えられないほどの痛み

出典／木村謙太郎，松尾ミヨ子監：呼吸器疾患〈Nursing Selection①〉，学研，2003，p.71.

活動が胸痛を増強させる場合もある．胸痛により日常生活で呼吸運動が抑制されると，換気が不十分となり低換気となることや，沈下性肺炎の発症につながることもある．そのため，そのような状態がみられないか観察することが重要となる．

胸痛による日常生活への影響では，胸痛が強度であれば呼吸運動の抑制による生活活動全般の障害が起こる．特に睡眠障害や食欲不振などを起こしやすい．胸膜への癌の浸潤による胸痛のために睡眠障害がある場合では，体位，体動により，胸腹が刺激されると痛みが増強するために目が覚めてしまい，熟睡感が得られないこともある．

### 4）不安，恐怖の把握

胸痛の強さや持続期間，原因となる疾患により患者は不安や死への恐怖などを抱くことがある．胸痛が長期間持続すると不安や精神的な苦痛も増強し，痛みを予防しようとして活動を縮小し，意欲の低下をもたらすことになる．苦痛の程度を把握し，疼痛緩和を図るとともに，患者・家族の不安や恐怖の程度，内容についても把握することが必要である．

## 3 | 胸痛のある人の看護

胸痛のある人に行われる看護には，①ショックなどに対する救急看護，②安楽な呼吸を行うための援助，③安楽に日常生活を過ごせるための援助，④不安の緩和などがある（図2-17）．

### 1）ショックなどに対する救急看護

胸痛とともにショック状態に陥った患者は，意識障害を生じる．この場合には速やかに気道を確保し，酸素吸入を施行したうえで，血管の確保や輸液を行い，血圧の維持のために昇圧薬投与などの薬物療法や手術治療などショックに対する治療を行う．また，肺塞栓症による胸痛がありショックを伴う場合には，血栓に対して抗凝固薬が使用される．

### 2）安楽な呼吸を行うための援助

胸痛のために呼吸運動が制限され，呼吸困難が生じている場合や日常生活活動に支障をきたしている場合には，安楽な呼吸を行うために疼痛緩和を図ることが必要となる．

図2-17●胸痛のある人の看護

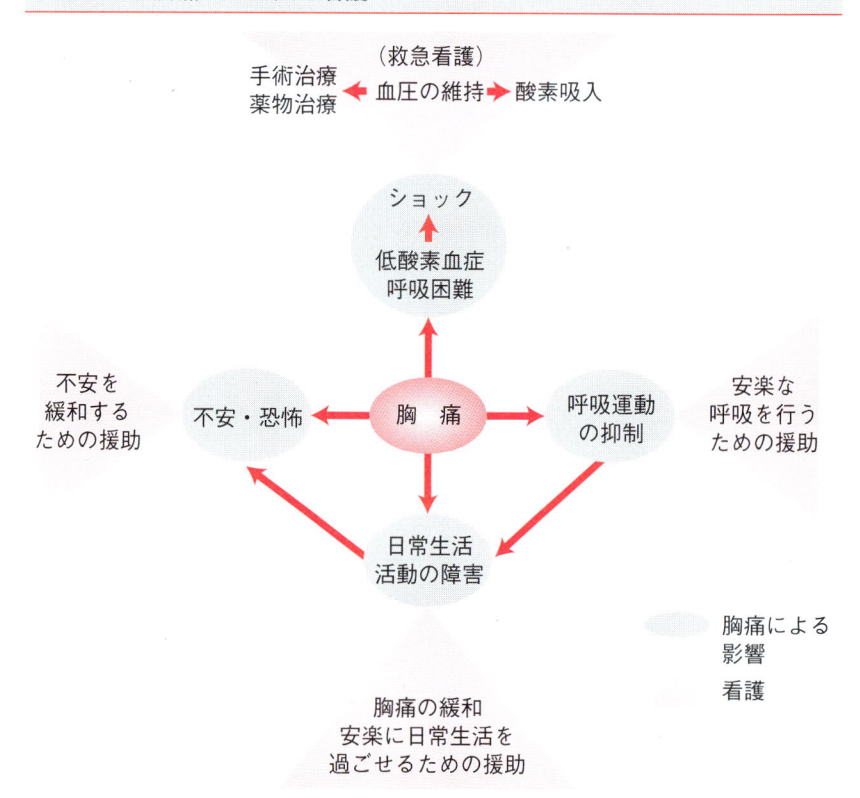

このためには安全で正確な鎮痛薬の投与の確認を行う．また，投与後の胸痛の緩和の程度を把握し，鎮痛薬の量，持続時間をアセスメントし，患者に最も適した鎮痛薬の投与時間や量などを医師と相談する．

　胸痛が緩和されることで呼吸運動の抑制がなくなり，換気量が増し，肺胞でのガス交換ができるか否かを観察する．しかし，胸痛のため呼吸困難感が消失せず，動脈血酸素分圧も低い場合には，一時的に酸素療法を行うことが必要である．

　また，体位の工夫や胸部を大きく動かさない横隔膜呼吸などの安楽な呼吸法や，咳嗽時に胸痛がある部位に手を当てて痛みを緩和するなど，痛みを軽減する呼吸法の指導なども行う．

### 3）安楽に日常生活を過ごせるための援助

　安楽に日常生活を過ごすためには胸痛を緩和し，安楽に呼吸が行えるようにすることが必要である．胸痛の影響で睡眠の障害，食欲不振が起き体力が低下し，今まで一人でできていたことも十分に行えなくなる場合もある．

　胸痛のために障害されている日常生活活動を把握し，介助が必要な場合には援助する．よく使う生活用品はベッド周囲の患者の手が届く範囲に配置するなども工夫の一つである．

　また，睡眠障害についても把握する．たとえば，癌の胸膜への浸潤では，体位，体動により，胸腹が刺激されると痛みが増強するために目が覚めてしまい，熟睡感が得られないこともある．そのため痛みの少ない体位の工夫などを患者と一緒に考えていくとよい．

　食欲不振がある場合には，消化のよい高エネルギー，高たんぱくの食品を選び，少量の摂取でも栄養が不足しないように工夫する．食欲不振は鎮痛薬の影響によることもあるので，食欲不振の原因が胸痛であるのか，鎮痛薬の副作用なのかを観察することも大切である．

### 4）不安を緩和するための援助

　胸痛により患者は痛みそのものや今後の見通しに対する不安や恐怖を感じる．癌などの場合の胸痛は死を想像させ，さらに不安を強くさせる．また，胸痛のために呼吸運動が抑制され呼吸困難が生じている場合には不安は増強する．胸痛の影響で呼吸困難，睡眠不足，食欲不振が起きることで体力が低下し，日常生活活動が自分で行えなくなると不安が助長される．

　患者が抱いている不安の内容や病気の受け止め方，今後の見通しなどを傾聴し不安の緩和に努める．不安の内容に応じて，患者が必要な説明を受けることができるように医師と調整する．

また，家族も患者の病状を心配して不安を抱いている．そのため，家族に対しても不安の緩和を行うことが必要となる．家族が精神的に安定すると患者に落ち着いて接することができ，患者にもよい効果をもたらすことが期待できる．

# 第3章

## 呼吸機能障害の検査・治療に伴う看護

# 1 呼吸機能の検査に伴う看護

呼吸機能の検査には，換気機能や通気性の維持・気道の浄化機能を調べる検査と肺胞ガス交換機能を調べる検査，両者に重なる検査がある（図3-1）．

## A 換気機能，通気性の維持・気道の浄化機能の検査に伴う看護

### 1 肺音の聴取

通気を障害する物質の確認や，換気状態とその障害の把握のために肺音の聴取を行う．肺音には，呼吸音と正常では聴取されない呼吸音以外の肺音として聴取される副雑音がある（図3-2）．

副雑音は，ラ音（クラックル音ともいう）とそのほかのものに分けられ

図3-1 ● 呼吸機能の検査

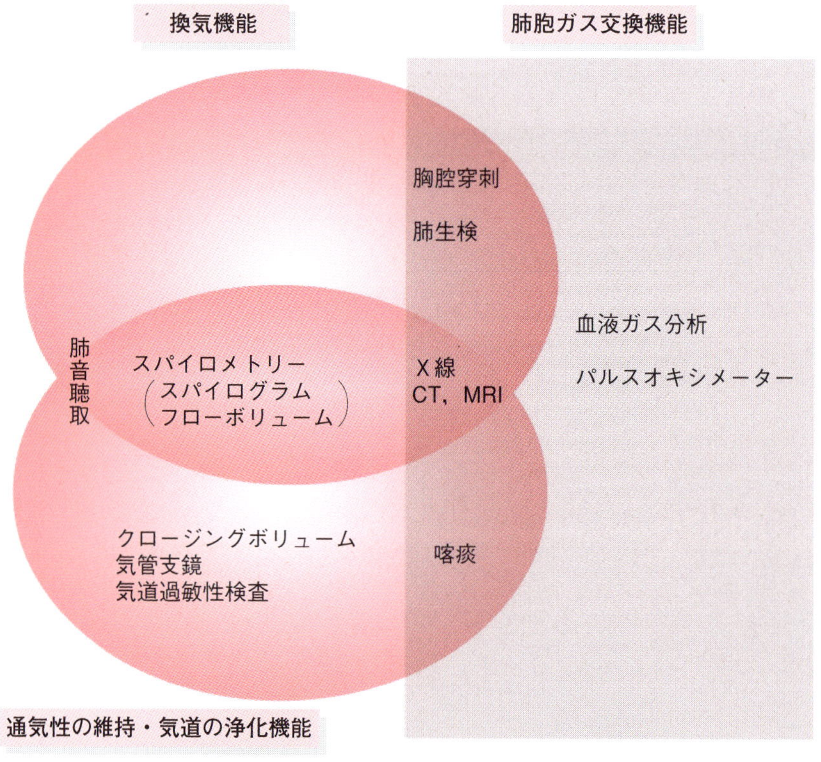

換気機能／肺胞ガス交換機能

肺音聴取
スパイロメトリー（スパイログラム／フローボリューム）
X線　CT，MRI
胸腔穿刺
肺生検
血液ガス分析
パルスオキシメーター
クロージングボリューム
気管支鏡
気道過敏性検査
喀痰

通気性の維持・気道の浄化機能

図3-2 ● 肺音の種類と疾病など

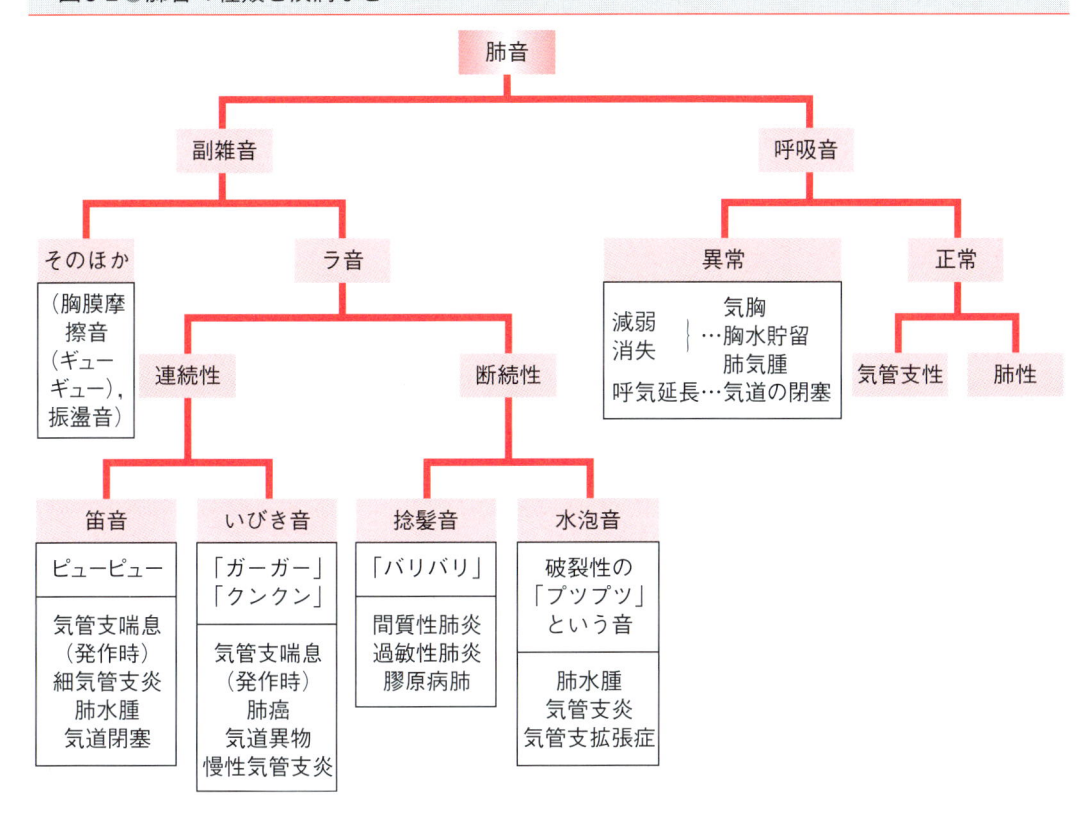

```
                            肺音
              ┌──────────────┴──────────────┐
            副雑音                          呼吸音
      ┌───────┴───────┐              ┌───────┴───────┐
   そのほか           ラ音             異常            正常
  (胸膜摩       ┌────┴────┐      減弱 ┐  気胸     ┌────┴────┐
   擦音        連続性    断続性     消失 ├…胸水貯留  気管支性   肺性
   (ギュー    ┌──┴──┐  ┌──┴──┐            肺気腫
   ギュー),   笛音  いびき音 捻髪音 水泡音  呼気延長…気道の閉塞
   振盪音)
```

| 笛音 | いびき音 | 捻髪音 | 水泡音 |
|---|---|---|---|
| ピューピュー | 「ガーガー」「クンクン」 | 「バリバリ」 | 破裂性の「プツプツ」という音 |
| 気管支喘息（発作時）細気管支炎 肺水腫 気道閉塞 | 気管支喘息（発作時）肺癌 気道異物 慢性気管支炎 | 間質性肺炎 過敏性肺炎 膠原病肺 | 肺水腫 気管支炎 気管支拡張症 |

る．ラ音は断続性と連続性からなり，肺水腫や気管支炎のときの水泡音と，間質性肺炎や過敏性肺炎のときの捻髪音は断続性に聴取される．気管支喘息の発作時のような連続性ラ音には，いびき音と笛音がある．そのほか，炎症により肺側，壁側胸膜が互いにこすれあうことで生じる胸膜摩擦音や，胃拡張や胸膜腔の液体と空気の摩擦などで発生する振盪音がある．

また，肺音の聴取以外には，呼吸困難の程度，チアノーゼの有無，酸素飽和度の測定を行う．測定時に呼吸困難を呈していたり，酸素飽和度が低い場合がある．このような場合には迅速な酸素の供給という対応が必要となる．通気を確保し，酸素による治療がすぐに行えるように医師の指示のもとに酸素吸入や気管支拡張薬，ステロイド薬などの準備をする．

肺音の聴取によって得られた通気あるいは換気についての情報を，患者の自覚症状やバイタルサインの変化とともにモニタリングする．

## 2 スパイロメトリー

換気機能に関係する呼吸運動と通気性の維持・気道の浄化機能障害を把握する検査である．呼吸状態により変化する肺胞の容積を，肺気量計（スパイロメーター）で測定することができる．この変化を時間単位で記録し，

図3-3 ● 肺気量

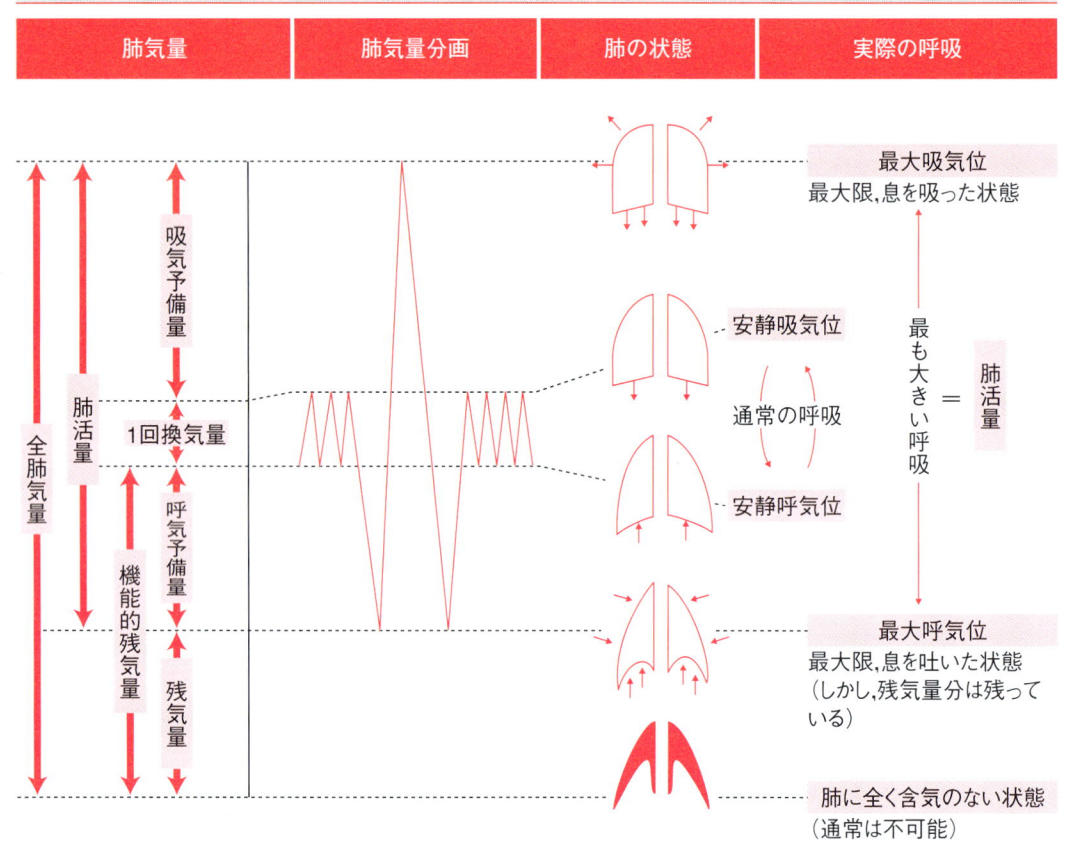

| 肺気量 | 肺気量分画 | 肺の状態 | 実際の呼吸 |
|---|---|---|---|

最大吸気位
最大限,息を吸った状態

安静吸気位

通常の呼吸

安静呼気位

最も大きい呼吸 = 肺活量

最大呼気位
最大限,息を吐いた状態
(しかし,残気量分は残っている)

肺に全く含気のない状態
(通常は不可能)

全肺気量／肺活量／吸気予備量／1回換気量／呼気予備量／機能的残気量／残気量

出典／福岡敏雄,他：低肺機能患者の周術期管理,オペナーシング,17(11)：12-18,1992.一部改変.

分析する方法をスパイロメトリーという．安静時の呼気の位置を基準にして，深吸気，深呼気を行うことで測定される（図3-3）．

① スパイログラム（肺気量分画）の測定

スパイロメトリーに加えて残気量測定を行うと，すべての肺気量分画（図3-4）がわかる．肺活量は，被験者の最大に努力した場合の肺気量の範囲を指す．最大吸気位から最大努力により最大呼気位まで呼出させた肺気量を努力性肺活量，肺気量を時間経過で表したものを努力呼気曲線（図3-5）という．

1秒量は，努力呼気曲線で，呼気の最初の1秒間に呼出される肺気量をいう．肺活量に対する1秒量の百分率を1秒率（1秒率＝1秒量÷努力性肺活量×100）という．

肺活量は，性別・年齢・身長などに大きく左右されるため，あらかじめ予測肺活量をもとに実測値の占める割合を計算する．これを％肺活量（％肺活量＝実測肺活量／予測肺活量×100）という．

図3-4 ● スパイログラム

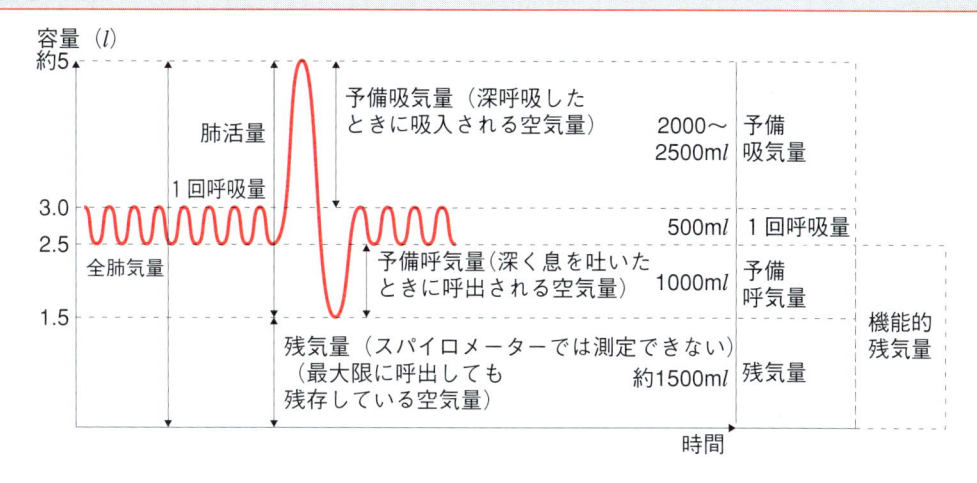

図3-5 ● 努力呼気曲線

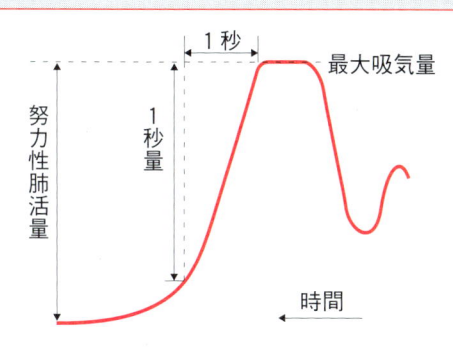

　この％肺活量と1秒率を基に直行座標で換気機能障害のパターンを調べる（図3-6）．

　呼吸障害は，拘束性換気障害と閉塞性換気障害とに分類される．％肺活量が80％以下に減少するものを拘束性換気障害，1秒率が70％以下に低下するものを閉塞性換気障害という．拘束性換気障害は，肺の拡張性の障害で，胸郭，胸腔内，肺実質に何らかの異常が生じ肺の膨張が障害された状態をいう．代表的な疾患として，肺気腫や無気肺，気胸などがある．

　一方，閉塞性換気障害は，気管支，肺胞道といった気道そのものの狭窄や分泌物によって，呼気が障害された場合をいう．代表的な疾患として，慢性気管支炎や気管支喘息がある．

　また，両者とも存在するものを混合性障害という．

　なお手術時は，呼吸機能の検査から手術中の危険度を判定する指標としても％肺活量と1秒率が用いられる（図3-6）．

② フローボリューム曲線

　スパイロメーターにコンピュータを接続することにより，肺活量や1秒

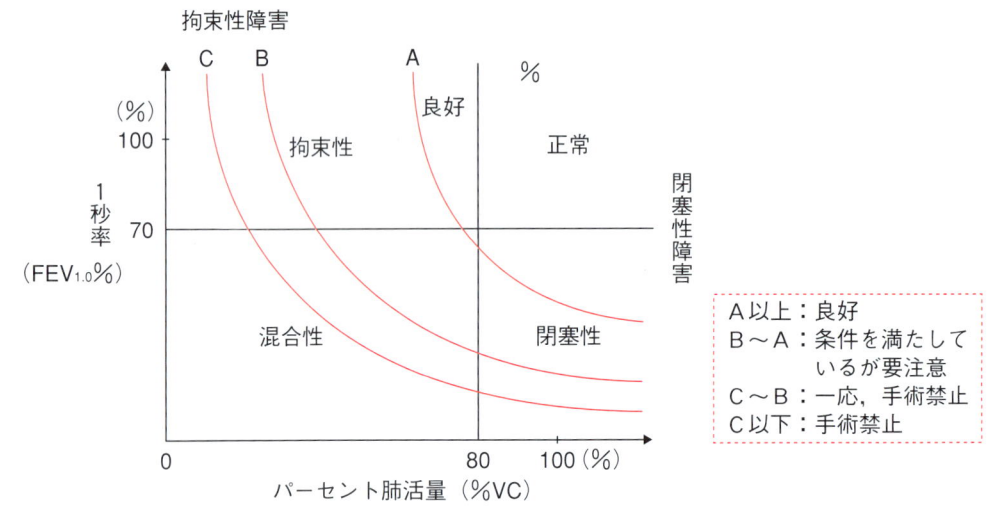

### 図3-6 ● 換気機能障害のパターンと呼吸機能から手術危険度を判定する図

A以上：良好
B～A：条件を満たしているが要注意
C～B：一応，手術禁止
C以下：手術禁止

出典／Miller, W. F., et al. : Convenient method of evaluating pulmonary ventilatory function with single breath test, Anesthesiology, 17 : 480, 1956.

率だけではなく，息の速さ（フロー）や量（ボリューム）をグラフ化して表すことができる．

最大に吸気した状態から一気に空気が呼出されるときの呼出スピードの経時的変化をみたもので，縦軸に気速（フロー），横軸に気量（ボリューム）をとり，グラフに表している．

肺機能が正常であれば，曲線が一気に上がり，その後，時間の経過に比例して下がる．しかし，肺に疾患があるとピークが低かったり，下がり方に異常がみられる．曲線の後半部分は換気特性を鋭敏に反映するため，フローボリューム曲線をみるときは，後半部分の曲線パターンに注目する．

フローボリューム曲線では，拘束性換気障害と閉塞性換気障害の鑑別ができる（図3-7）．

拘束性換気障害では，全肺気量が小さくなっているため，呼出開始点が正常な場合や閉塞性肺疾患より右にずれ，呼出スピードは正常より遅いが同じようなカーブを示す．

閉塞性換気障害では，全肺気量は低下しないが，呼出スピードが最初から低下し，肺内に多量に気体が残存しているにもかかわらず呼出スピードが0になり，呼出が止まる．

### (1) 検査の目的と流れが理解でき，協力が得られるための援助

①肺に出入りする空気の量を測定することで肺の働きを調べたり，気道が狭くなっていないかを検査する方法であることを説明する．呼吸のしやすい状態になってもらうために，義歯やネクタイをはずしたり，

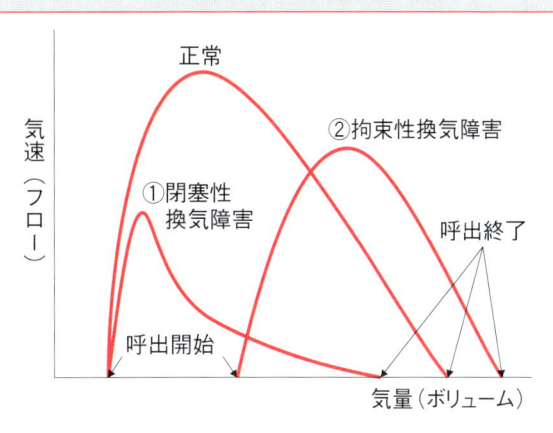

図3-7 ● フローボリューム曲線による換気障害の鑑別

ベルトを緩めたりすることなどが必要となる．
②安静呼吸の後，深吸気，深呼気などを指示に合わせて行ってもらうことを説明する．
鼻をクリップで挟み，筒を通して口だけで呼吸してもらう．

(2) 検査による体調の悪化を予防するための援助

努力して呼吸を行ってもらうので，苦しくなったり気分が悪くなる場合がある．このようなときはすぐに伝えてもらう．バイタルサインや気分不快の有無を観察してから検査を始める．また，検査後は努力して呼吸をしたことにより疲労や血圧の上昇がみられる患者がいる．血圧の上昇がないか，疲労，息苦しさがないかなどを確認し，体調が不良になった場合は検査室や病室で休んでもらう．

## 3 クロージングボリューム測定

通気性の維持・気道の浄化機能障害を把握する検査で，通常のスパイロメトリーでは検出しにくい末梢気道の閉塞の程度を調べるときに行われる．

最大の吸気位では，肺は尖部・底部とも均等に拡張している．しかし，肺気量が減少すると重力の影響で，尖部に比べて底部肺の局所の肺気量は減少する．そして，さらに残気量付近まで呼出させると，末梢気道が閉塞を起こす．これをクロージング現象という．この閉塞開始前から残気量までの肺気量がクロージングボリュームである．

吸気は肺全体に分布し，それまで肺に残っていた窒素の含まれる空気と混じり合うが，重力の影響で肺底部のほうに多く分布する．そのため吸気と混じりあった呼気の窒素濃度は肺尖部のほうが高くなる．呼気の窒素濃度は，初めは吸息の最後に入った吸気が呼出されるため0であるが，やが

### 図3-8 ● 呼気量に対する窒素濃度の変化

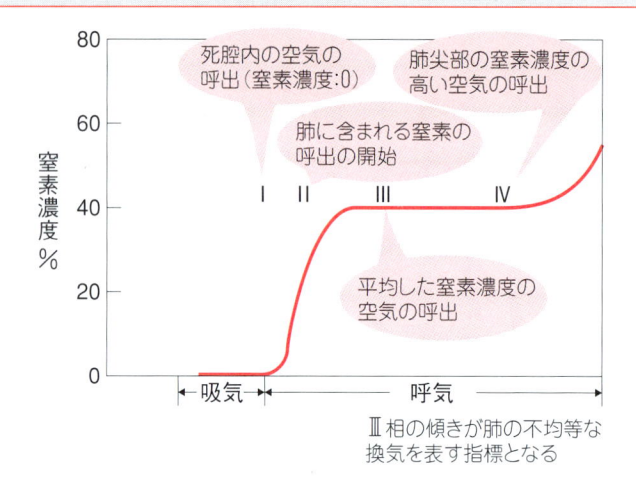

- 死腔内の空気の呼出（窒素濃度：0）
- 肺に含まれる窒素の呼出の開始
- 平均した窒素濃度の空気の呼出
- 肺尖部の窒素濃度の高い空気の呼出

Ⅲ相の傾きが肺の不均等な換気を表す指標となる

　て肺内の窒素濃度の低い空気を平均して検出する．そして呼息による胸腔内圧の上昇で肺底部の末梢気管支が圧迫されて閉じられるため，最後には肺尖部の窒素濃度の高い空気のみが呼出される．

　窒素濃度の変化は4つの相に分類される（図3-8）．呼気終末に近づくと第Ⅳ相が出現し，これが末梢気管支の閉塞を表す．つまり，末梢気管支に病変があると，早い段階から肺尖部の窒素濃度の高い空気が呼出され，第Ⅲ相が一定でなく上昇する．

(1) 検査の目的と流れが理解でき，協力が得られるための援助

①純酸素を1回吸い込んで，その後ゆっくり息を吐いてもらい，呼気に含まれる窒素を測定する検査であることを説明する．

②検査中は医療者の指示に従って，息を吸ったり吐いたりしてもらうことを説明する．

(2) 検査による体調の悪化を予防するための援助

①検査前にバイタルサイン，気分不快の有無を確かめ，発熱，呼吸困難，脈拍・血圧の異常があれば中止しなければならない．

②苦しくなったり気分が悪くなったときは，すぐに伝えてもらう必要がある．検査後にもバイタルサイン，気分不快の有無を確認する．

## 4 X線検査，CT・MRI検査

　X線検査，CT，MRI検査は，換気機能障害，通気性の維持・気道の浄化機能障害，ガス交換機能障害の原因を把握する検査であり，それぞれの検査の目的・方法，ならびに注意点を十分に理解したうえで，援助する．

## 1）X線検査

　X線検査は，簡便で基本的な検査法である．この検査法の原理は，人体の組織はX線吸収度の差から，骨，水分，脂肪，空気に分けられる．これらの解剖学的分布の異常により，病巣が診断される．X線画像では，密度の高い骨などの組織は白っぽく写り，空気は黒く，他の組織は密度によって，灰色っぽく写る．画像により，肺内異常陰影の有無・部位・広がり・性状を確認し，何が原因で呼吸機能障害が生じているかをスクリーニングする．

　一般的には撮影した結果により，次にどのような検査を行う必要があるか，緊急手術を行う必要があるかどうかを判断する．胸部X線検査は，基本的には肺疾患を診断し，呼吸機能障害を生じている原因を把握するためのものであるが，肺以外に骨，筋肉，心血管なども肺に重なって同時に撮影されるため，肺病変の描出能を低下させる．そのため，状況に応じて，コンピュータ断層撮影（Computed tomography；CT）を行い，病巣の性状などさらに詳しい情報を得る．

### (1) 検査の目的と流れが理解でき，協力が得られるための援助

①検査の目的と方法，手順について，相手の反応を見ながらわかりやすく説明し，理解の程度を確認する．
②撮影室の場所を説明する．必要時は撮影室まで案内する．
③排尿は済ませておく．食事の制限はない．
④撮影前までに，ヘアピン類，ネックレス，イヤリング，眼鏡，時計などの金属類は，はずしてもらう．これらは，異常像として映し出され，不鮮明な陰影を生じるため，正確な診断の妨げとなる．
⑤妊娠の可能性について確認し，医師と相談し，患者が望むようであれば，患者用プロテクターを装着する．胎児に影響が出るとされている線量は，100〜120mGyといわれており，胸部X線撮影では無視できるほど低い．
⑥撮影時は，深呼吸後に息を止めることへの協力を依頼する．写真を鮮明にするために動かないよう説明する．

### (2) 安全・安楽に検査を受けられるための援助

①一般的には立位で撮影する．非常に短い時間で検査そのものは終了することを伝えるとともに，画像を鮮明にするために動かないよう説明する．立位が困難な場合は，仰臥位での撮影になるが，点滴などの施行中はルートが折れ曲がったり，はずれたりしないようにする．患者の緊張を緩和し，苦痛が最小限になるよう声かけなどの援助を中心にかかわる．

②放射線検査室まで患者が移動しないで病室でポータブル撮影を行う場合には，フィルム板を身体の下に敷くので，安楽に撮影ができるように身体を誘導，介助する．撮影時に介助が必要な場合は，介助者は被曝量を少なくするためプロテクターを装着するのが望ましい．

## 2）コンピュータ断層撮影（CT）

X線検査に比べてCT（computed tomography）では，周囲との像の重なりがなく，目的とする部位の微細な変化の描出が可能である．

X線CTでは，X線管から扇状に出たX線を対面の検出器で検出する．このX線管と検出器を同時に360度回転させる．次に，被写体（患者）に投影データを収集し，コンピュータで横断面の各画素のCT値を算出する．CT値は，水が0 HU，空気が－1000HUと規定されている．CT画像は，CT値が大きいところは白く，小さいところは黒く画像に写る．

X線CTの投影法は，5つに分類される（表3-1）．

### (1) 検査の目的と流れが理解でき，協力が得られるための援助

①検査の目的と方法，手順について，患者の反応を見ながらわかりやすく説明し，理解の程度を確認する．検査の所要時間は，単純CTで10分，造影CTで10～30分程度である．

②撮影室の場所を説明する．必要時は撮影室まで案内する．

③排尿は済ませておく．造影剤を使用しない場合は，食事の制限はない．造影剤を使用する場合は，通常，検査前6時間は絶飲絶食である．

④撮影前までに，ヘアピン類，ネックレス，イヤリング，眼鏡，時計などの金属類は，はずしてもらう．

表3-1 ● X線CTの投影法

| 投影法 | 投影法の特徴 |
| --- | --- |
| 単純CT | 最も基本的な造影法であるため，スクリーニング検査，緊急患者の検査には欠かせない．造影剤を用いずに臓器の構造的な変化，出血，石灰化が検出できる． |
| 造影CT | ヨード系の血管造影剤を用いる造影法．単純CTでは描出できない病変や，病変の広がり，腫瘍の性質や悪性度が検出できる． |
| ダイナミックCT | 造影CTの一種で，造影剤を急速に静脈内注射し，同一範囲（断面）を繰り返し連続的に撮影する検査法．画像の時間的変化が見られ，血行動態，血流の程度などの診断が可能． |
| 血管造影CT | カテーテルを用いた血管造影法の一部として行われるCT検査．カテーテルから検査する目的の臓器に造影剤を注入し，画像が判定される．肝臓の検査によく用いられる． |
| 高分解能CT | 精密検査を指し，より詳しく画像を判定するために表示範囲を定め，画像処理を鮮明に得る検査．肺野，頭骨の検査でよく用いられる． |

⑤検査中に動くと，虚像が映し出されるので，検査中は動かないように説明する．

(2) **安全・安楽に検査が受けられるための援助**

①造影法によるCT検査では，血管造影のためヨードを使用するので，これまでのアレルギー症状の有無を確認する．

②造影法によるCT検査後は，造影剤を早く排出させ，腎機能を保護する必要がある．そのために水分を多く摂取するよう説明し，協力を得る．バリウムの場合は，バリウムによる便秘を防ぐため，処方されていれば，下剤を飲ませ，すぐにバリウムを排出させる．

### 3) 磁気共鳴画像（MRI）検査

MRI (Magnetic Resonance Imaging) は，核磁気共鳴現象を利用して，人体の断層画像を作成する画像診断である．

MRIは，強力な磁場（強い磁石：通常0.2〜1.5テラス，1テラス＝10000ガウス）の中に体を入れ，磁場を少し変化させる信号に対し，体を構成する原子が磁石としての性質に反応する核磁気共鳴現象を記録し，映像化する方法である（図3-9）．

CTとの違いは，①横断像以外の任意の断層面の撮影が可能である，②X線被曝がない，③組織の違いを明瞭に画像化できるなどがある．

(1) **検査の目的と流れが理解でき，協力が得られるための援助**

必要性と部位，検査方法について説明する．MRI検査は，磁石としての性質を利用するため，義歯，眼鏡，時計，キャッシュカードなどは，磁場に反応したり，画質を低下させたりするので，取りはずせるものははずしてもらう．

(2) **安全・安楽に検査が受けられるための援助**

①MRI検査は，痛みはないが，強力な磁場コイルの中に入って検査す

図3-9 ● MRI装置の構成

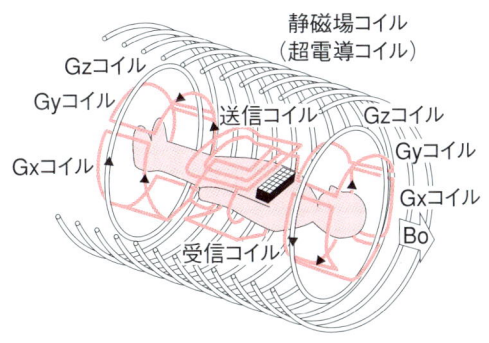

出典／MR撮像技術〈放射線医療技術学叢書18〉，日本放射線技術学会，2000．

図3-10 ●MRI検査装置

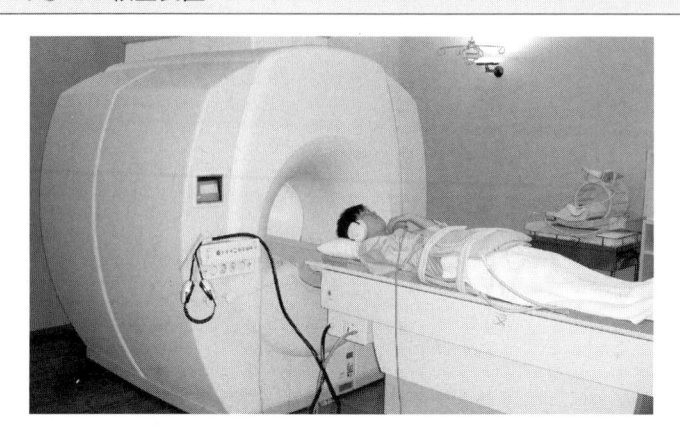

るので，圧迫感を感じることや騒音がすることを説明する．圧迫感や騒音，また，同一体位で30分間も過ごすため何か我慢できないことがあれば合図をしてもらう（図3-10）．
②酸素ボンベも近づけると引きつけられるため，禁忌である．
③心臓ペースメーカーや動脈瘤クリップなど，体内に金属を挿入している患者も生命の危険が生じるため禁忌である．

## 5│気管支鏡検査

通気性の維持・気道の浄化機能障害の原因を把握する検査である．
気管支鏡（ファイバースコープ）を使って，気管・気管支のびらん，潰瘍，腫瘍，隆起性病変などの有無，あるいは気管支の狭窄・拡張などの形態の異常の有無を把握する．
ただし，虚血性心疾患や出血傾向，高度の低酸素血症がある場合，あるいは著しい全身衰弱がある場合には禁忌とされるため，検査を行う前に心電図検査や既往歴の確認など十分な把握が必要である．

### (1) 検査の目的と流れが理解でき，協力が得られるための援助

検査の必要性のほか，以下のことを説明する必要がある．
①気管に管を入れて気管支の様子を観察する方法である．
②検査が安全に行えるかどうかを確認するために，事前に一般状態を把握する検査を行う．特に心電図上の虚血性変化があれば，検査を中止しなければならない．
③検査の際，喉に管が触れるので，異物感，痛み，咳反射，悪心などが生じる．これらを予防する目的で，検査前に咽喉頭麻酔を十分に行い前投薬を注射する．キシロカインスプレーによる喉頭麻酔により，口

内, 頬, 舌がしびれ, 感覚が麻痺する.
④検査中に管が喉に触れたり, 舌を圧迫することによる嘔吐を防ぐため, 胃に食物が残らないように, 検査の約5時間前から絶飲食とする必要がある.

### (2) 安全・安楽に検査が受けられるための援助

①検査の30分前に前投薬を行う. 前投薬はアトロピンとヒドロキシンが使われることが多い. アトロピンは, 気道分泌抑制と迷走神経反射を防ぐ作用がある. ヒドロキシンは, 精神的不安を除く作用がある.
②部屋の温度や湿度を整え, リラックスできるようにし, 保温に努める. タオルなどを用いて膝を軽く屈曲させるなど, 苦痛のない安楽な体位にする.
③麻酔の影響による誤嚥を防ぐため, 麻酔液はなるべく飲み込まず, 吐き出すかティッシュで拭ってもらう.
④気管支ファイバー挿入時と抜去時は苦痛が大きい. また, 検査の最中でもできるだけ声をかけて励ましたり, 苦痛時には手で合図をしてもらうよう打ち合わせておく.
⑤前投薬やキシロカインの使用により呼吸機能の低下が起こりやすい. また, 患者は前投薬の影響でウトウトしている場合もあり, 呼吸が浅くなりやすい. そのためパルスオキシメーターで適宜酸素飽和度($SpO_2$)の低下の有無を確認する必要がある. もし$SpO_2$が95以下になる場合や, 検査前の患者の$SpO_2$よりも低下がみられるときは, 患者に声をかけ, 意識して鼻で深呼吸するように声をかけ, $SpO_2$が戻ることを確認する.
⑥緊張が強いと喉頭痙攣が起こることがあるので, リラックスしてもらうために, ファイバースコープ挿入時は肩の力を抜き, 顎を突き出させ, 大きな深呼吸をしてもらう.

### (3) 検査後の危険な状態を予防するための援助

①疲れや麻酔による影響でふらつきがみられることがあるので, 約2時間は安静臥床とする. 外来で検査を行う場合も, 処置室で約2時間は安静臥床にしてもらう. 起き上がるときや, 外来患者の場合は, 帰室する前には必ず血圧の低下やふらつき, 呼吸困難がないことを確認する.
②麻酔の影響による誤嚥の予防のため, 2〜3時間は絶飲食とする.
③ファイバースコープ挿入による痰の増加, 出血, 喉頭痛の観察をする. 出血時は患者の顔を横に向け, 飲み込まないよう吐き出させる. 健側肺に流入させないよう患側肺を下にした側臥位にする.
④チアノーゼ, 血圧低下, 頻脈, 不整脈, 呼吸困難などの合併症の出現

に注意する．気分不快により貧血やショック状態が起こることがある．この場合は，頭を低くした臥位で衣服をゆるめ，ゆっくり深呼吸させる．血圧，脈拍をチェックし，医師の指示を受けて酸素カニューレによる酸素治療，点滴静注，心電図を装着する．

## B 肺胞ガス交換機能の検査に伴う看護

### 1 胸腔穿刺

呼吸運動の障害の原因を把握したり，ガス交換機能障害の原因を把握する検査である．

胸腔穿刺は，胸水を採取し，細胞検査，細菌検査，結核菌検査を行うことで確定診断を行う．

#### (1) 検査の目的と検査の進め方が理解でき，協力が得られるための援助

①病気の原因や状態を診断するために，胸に針を刺して胸水を抜き，それを検査することを説明する．
②胸に針を刺す際に痛みが生じる可能性があるため，それを少しでも楽にすることを目的に局所麻酔をすることを説明する．
③安全でスムーズに検査ができるように，できるだけ体を動かさないように伝える．痛みなどが我慢できないときは合図するように説明する．

#### (2) 安全で安楽に検査が受けられるための援助

①緊張を和らげるような適度な室温と湿度を保つ．
②穿刺部の肋間が広がるように，机などを利用した座位，ベッド上で側臥位をとってもらう．その際，枕，スポンジ，タオルなどを利用するとよい．呼吸困難のある患者では，体位を保持するのが大変なので，看護師が介助し支え，安心感をもたせることが必要である．
③肋骨下縁の動脈と静脈や神経の損傷を起こさないよう，穿刺側の上肢を挙上させ，穿刺部の肋間を広げる．
④穿刺中はゆっくりと呼吸したり，呼吸を止めるなどの協力をしてもらう．
⑤できるだけ声をかけて励ます．
⑥キシロカイン麻酔に伴う気分不快の観察が必要である（ショック状態が起こったときの看護はA-5「気管支鏡検査」の項を参照）．
⑦一度に多量の胸水を穿刺することによる急激な肺膨張や，肺穿刺による気胸，動脈・静脈損傷による出血が起こる可能性がある．バイタル

サイン，意識状態，チアノーゼの有無，穿刺部の出血などの観察が必要である．

**(3) 検査後に生じやすい異常を予防するための援助**

①胸腔内感染による発熱の観察と発熱時の看護が求められる．検査後は発熱や胸痛の有無を確認する．

②検査後は気胸，出血を起こす可能性がある．肺音聴取，咳，呼吸困難，胸痛の有無，意識状態，チアノーゼの有無，パルスオキシメーターによる$SpO_2$値，穿刺部の出血などを観察し，早期発見に努める．

## 2 肺生検

### 1）非開胸的肺生検

肺生検は，肺病変の組織学的な鑑別診断のために行われる．肺生検の方法には，経気管支肺生検（transbronchial lung biopsy；TBLB），経皮的肺生検，胸腔鏡下肺生検（video assisted thoracoscopic surgery；VATS）がある（図3-11）．

これらは，開胸手術を必要としないため非開胸的肺生検とよばれ，肺生検のほとんどがこの方法で行われる．

開胸的肺生検は，高度な癒着がある場合，および小さな腫瘍の切除を兼ねて胸腔鏡下肺生検を行う場合で，腫瘍のサイズが胸腔鏡下肺生検で切除するには大きい場合に行われる．開胸的肺生検は，胸腔鏡下肺生検の途中から開胸術に切り替わり，組織が採取される．

図3-11 ●非開胸的肺生検

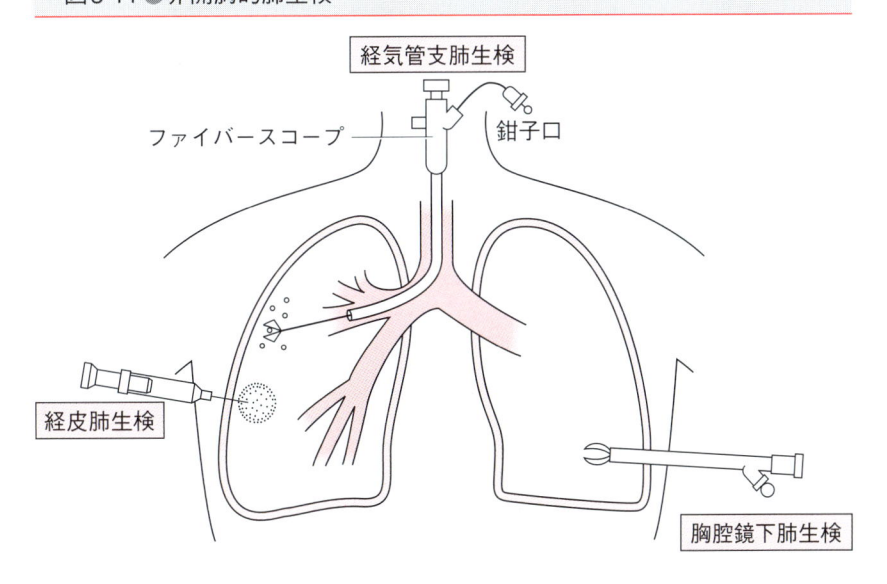

### (1) 経気管支肺生検（TBLB）

経気管支肺生検は，気管支鏡を挿入し，生検鉗子を肺内に挿入して肺組織を3～5mm採取する方法で，通常4～6個の検体が採取される．

経気管支肺生検に伴う看護は，「気管支鏡検査」に伴う看護に準じるが，出血と気胸の起こる可能性があるので次の点についても留意する必要がある．

組織採取部位の止血を確認してから，検査を終了するが，検査後も出血や気胸などの合併症が起こる可能性があるので，それらを早期発見するための観察が必要となる．

合併症の早期発見のためには，呼吸状態や胸痛の有無，血圧の低下，咳嗽，痰の性状を確認する．また，患者にも検査後に出血や気胸が起こる可能性があるので，息が吸いにくい感じや，咳嗽，胸痛，血痰などの症状があれば教えてくれるようにあらかじめ説明しておく．

### (2) 経皮的肺生検

経皮的肺生検の看護は，「胸腔穿刺」に伴う看護に準じるが，検査後には出血や気胸が起こる可能性があるので，経気管支肺生検同様，出血や気胸を早期発見するための観察が必要となる．

### (3) 胸腔鏡下肺生検（VATS）

胸腔鏡下肺生検（video assisted thoracoscopic surgery；VATS）では，肺病変の鑑別診断を行うために，経気管支肺生検や経皮的肺生検で採取される組織より大きな組織が必要な場合に行われる．

胸腔鏡下肺生検は，胸壁に小切開を加えて胸腔鏡を挿入し，ビデオモニターを見ながら肺組織を採取する方法である．手術的操作が必要なため，手術室で行われる．

小さな腫瘍であれば，腫瘍切除を同時に行う場合もある．腫瘍切除を目的に行う場合で，腫瘍が胸腔鏡下肺生検で採取できるものよりも大きいときには，開胸手術に切り替わる．

また，高度な癒着がみられた場合にも胸腔鏡下肺生検から開胸手術に切り替わる可能性がある．

胸腔鏡下肺生検による肺の切除範囲は少ないため，通常，患者の回復は早い．しかし，肺切除であることに違いはなく，普通の開胸手術と同様に肺塞栓症の危険や，創痛のため喀痰喀出が困難となることから，肺機能が低下する危険性がある．

## 2）胸腔鏡下肺生検に伴う看護

### (1) 検査の目的と流れが理解でき，協力が得られるための援助

胸腔鏡下肺生検について，以下のことを説明する．

①病気の原因を調べるために，胸に管を入れて検査する方法である．
②傷口は約2cmぐらいのものを3か所切開口とするが，できるだけ楽に検査が行えるように全身麻酔下で行う．
③開胸的肺生検に比べて，肋間筋や呼吸筋群へのダメージも少なく，術後の疼痛も軽い．しかし，胸腔内で行われる操作のため，肺へのダメージは開胸術と同様であるので，術後は胸部の安静が必要である．

**(2) 検査後に生じやすい胸腔内出血と皮下血腫を予防するための援助**

①意識，バイタルサイン，酸素飽和度（$SpO_2$），呼吸，悪寒，発熱など，麻酔の覚醒状態を観察する．
②創部の状態（出血，皮下血腫の有無），創部痛の観察を行う．痛みがあると呼吸を抑制するので，痛みのある場合は我慢しないで伝えるよう説明し，適宜痛み止めを使用する．
③胸水の流出と，胸腔内の出血を確認するため，また，エアリーク（空気の漏れ）の観察と脱気を目的として，胸腔内ドレーンが挿入される．そのため，ドレーン流出量，滲出液の性状の変化，エアリークの変化を観察する（ドレーン挿入時の看護については，本章②-A-3「胸腔ドレナージ」の項を参照）．
④皮下気腫（空気が皮下組織や筋層内に漏れ出すこと）が起きていないか観察する必要がある．皮下気腫は，皮膚を押すと皮下で小さな空気の粒がつぶれるような感触があるため，触診により確認することができる．皮下気腫が出現したり増加することは，エアリークが出現しているか胸腔ドレーンが効果的でないことを示す．
⑤エアリークが出現せず，胸水流出が少量になったら，ドレーンが抜管される．ドレーン抜管部位の皮膚は空気の流入を防ぐため縫合される．抜去したあとも，肺音や$SpO_2$，呼吸状態を確認する．
⑥臥床が続くと下肢のうっ滞が生じ，静脈血栓が起きやすくなる．特に胸腔ドレーンが抜去され歩行可能になると，下肢の血栓が流れ出す可能性が高い．そこで歩行開始時には突然の呼吸困難や胸痛，チアノーゼなどの有無を観察する．予防のためには，早期から下肢の挙上や運動が必要である．

## 3 喀痰検査

通気性の維持・気道の浄化機能障害やガス交換機能障害の原因を把握する検査である．

気道感染や結核が疑われる場合は，痰を採取して起炎菌を固定するための細菌学的検査を行う．また，肺癌のスクリーニングでは，3〜5日間連続して痰を採取し，異型細胞の有無を観察する．

### (1) 検査の目的と流れが理解でき，正しく検査が受けられるための援助

①睡眠時には線毛運動が低下するので，分泌物の貯留量が増える．そのため朝の喀出痰には多くの細菌が含まれているので，朝方に採取してもらうとよい．
・咽頭，口腔内の常在菌の混入を避けるため，採取前に歯磨きをし，生理食塩水か滅菌蒸留水でうがいをしてもらう必要がある．
②深い咳嗽を2～3回行う．粘稠度(ねんちゅう)を下げるため，飲水することにより痰が出やすくなる．喀出しにくい場合は，背中を軽く叩いたり，体位を変換してみる．
・胸痛がある場合，あるいは術後の場合には，創部を押さえたり，ハフィングをさせて楽に痰が喀出できるよう援助する．

## 4 動脈血ガス分析

肺胞におけるガス交換は，肺胞膜（呼吸膜）で行われている．この機能の障害の有無は，血液ガス分析によって把握できる．スパイロメトリーによってわかる拘束性・閉塞性の換気障害や肺拡散能の異常も動脈血ガスの異常として現れる．

重症患者や肺疾患のため酸素治療を行っている患者では，血液ガス分析によって疾患の重症度や治療効果の程度が観察できる．このほかにも動脈血ガス分析で測定可能なものに，動脈血中の酸素量，炭酸ガス量，pH値がある．

したがって，呼吸器系のみならず全身の様々な病態の影響を知ることができる．

### (1) 検査が不安なく受けられるための援助

①動脈の血液を採取することにより，その血液を検査して肺胞ガス交換の機能を調べることを伝える．
②動脈血を採取するため，やや痛いが採血中は我慢して動かないよう協力を依頼する．
③肺胞ガス交換機能障害のある患者は，検査前の活動によって動脈血ガスの酸素分圧が低下する場合もある．正しく肺胞ガス交換機能を評価できるように検査の20～30分前は，安静臥床とする必要がある．

### (2) 安全・安楽に検査が受けられるための援助

①特に呼吸機能障害がある場合には，緊張や不安があると過呼吸になりやすいので，不安を軽減し気持ちを安定させる．
②穿刺部位は，より末梢で穿刺しやすい橈骨動脈か，困難であれば上腕動脈が望ましい．やむを得ず大腿動脈を使用することもある．採血時

には苦痛があるので顔色，一般状態の観察をする．
③採血を手掌の橈骨動脈から行う場合，手首の下にタオルなどを当て，手首を過伸展させると，動脈を触知しやすい．
④検査には動脈血採血キットを使用する．このキットには，注射針と内筒内にヘパリンがセットされている．採血した注射器は，注射筒に気泡の混入がないことを確かめ，すぐに針先をゴムに刺し，気泡の混入を避ける必要がある．注射筒を手のひらに挟んで回転させ，ヘパリンと血液を混和させ，できるだけ早く検査室へ届けることが大切である．検体を速やかに提出できないときは，一時的に冷却する必要がある．

### (3) 出血を予防するための援助

静脈と異なり，動脈からの出血は大出血となりやすい．また，一度止血した後でも活動により血流が活発になると，注射針の穿刺部位から出血することがある．そのため止血を確実に行う必要がある．患者に圧迫の必要性をよく説明して，10分間用手的に圧迫し，止血を確認後絆創膏を貼付する．患者が抗凝固薬を使用している場合は，止血のために15分間は穿刺部位を用手的に圧迫する．

## 5 経皮的動脈血酸素飽和度測定法（パルスオキシメトリー）

パルスオキシメーターとは，経皮的動脈血酸素飽和度の測定器である．患者の指にプローブを取り付け，波長の異なる2種類の光を指先に当てて，光の透過度によって動脈血中の酸素飽和度（$SpO_2$）を測定する．非侵襲的であり，また，持続的モニターで動脈血中の$SpO_2$が測定できる．そのため急性呼吸不全患者，重症者や術後患者などに日常よく使用される．

パルスオキシメーターに表示される酸素飽和度（$SpO_2$）は，酸素とヘモグロビンの結合している割合を示す．検査結果の見方は動脈血酸素分圧（$PaO_2$）の正常範囲である90mmHg前後では，$SpO_2$が98〜99％となる．また，$SpO_2$の変化がたとえ小さくても$PaO_2$が大きな変化となる．一方で，$PaO_2$が80mmHg以上の場合$SpO_2$の変化はほとんどない（図3-12）．したがって，$SpO_2$は酸素分圧によって変化し，$SpO_2$と$PaO_2$の両者が示す値は一致していないため，注意して読み取る必要がある．ヘモグロビン値が8g/dl以下の場合には，測定値が少なめに表示されるので，貧血の有無を確認しておく必要がある．

〈検査の目的と流れが理解でき，正しく検査が受けられるための援助〉
①パルスオキシメトリーは，指先の光の透過度によって酸素飽和度（$SpO_2$）を測定するので，爪の肥厚している人やマニキュアをしている人では正確に測定できないことがある．マニキュアは測定前に除いてもらう必要がある．

図3-12 ●酸素飽和度と酸素分圧

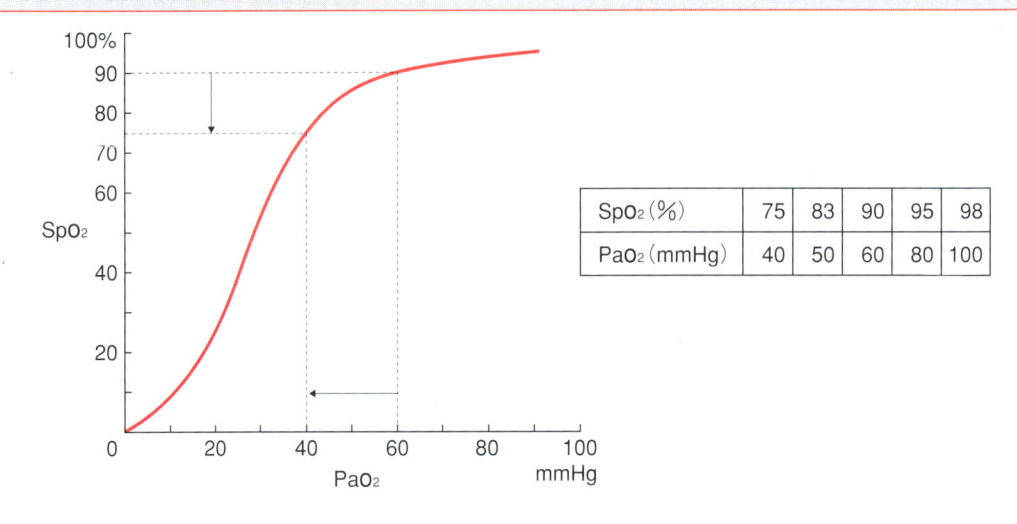

| SpO₂(%) | 75 | 83 | 90 | 95 | 98 |
|---|---|---|---|---|---|
| PaO₂(mmHg) | 40 | 50 | 60 | 80 | 100 |

②末梢の循環障害があり，拍動を感知できないと正確な測定が困難である．体温が低い場合は指先を温めて循環をよくしてから測定する．

# 2 呼吸機能障害の治療に伴う看護

呼吸機能障害の治療は，図3-13に示すとおり，換気機能障害の治療，通気性の維持・気道の浄化機能障害の治療，肺胞ガス交換機能障害の治療に分けられる．

換気機能障害の治療には，薬物治療，吸入治療，胸腔ドレナージ，人工呼吸器，放射線治療，肺切除術がある．

通気性の維持・気道の浄化機能障害の治療には薬物治療，吸入治療，気道の変更・新設，人工呼吸器，放射線治療，胸腔ドレナージがある．

肺胞ガス交換機能障害の治療には，酸素療法，薬物治療，吸入治療がある．

## A 換気機能障害の治療に伴う看護

### 1 薬物治療

薬物治療は，換気機能障害，通気性の維持・気道の浄化機能障害，肺胞ガス交換機能障害のある患者に対して行われる．使用される主な薬物には，鎮咳薬，去痰薬，気管支拡張薬，抗菌薬などがある（表3-2）．

図3-13 ● 呼吸機能障害の治療

換気機能障害／肺胞ガス交換機能障害

肺切除術

吸入治療　薬物治療　　　酸素療法

胸腔ドレナージ　人工呼吸器　放射線治療

気道の変更・新設

通気性の維持・気道の浄化機能障害

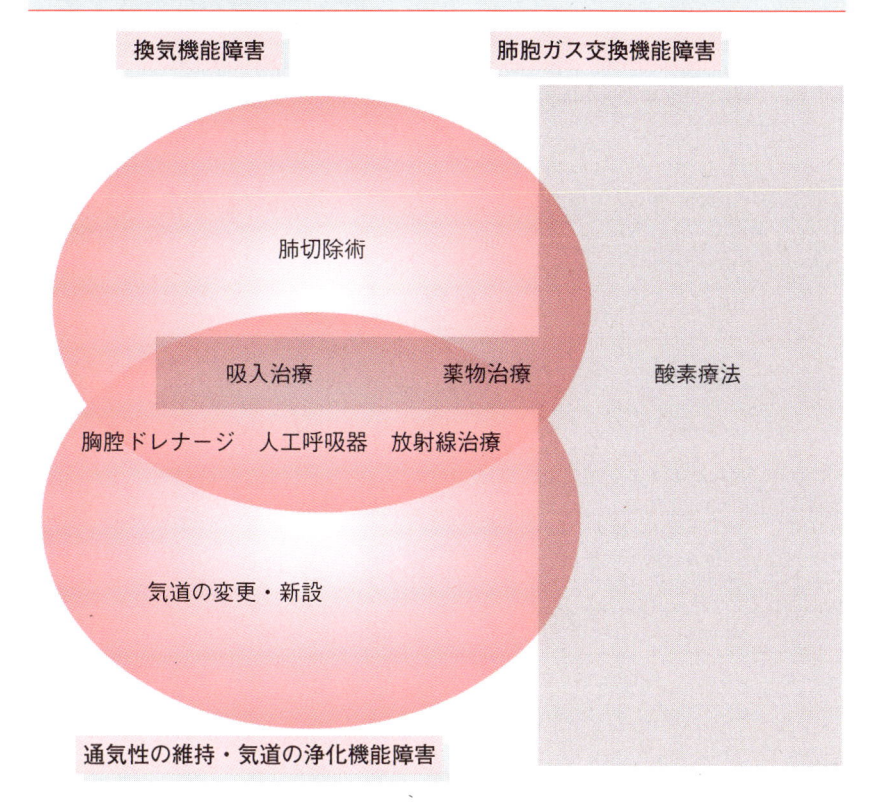

　薬物治療の必要性，薬物に関する知識（作用・副作用，種類，量，与薬方法）などを患者が理解し，納得できるように指導する．

## 2　吸入治療

　吸入治療は，換気機能障害，通気性の維持・気道浄化機能障害，肺胞ガス交換機能障害のある患者に対して行われる．気管支腔内を加湿し，痰を軟化させたり気道内の分泌物を痰として喀出しやすくすることや，気管支喘息患者の治療として，薬物により，気管支粘膜の炎症を抑え，気管支を拡張させることを目的とする．そのことにより通気性の維持・気道の浄化が得られ，換気機能障害，肺胞ガス交換機能障害が改善される．対象は術後や人工呼吸管理後の患者，慢性閉塞性肺疾患（chronic obstructive pulmonary disease；COPD）患者である．

　吸入治療の方法は，ネブライザー（噴霧器）を用いて，霧状にした清浄湿潤薬（生理食塩水，滅菌蒸留水など）あるいは薬液を微粒子に変え，それを吸気中に混ぜて呼吸させることで気道および肺に到達させる．このような方法で気道分泌物を柔らかくしたり，気道の炎症を治療することができる．このため薬剤の全身投与に比べ投与量が少なくて済むので，全身へ

表3-2 ● 換気機能障害に使用される主な薬物

| 薬物 | 薬理作用など |
|---|---|
| 中枢性呼吸刺激薬 | 延髄の呼吸中枢を直接刺激して,呼吸運動を促進する. |
| 末梢性呼吸刺激薬 | 頸動脈にある末梢化学受容器を介して,呼吸中枢に選択的に作用し,呼吸を促進する. |
| 中枢性麻薬性鎮咳・去痰薬 | 延髄の咳中枢を直接抑制して咳を止める. |
| 去痰薬 | 粘稠度を下げることで排痰しやすくする. |
| 交感神経刺激薬 | $\beta_2$アドレナリン受容体刺激薬は,気道の$\beta_2$アドレナリン受容体に作用し,気管支攣縮を緩和し,気管支平滑筋を弛緩させる. |
| キサンチン誘導体 | ホスホジエステラーゼ阻害作用により,気管支平滑筋の収縮物質の遊離を減少させて筋の収縮を抑制する. |
| 抗コリン薬 | ムスカリン受容体を阻害し,迷走神経支配の神経―筋接合部を遮断することにより,気管支平滑筋の収縮を抑制する. |
| 抗菌薬 | 感染に対して原因菌に適した抗菌薬を使用する. |
| ステロイド薬 | 抗炎症作用,肺ヒスタミン蓄積の阻止,抗体産生の抑制などがある.特に浮腫,充血などの炎症反応の抑制効果が重要である. |
| 抗アレルギー薬 | 化学伝達物質の遊離抑制や拮抗などがある. |

図3-14 ● ネブライザーの種類とエアゾルの粒子の大きさと沈着部位

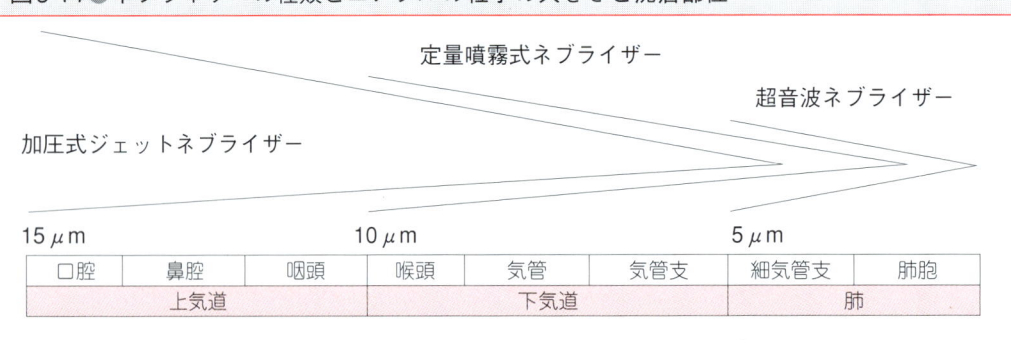

定量噴霧式ネブライザー
超音波ネブライザー
加圧式ジェットネブライザー

15 μm　　　　　10 μm　　　　　5 μm

| 口腔 | 鼻腔 | 咽頭 | 喉頭 | 気管 | 気管支 | 細気管支 | 肺胞 |
|---|---|---|---|---|---|---|---|
| 上気道 ||| 下気道 ||| 肺 ||

の副作用が少なく,局所に高濃度の薬物与薬が可能である.

　微粒子に変えるためのネブライザーの種類によりエアゾルの粒子の大きさや沈着部位が異なる(図3-14).深くゆっくりした呼吸で,肺胞に到達させるのには2μm程度の大きさが適当である.用いられる薬物は$\beta_2$刺激薬,抗コリン薬,副腎皮質ホルモン薬,喀痰溶解薬,抗生物質などである.

(1) ネブライザーの準備ができるようになるための指導

①薬液を使用する場合は，指示された量を正確に使用する．
②超音波作用漕に水道水を指示されたラインまで入れる．薬液漕に薬液を入れる．
③ネブライザーをセットし，回路の接続を確認する（薬液槽カバーを水槽に装着し，エアーダクト，吸気ホース，ホースホルダー，吸入ホース，マウスピースの取り付け）．
④電源を入れ噴霧量を調整する．
⑤指示された吸入時間にタイマーを設定する．

**(2) ネブライザーの操作ができるようになるための指導**

準備については繰り返し指導し，慣れてもらう．もし視力障害者であれば，目盛りがわかるようマーカーやテープで薬物や水を入れるところに印をつける工夫をする．

①呼吸器感染予防のため清潔操作が必要であることを説明する．また，使用後はよく水洗いして乾燥させ，カビや細菌が繁殖しないよう注意が必要であることを指導する．
②加湿目的の場合は，滅菌蒸留水や生理食塩水を使用することがある．薬液を間違えないよう指導する．
③組み立て方が器具によって違うので，患者が使用する予定の機種を使って説明するよう配慮する．
④十分な噴霧量になっていない場合は，薬液の量の不足，噴霧量調節の目盛り，回路の接続，超音波作用槽の水の不足はないか確認する必要がある．
⑤吸入中〜吸入後は，痰が出やすいので，できるだけ出してもらう．このとき痰の性状や全身状態を観察する．
⑥深く吸いこんだり，息を止めることは，呼吸困難のある患者の場合では容易でない．まずはじめに，完全に呼気を出すように励まし，次に自然に深く吸い込むことを指導するとよい．

## 3 胸腔ドレナージ

胸腔ドレナージとは，大量の胸水貯留，急性膿胸，中等度以上の気胸などで呼吸運動が障害されている場合，胸腔内に貯留した滲出液や空気を取り除くことで，呼吸および循環機能を回復させる治療である．

胸膜損傷の再発の可能性が高い場合，または胸腔内の胸水，血液，空気が大量で，一度に吸引すると循環機能への影響や再発が懸念される場合には，ドレーンチューブを留置して，少しずつ継続的に排出することもある．

胸腔ドレナージの方法には，貯留物を低圧吸引器で吸引する低圧持続吸

引法や，チューブの先端を水中につけておくことで外部からの逆流を防いで，吸気時に胸腔が狭くなることを利用して自然に排出させるウォーターシール法がある．

(1) **胸腔ドレーンが安全・安楽に効果的に留置できるための援助**

貯留びんがドレーン挿入部より高くなったり，接続部がはずれると，排液や消毒液が逆流して胸腔が汚染されたり，空気が逆流して肺虚脱が起こることがある．ドレーンからの逆流を防止するために，貯留びんをドレーン挿入部より高くしない．また，排液が充満しないうちに貯留びんを交換することが大切である．

ドレーンが抜けると，排液ができず，空気が肺内へ流入し治癒が長引き，縫合不全や感染を起こすことがある．ドレーンの抜去を防止するために，ドレーン挿入の目的と必要性を理解してもらうことが必要である．また，体動時に抜けないよう，ドレーンをしっかり固定するとともに，常に縫合糸や接続部のゆるみはないか確認する．また，ドレーンの長さが適切で，ゆとりがあるか否かも確認する．

(2) **ドレーン挿入による不快感や苦痛を緩和するための援助**

挿入部の不快感や体動時の痛みができるだけ少ないよう，ドレーンの固定やドレーンチューブの長さを工夫する．排液による臭気が気になる場合は，貯留びんの位置や部屋の換気に配慮することが大切である．体動制限があるので，必要物品に手が届くような配置をし，着衣や掛け物などにも気を配る．

## 4 人工呼吸器装着

人工呼吸器は，呼吸筋と呼吸中枢の代行をするものである（図3-15）．呼吸筋・呼吸中枢の代行により患者に送られる空気の加湿と加温をし，患者に合わせた換気を代行し，気道抵抗，換気量低下，自発呼吸の発来など呼吸のトラブルの監視を行う．気管・気道の代行によって気道の確保を行う（図3-16）．

換気機能の維持を目的として人工呼吸器が適応となる場合には，無呼吸または不規則な呼吸の状態（中毒，ショック，意識障害など），呼吸運動が障害され換気量が少ない（中枢神経障害，呼吸筋の麻痺・痙攣），手術中および手術後の呼吸管理が必要な場合などがある．呼吸筋の酸素（$O_2$）消費量やエネルギー消費量を減少させたい場合にも適応される．

また，ガス交換機能の改善を目的として人工呼吸器が適応される場合には，呼吸器疾患や炎症による低酸素血症や高二酸化炭素血症の呼吸不全の場合がある．

人工呼吸器は，1回換気量を設定する従量式人工呼吸器と，気道内圧が

図3-15 ●患者に合わせた人工呼吸器の役割

呼吸筋・呼吸中枢の代行
空気の加湿・加温
患者に合わせた換気代行
・換気条件の設定
・換気モード
・酸素濃度
・呼吸回数
・1回換気量
・PEEP（使用する場合）
・吸気・呼気と時間比
・トリガー感度
・プレッシャーサポート
・深呼吸
気道抵抗，換気量低下，自発呼吸の発来など人工呼吸器のトラブルの監視

人工呼吸器
回路
患者
気管・気道の代行
気道確保

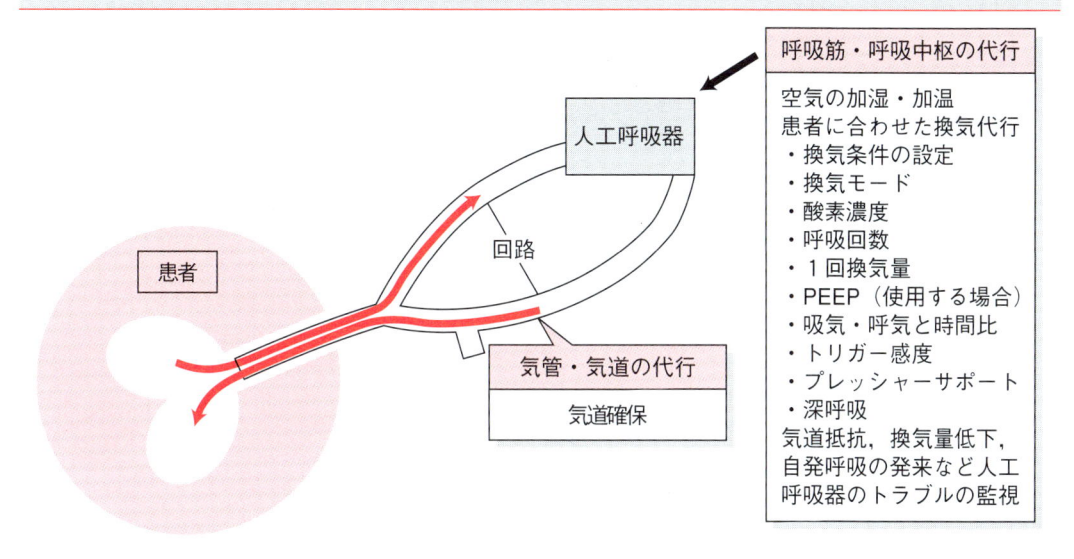

図3-16 ●人工呼吸器の回路チェック

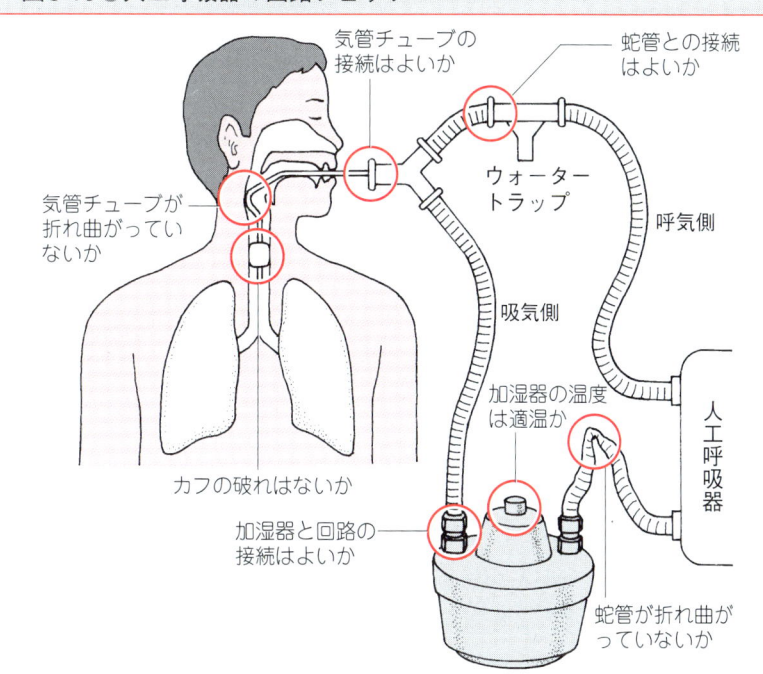

気管チューブの接続はよいか
蛇管との接続はよいか
気管チューブが折れ曲がっていないか
ウォータートラップ
呼気側
吸気側
加湿器の温度は適温か
カフの破れはないか
加湿器と回路の接続はよいか
人工呼吸器
蛇管が折れ曲がっていないか

出典／大河原千鶴子編：呼吸ケアマニュアル〈ナーシング・マニュアル16〉，学研，1987，p.178.

設定された圧以上になると呼気に切り換わる従圧式人工呼吸器の2種類がある．

人工呼吸器の適応の原則は，以下のとおりであるが，患者の原疾患や呼吸機能によって異なる．

❷ 呼吸機能障害の治療に伴う看護　95

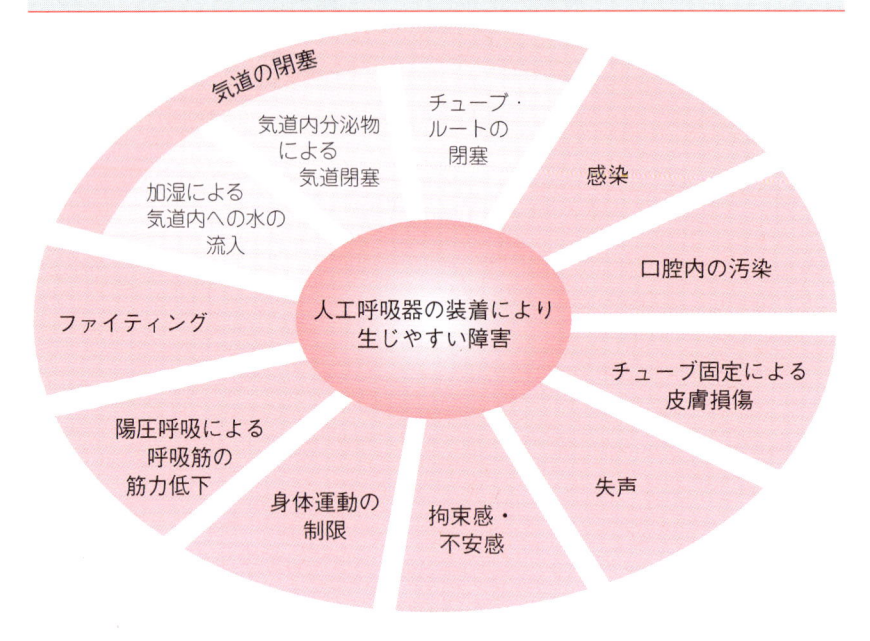

**図3-17● 人工呼吸器の装着により生じやすい障害**

気道の閉塞／気道内分泌物による気道閉塞／チューブ・ルートの閉塞／感染／口腔内の汚染／加湿による気道内への水の流入／ファイティング／陽圧呼吸による呼吸筋の筋力低下／身体運動の制限／拘束感・不安感／失声／チューブ固定による皮膚損傷

人工呼吸器の装着により生じやすい障害

①呼吸数が毎分30回以上，または5回以下
②二酸化炭素分圧（$PaCO_2$）が50〜60mmHg（Torr）以上
③酸素投与を受けても動脈血酸素分圧（$PaO_2$）が70mmHg（Torr）とならない．
④1回換気量が150ml以下．

　人工呼吸器装着によって患者の呼吸機能は代行されるが，気道の閉塞や感染，チューブ固定による皮膚の損傷など様々な問題が生じる（図3-17）．また，患者は人工呼吸器の装着によって失声したり，拘束感や不安感を抱いたり，身体運動が制限されて，それまで営んできたその人らしい生活活動を同じように行うことは困難になる．患者の思いや欲求，希望が何かを把握し，それらが実現できるような援助を工夫することが大切である．

### (1) 安全に気道確保ができるための援助

　人工呼吸器装着患者にとって，気管チューブは気道そのものである．気管チューブが通気性を失うと呼吸はできない．したがって患者の生命の維持に最も重要である．確実に気管チューブが人工呼吸器に接続され，圧迫・屈曲などによる閉塞や接続のはずれがないことを確認する必要がある．

　人工呼吸器の回路に加湿の結果出された水分が貯留し，回路の通気性を阻害することがある．これを防止するために，回路の途中に余分な水分を落とすウォータートラップをつけ，適宜ウォータートラップに貯留した水

を捨てたり，必要に応じて回路内のチューブの水滴をはらう必要がある．

気道内分泌物を効率よく吸引するために，加湿・加温を欠かすことはできない．吸引の効果を評価するため，吸引前後に肺音の聴取と酸素飽和度（$SpO_2$）の確認を行い，気道内分泌物が除去できたかどうかを検討する．

### (2) ファイティングの予防と対応

ファイティングとは，患者の自発呼吸と人工呼吸器による呼吸が合わないことである．ファイティングが起こるのは，気道内の分泌物やチューブまたは吸引操作が気道を刺激して咳嗽反射を引き起こしたり，筋緊張や肺拡張能の低下により，設定換気量が肺拡張能を上まわり，気道抵抗が上昇したり，換気量が不足したり，病状の改善や不十分な鎮静による自発呼吸の発来する場合などである（図3-18）．

ファイティングが起こったら，まず人工呼吸器をはずして，用手的に換気しながら治まるのを待つ．このとき喘鳴があれば，分泌物の貯留を考えて気管内吸引を行う．

意識状態，自発呼吸の有無を確認し，吸引の後はリラックスするように声をかけ，呼吸が整った時点で人工呼吸器を再装着する．

ファイティングが起こる原因としては，肺拡張能に比べ設定換気量が大きい，酸素必要量の増加に伴う換気量不足など，人工呼吸器の設定条件の逸脱もあるため，動脈血ガス分析や胸部X線写真を確認しながら，呼吸条件の設定を見直し，原因を除去する．

ファイティングによって換気を著しく悪化させ，患者に苦痛と恐怖をもたらすことでさらにファイティングが起こることがある．ファイティングは強い呼吸困難であるため，患者の苦痛を理解し，ファイティングが起こり，それに対応した処置がされたことを説明する．それによって患者が安心感をもち，処置に協力できることがある．

**図3-18 ● ファイティングの原因**

＜気管への刺激＞
分泌物の貯留，粘膜の刺激

＜気道抵抗上昇＞
肺コンプライアンスの低下
筋緊張，設定換気量の過多，
嘔吐反射

＜換気量不足＞
換気条件からの逸脱，
酸素必要量の増加，気道閉塞

＜自発呼吸の発来＞
意識状態の改善，不安・興奮，
不十分な鎮静化，鎮静薬効の消失，
原疾患の回復

→ ファイティング

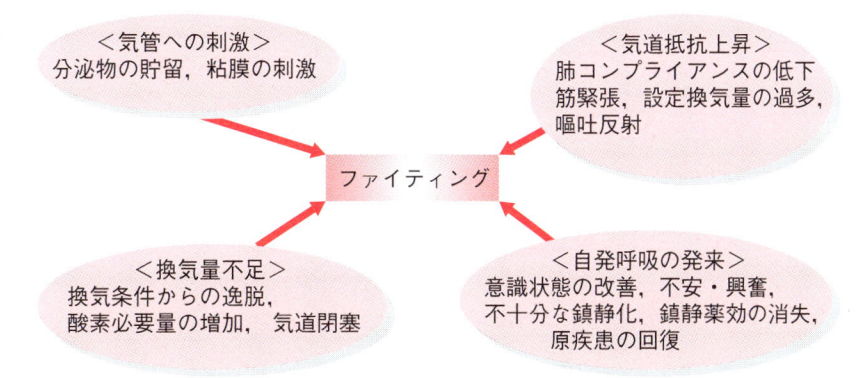

### (3) 感染の予防と対応ができるための援助

人工呼吸器を装着している場合は，全身状態が不安定で，抵抗力が低下していることも加わり，感染を起こしやすい．

気道内分泌物の貯留は，感染を起こす最大の原因となる．これを避けるため吸引およびスクイージング，バイブレーションにより排痰を行う．

自力で喀出できず分泌物を人工的に除去する必要のある場合は，気道内の吸引を行う．吸引の操作においては，感染予防のために無菌操作の必要がある．そのため気道内吸引を行う前には必ず手洗いをする．手袋を装着し，吸引チューブを無菌操作で取り扱う．

感染の有無を確認するために，発熱の有無と痰の性状（黄色，ベージュ，膿性など）を毎日観察する．

感染が疑われたら，胸部X線写真，動脈血液ガス分析，C反応性たんぱく試験（CRP），喀痰培養の結果をみながら，医師により患者に適切な抗生物質が投与される．

### (4) 口腔の清潔が保持できるための援助

経口挿管では，挿管されていることや食物を経口摂取しないことにより唾液の分泌が抑制される．そのため口腔内が乾燥し，清潔が保持しにくく，口腔内細菌の気道への流入による感染を起こしやすい．感染を防ぐために歯のブラッシングによって口腔内の清潔を保つことで予防する．また，1日1回挿管チューブの固定をし直すが，その際に看護師同士や医師と協力して，1人がチューブがはずれないように保持し，もう1人が口腔内をイソジン液をつけた綿棒やスポンジブラシを用いて清潔にする．

経鼻挿管中の患者が1人で口腔ケアを行えない場合には，看護師が介助する．血液疾患や出血傾向がある患者の場合には，出血に注意する．体位はファウラー位で行うとよい．今までの口腔ケアの習慣を尊重しながら汚染や乾燥の程度をみて，1日3回以上は行う必要がある．

口腔内洗浄は，誤嚥を引き起こすため注意が必要である．洗浄液はスポイトや洗浄ボトルに準備し，注入と同時に吸引できるよう吸引器をあらかじめ準備しておく必要がある．

### (5) 気管チューブの固定による皮膚障害を予防するための援助

経口挿管，経鼻挿管では，口角や鼻腔に粘着力の強いテープを貼って気管チューブを固定するので（図3-19），テープによる皮膚トラブルを生じたり，チューブによる圧迫のため潰瘍を形成する場合がある．皮膚の状態を観察し，同一部位への刺激を避けるため，1日に1回はチューブとテープを貼る位置をずらして再固定する．

テープの再固定のときに圧迫跡があるときは，早期であれば圧迫部位をずらすことで治癒するが，潰瘍を形成した場合は，ハイドロコロイドドレ

図3-19 ●気管チューブの固定とカフ

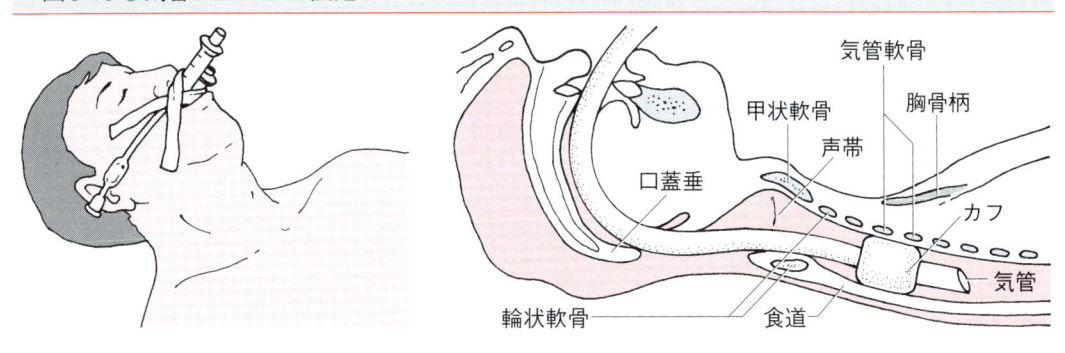

図3-20 ●安定した固定法とハイドロコロイドドレッシングによる皮膚の保護

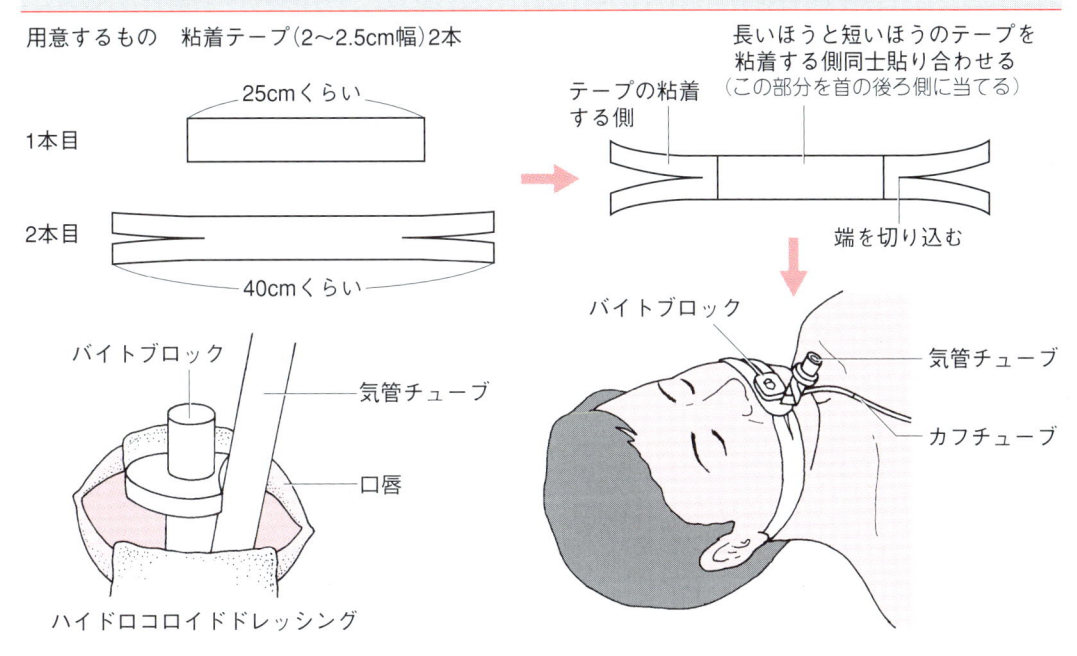

ッシングなどで保護しながら除圧する（図3-20）．

テープかぶれを生じているときは，テープの巻き方，テープの種類，テープ以外の代用品を含め固定方法を検討する．さらに皮膚を保護するために，テープ固定をする部位（頬部）に，前もって皮膚保護剤（バリケアなど）を貼っておくことも有効である（図3-20）．

(6) コミュニケーションの工夫

気管挿管中は発声ができない．意識がある患者にとってコミュニケーションがとれないことは苦痛である．様々な方法を用いてその人にとって最も効果的なコミュニケーション手段を検討する．

表情，口の動き，体動などを観察し，その人が言おうとすることを察する．「はい」「いいえ」で答えられる質問をし，首を振ることで答えてもらうようにするが，首を振ることができない場合には，握手か，「はい」「いいえ」カードを指してもらう．指文字，文字盤，筆談などの方法もある．文字盤を用いる場合は，意外と手を動かすのが困難だったり，文字盤と目の焦点が合いにくかったりする．そのため，これらの方法を用いる場合は患者の状況を把握したうえで効果的な手段を用いることが重要である．

　患者の習慣やニーズの高いもののサインをつくる（例：腹部をさわったらトイレ）．そのサインを看護師間で共有し，統一した看護を提供できるようにする．

　わかり合えたことを患者と共有することも大切である．患者の意思やわかり合えたことのフィードバックをとおして，患者の思いや欲求をかなえるための手立てとする．

### (7) 拘束感・不安感を緩和するための援助

　意識のある患者は，チューブによる違和感，拘束感などで苦痛を感じたり，将来に関する不安や死への恐怖を感じていることがある．

　患者の訴えに対しては，納得いくまで意思の疎通を図る．欲求に対しては，満足感が得られ安心できるように可能な限り具体的に対応する．

　患者の苦痛を代弁することで患者の気持ちに近づくことができるので，患者の苦痛を理解し，励ましの声をかける．

　患者の様子について家族と情報交換を行う．家族の思いを把握し，不安や心配ごとが少しでも緩和するよう援助することも大切となる．

### (8) 身体運動の制限による苦痛を緩和するための援助

　人工呼吸器装着により発声が障害されたり，体動が制限されることがある．そのためには看護師から積極的にアプローチすることが必要であり，患者の欲求が少しでも満たせるよう，入院前の生活，身体運動についての情報を聴取しておく．そのうえで患者からのサインを読み取り，その人に合った援助ができるようにする．

　全身状態が安定していれば，人工呼吸器を使用していても車椅子に乗ったり入浴ができる．どのようなケアがその人に合っているのかを考え，可能な限り追求していく．

### (9) 呼吸筋の筋力低下を改善するための援助

　呼吸筋は通常，陰圧呼吸をするための呼吸運動を行っているが，人工呼吸器による呼吸は陽圧呼吸であるため，吸息時の肺と胸腔の拡張，呼息時の肺や胸部組織の収縮はすべて受動的に行われる．そのため，通常の陰圧呼吸時に比べて呼吸筋は使われなくなる．したがって，人工呼吸器による呼吸を長期間行っていると呼吸筋の筋力が低下してくる．すると人工呼吸

表3-3 ● 呼吸訓練の方法

| 方法 | 内容 |
| --- | --- |
| ON・OFF法 | いったん人工呼吸器を止めて，自力呼吸により呼吸筋を使って吸息できるか否かを確かめる．換気状態が悪くならない程度で人工呼吸器を再装着する |
| SIMV, PSV | 自力呼吸を利用した人工呼吸器の換気設定．わずかな負荷をかけながら呼吸することで呼吸筋の耐久力を高める |
| 上・下肢筋力訓練 | 0.25〜0.5kg程度の鉄亜鈴を用いて上肢の挙上運動と下肢の挙上・屈曲運動を行い，呼吸関連の筋力低下を防止する |

器をはずしたときに呼吸筋の筋力が弱くなっているため，自発呼吸が十分行えなくなる．それを防ぐためにも筋力の低下を予防するための呼吸訓練を行うことが必要となる．

呼吸訓練の方法としてはON・OFF法，同期式間欠的強制換気法（synchronized intermittent mandatory ventilation；SIMV），プレッシャーサポート換気法（pressure support ventilation；PSV），上・下肢筋力訓練などがある．SIMV, PSVは人工呼吸器の換気設定により設定される（表3-3）．患者によっては人工呼吸器装着時から換気設定をSIMVで始めることもある．

(10) 廃用性変化を予防するための援助

意識障害があったり身体運動の制限を受けている患者は，廃用性の関節拘縮と筋力低下を起こしやすい．その予防のために，他動運動を行う．肩関節，肘関節，手関節，大腿関節，膝関節，足関節の屈伸運動と，外旋，内旋運動を脱臼に注意しながら行う．

意識清明な患者には，人工呼吸器離脱を想定して，筋力改善に向けての上肢・下肢・腹部の自動運動も行ってもらう．体位変換時に，柵につかまり体位を保持したり，寝衣交換時に下肢を上げたり腰を上げたりすることも自動運動として効果がある．患者に声をかけ，手を添え，励ますことが大切である．

(11) ウィーニングの援助

ウィーニング（weaing）とは，「乳離れ」という意味である．ウィーニング（人工呼吸器からの離脱）は，人工呼吸器装着の期間が長ければ長いほど，呼吸器への依存や感染症などの合併症が発生しやすいため，困難である．

ウィーニングの開始条件は，①呼吸機能障害が解決ないしは軽快，安定している，②循環動態が安定している，③代謝・栄養状態が良好である，④水・電解質バランスが良好である，⑤意識状態が良好，ないしは安定している，⑥精神的に落ち着いていて，抜管を受け入れられる状態にあることなどである．一般的には，図3-21のように進められる（用語の説明は，

図3-21 ● ウィーニングの進め方

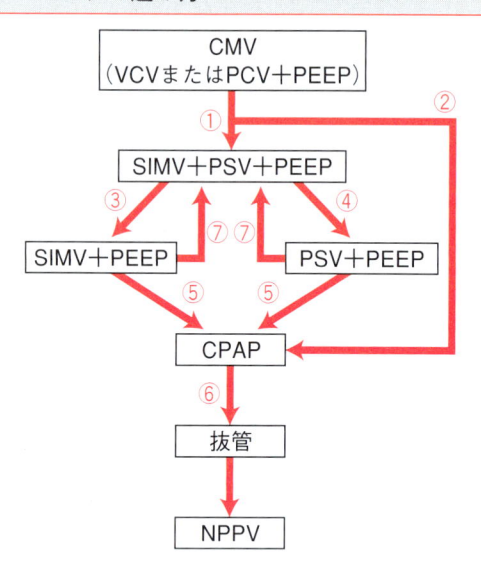

```
CMV
(VCVまたはPCV+PEEP)
    │①                              ②
    ↓                               │
SIMV+PSV+PEEP ←──────────────┐
  ③ ↑⑦  ⑦↑ ④                │
  ↓  │   │  ↓                 │
SIMV+PEEP      PSV+PEEP       │
     ⑤ ↘    ↙ ⑤              │
         CPAP ←───────────────┘
          │⑥
          ↓
         抜管
          ↓
         NPPV
```

表3-4 ● ウィーニングのための換気能およびガス交換能の指標

|  | 呼吸機能 | 最適基準 | 最低基準 |
|---|---|---|---|
| 換気能力 | 呼吸回数 | ＜20回/分 | ＜30回/分 |
|  | 1回換気量 | ＞6ml/kg | ＞5ml/kg |
|  | 努力性肺活量 | ＞15ml/kg | ＞10ml/kg |
|  | 最大換気量 | 安静時の2.5倍 | 安静時の2倍 |
|  | 最大吸気圧 | ＜－30cmH$_2$O | ＜－20cmH$_2$O |
| ガス交換能力 | Pao$_2$/F$_I$O$_2$ | ＞300〜400mmHg | ＞200mmHg |
|  | P(A－a)o$_2$(F$_I$O$_2$=1.0) | ＜250〜300mmHg | ＜350mmHg |
|  | 肺内シャント率 | ＜10〜15％ | ＜20％ |
|  | Paco$_2$ | 30〜45mmHg | ＞30mmHg，＜50mmHg |
|  | 死腔率 | ＜0.45 | ＜0.6 |
|  | pH | 7.35〜7.40 | ＞7.30，＜7.50 |

出典／石井幸子，中村美鈴：上手なウィーニングのための臨床判断とそのケア，月刊ナーシング，21（11）：46-52，2001．

p.104「呼吸訓練に関する用語説明」を参照）．ウィーニングのための換気能，ガス交換能の医学的指標は，表3-4のとおりである．ウィーニングの経過に沿って援助を行う（図3-22）．

① ウィーニング開始時の援助

ウィーニングの準備として，患者にウィーニングの方法や期間について説明する．呼吸筋を意識して動かせるよう，看護師の指示により呼吸運動をしてもらったり，意識的に咳をしてもらったりする．

ウィーニング開始前には，患者の換気回数，1回換気量，呼吸リズム，表情の動き，呼吸困難感や疲労感があるかどうかを確認する．

② ウィーニングの援助

図3-22 ● ウィーニングの経過と看護活動

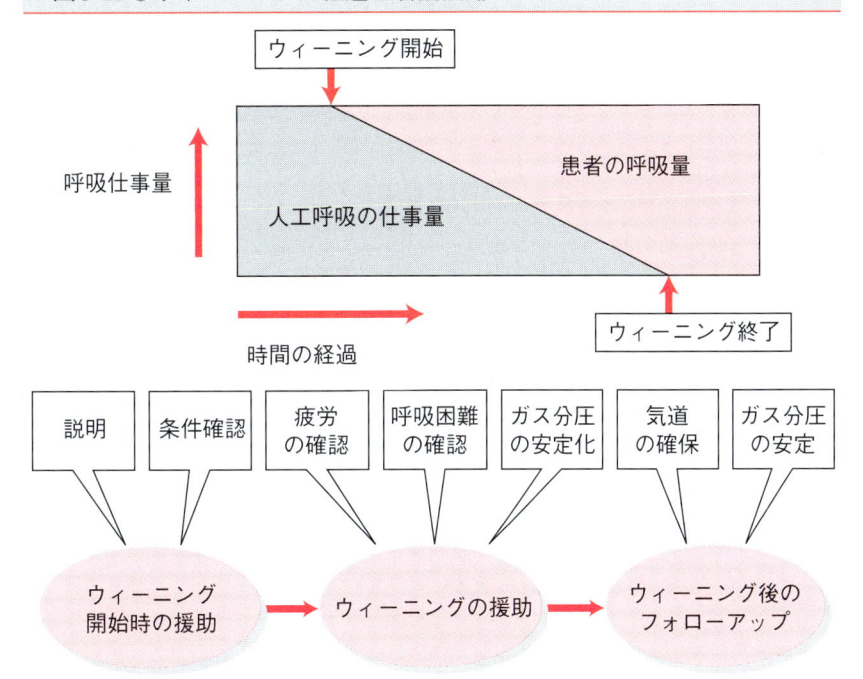

　ウィーニング中は強制換気から自発呼吸に移行するため，呼吸による仕事量が増加する．そのため呼吸筋の疲労により，呼吸が浅くなったり，休んだりする．
　自発呼吸になると，強制換気に比べて肺胞の拡張が弱く，残気量が増加する．動脈血ガス分圧を調べて呼吸困難に陥っていないか確認しながら，徐々にウィーニングを進める．

### ③　ウィーニング後のフォローアップ

　チューブの抜管直前には，気道内・口腔内吸引を行って気道を確保する．患者には声帯の閉鎖不全や浮腫による発声困難は時間とともに改善することをあらかじめ説明し，会話を控えたり，大声を出さないなど安静にしてもらうように伝える．抜管後は唾液の誤嚥を防ぐために，口腔内にたまった唾液はできるだけ出してもらい，それでも口腔内に残ったものを吸引する．
　自発呼吸で呼吸困難に陥っていないかについて，胸部X線写真による肺の状態と動脈血ガス分圧で確認する．
　チューブ抜管直後は，まだ気道内分泌物も多量であるため，咳嗽による喀痰を促したり，ネブライザーを施行し，気道を浄化する援助を行う．
　食事は飲水により誤嚥のないことを確認してから開始する．

## 5 放射線治療

　肺癌および縦隔腫瘍の治療として行われる放射線治療は，手術と抗癌薬

---

### 呼吸訓練に関する用語説明

SIMV（synchronized intermittent mandatory ventilation　同期式間欠的強制換気）
　患者の自発呼吸の吸気努力に同期させて人工呼吸器による強制換気が行われます．

PSV（pressure support ventilation　圧規定調節呼吸）
　1回換気量は患者の肺のコンプライアンスや気道抵抗によって変化します．主に気道内圧の上昇を避けたい患者に用いられます．

CPAP（continuous positive airway pressure breathing　持続的陽圧換気）
　気道内圧を大気圧に戻さず，陽圧のまま維持することで肺胞の閉塞を防ぎ，機能的残気量を増やして低酸素血症を改善させます．

$FIO_2$（fraction of inspired $O_2$ concentration　吸入気酸素濃度）
　酸素投与方法，酸素濃度は重要です．特に高濃度酸素吸入による酸素中毒を避けるため，吸入気酸素濃度は60％以下が望ましいです．また，未熟児では未熟児網膜症予防の注意が必要です．

PEEP（positive end-expiratory pressure breathing　呼気終末陽圧）
　ある一定の圧が吸気相，呼気相のいずれにもかかっている人工呼吸器のモード．これを設定するのに，通常PEEPのダイアルを使います．

CMV（controlled mechanical ventilation　調節呼吸，continuous mandatory ventilation　持続的強制換気）
　すべての呼吸が人工呼吸器によってもたらされます．量規定換気，圧規定換気などがあります．

ARDS（adult respiratory distress syndrome　成人呼吸窮迫症候群）
　肺疾患の既往のない人が，外傷，手術，ショックなどが起こった後数時間から数日以内に，呼吸促拍，高度の低酸素血症をきたす急性の呼吸不全です．X線所見では広範囲に異常陰影を認め，肺が急激に傷害された状況で，重症で緊急治療を必要とします．

PCV（pressure control ventilation　圧支持換気）
　あらかじめ設定された圧まで気道内圧を維持するモード．リミットもサイクルも患者自身が決めます．自発呼吸との同調性がよいです．

NPPV（non-invasive positive pressure ventilation　非侵襲的陽圧式換気）
　気管挿管を行わず，鼻マスクやフェイスマスクなどによる人工呼吸のことをいいます．

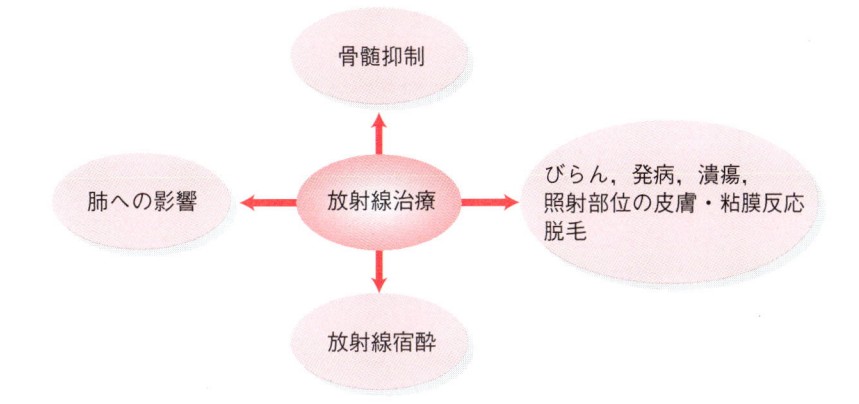

図3-23 ●放射線治療に伴う副作用

による治療との組み合わせ，または単独で大きな役割を果たしている．

放射線治療とは，電離放射線を用いて癌細胞の成長・増殖を阻止する治療法である．完治を目的とする場合と，延命を目的とする場合がある．胸腔内の局所にとどまっている肺癌では，放射線治療のみで根治する場合もあるが，ほとんどの場合，ほかの治療と併せて実施される．

肺癌の放射線に対する感受性は，癌のタイプや照射の時期によってその効果が異なる．放射線の照射時間は1～2分であるが，照射のための準備等を含めるとその治療には10分程度かかる．また，肺の放射線治療には骨髄抑制や放射線宿酔，間質性肺炎などの肺への影響や，照射部位の皮膚・粘膜の過敏，びらん，脱毛など様々の副作用を伴う（図3-23）．

(1) 放射線治療の必要性と方法および治療による副作用の説明

必要性を理解したうえで治療に臨むことができるよう十分な説明を行う．照射部位や照射方法によって，障害される皮膚や起こる可能性のある副作用についてあらかじめ説明する．

(2) 副作用の早期発見と軽減するための援助

①**放射線による間質性肺炎**：照射量が50Gy（グレイ）を超えると間質性肺炎の発生頻度が高くなるといわれているが，必ず発生するわけではない．潜行性に進行し，数週間～数か月を経過して発熱，咳嗽，呼吸困難を訴える．進行すると呼吸不全で死に至ることもある．根本的な治療が確立されていないため，呼吸困難や咳嗽の有無や程度を観察し，早期に状態を把握する必要がある．

②**骨髄抑制**：骨髄機能の一時的な低下によって白血球や血小板が減少する．血液検査のデータの推移を観察し，出血と感染の予防に努める．

③**皮膚・粘膜の反応と脱毛への対応**：放射線の影響により，びらん・発赤・潰瘍などが出現する．看護師は患者の照射範囲や照射方向，使用

された放射線量など，患者の照射に関する治療内容を確認し，照射部位の皮膚・粘膜の異常の有無を観察する．
・皮膚炎の予防のために，衣類や寝具による圧迫や摩擦を避ける．照射部の皮膚に刺激となるような湿布類の塗布は避ける（温湿布など）．
・入浴時や清拭時，照射部位は石けんを使用しない．また，強くこすらないようにして皮膚の保護に努める．
・脱毛がみられる場合は，頭部を保護するとともに，ベッド周囲を清潔に保つ．脱毛によりショックを受けている患者に対しては，気持ちを傾聴し，なぐさめるとともに患者のショックな気持ちを受け止め，治療後に再び髪が生えてくることを説明する．
④**放射線宿酔**：放射線照射による疲労感，倦怠感，食欲不振，軽度の悪心・嘔吐，頭痛，発熱などの症状が現れることがあるが，翌日はほとんど消失する．これらは照射開始後数時間で出現する．照射後は，休息をとり，夜間も十分な睡眠がとれるよう援助する．強度の食欲不振があるときは，食べやすいもの，できれば高エネルギーのものを食べて過ごし，照射後は回復するのであせらなくともよいことを伝える．

## 6 肺切除術

　肺癌の治療法としての肺切除術では，癌病巣が小さく，リンパ節転移や遠隔転移がない場合は部分切除，肺に限局している場合には部分切除と周囲のリンパ節切除，リンパ節に転移している場合は肺を切除するとともに，縦隔リンパ節，肺門リンパ節を同時に切除する（図3-24）．
　切除範囲が大きければ失う肺胞面積が大きくなるので，術後の肺胞ガス交換機能が低下する．その低下を最小にするために，術前から呼吸訓練を実施し，呼吸や排痰を行いやすくしておく必要がある．
　術後は，切除部位にたまる血液や滲出液をドレナージして，切除周囲の肺胞の圧迫を取り除き，肺胞の機能回復を促す．開胸手術であるため，胸部の神経や筋の切断による上肢筋力低下が起こることがある．それによって日常生活の作業能力が障害されないように，また，障害されても早期に回復できるように早期リハビリテーションが重要となる．

### (1) 肺切除術後の呼吸を安定させるための援助

　術後は，疼痛による呼吸抑制や全身麻酔，外科的侵襲の影響による気道内分泌物の増加，臥床安静の影響があり，呼吸器合併症を起こしやすい．
　肺切除後は，肺活量が減少し，急性呼吸不全の状態にあるため，酸素投与が行われる．動脈血ガス分析の結果をみながら，酸素の流量や濃度が適切か否かを確認する．
　疼痛を軽減するため鎮痛薬が投与されるが，これにより疼痛が軽減し，

図3-24 ●肺癌の手術方法

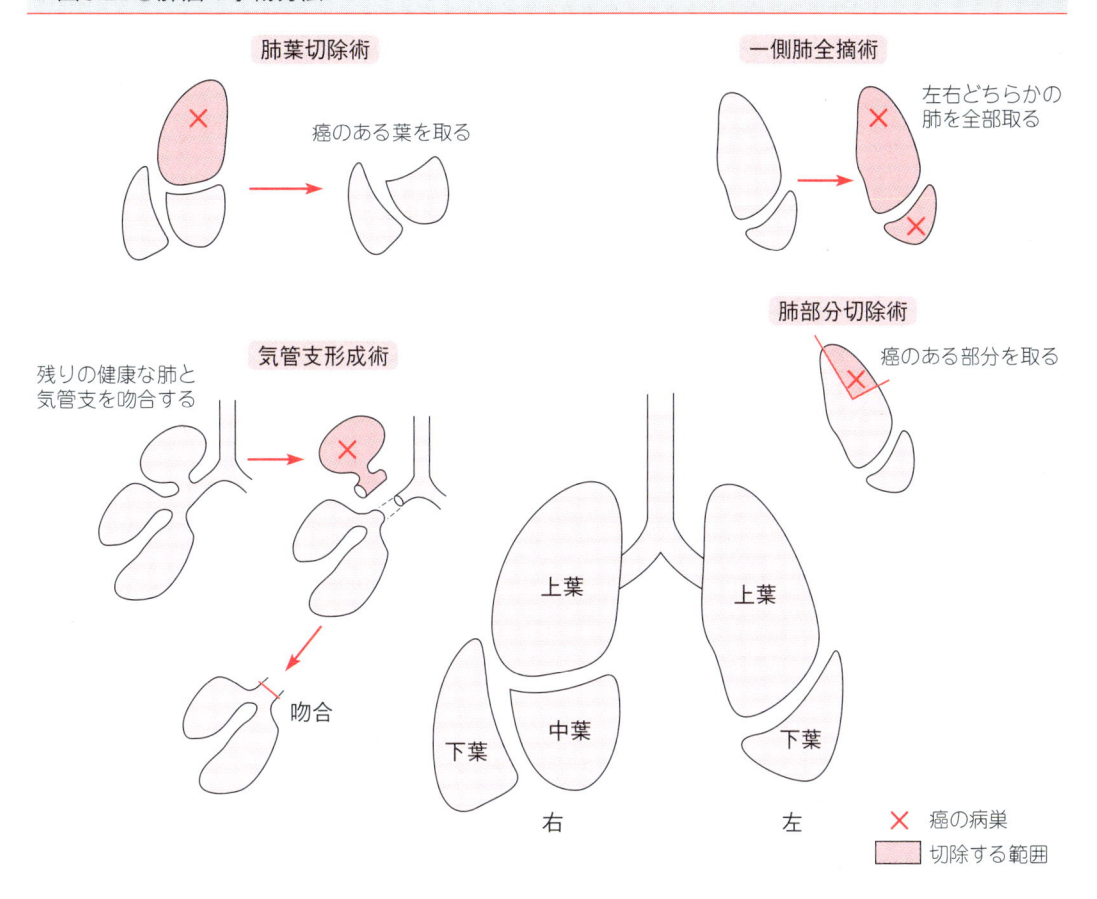

大きな呼吸が可能になる．しかし，逆に鎮痛薬の影響により，呼吸抑制が起きることがあるので，呼吸状態を観察し，時々意識的に深呼吸するよう説明し，援助する必要がある．

術後，痰の排出が十分に行われないと痰が気道内に貯留し，気管支を閉塞して無気肺を起こし，肺炎へと進むことがある．気道内分泌物の排出が促進できるよう，水分の補給，有効な咳の指導など，排痰のための援助を手術前から行うことが大切である．

### (2) 肺水腫，血圧上昇，急性腎不全を予防するための援助

漏出液が肺胞内にたまった状態が肺水腫であり，手術直後に起こりやすい．肺水腫が起こる理由は，心臓から肺動脈へは手術前と同様の血流があるが，肺切除による肺実質の減少に伴う呼吸面積の縮小と，肺毛細血管の減少によって，肺静脈から心臓に還流される血液が少なくなり，肺に血液がうっ滞するためである．

肺水腫の症状である泡沫状の透明な喀痰，チアノーゼ，喘息，呼吸困難，頻脈が出現していないかを確認する必要がある．

急激な輸液の滴下により，急性肺水腫，血圧上昇を起こすことがあるので，輸液量は指示された滴下数を守る必要がある．

尿量の減少により，急性腎不全に陥ることがある．経時的に尿量や尿比重の上昇の有無をチェックし，早期発見に努める必要がある．

### (3) 臥床に伴う影響を軽減するための援助

臥床したままの状態が続くと，横隔膜が挙上し，肺が十分に拡張せず，換気が不十分となり，無気肺を引き起こす．また，分泌物が肺の底部に貯留することで，沈下性肺炎を起こしやすくなる．さらに歩かないことにより末梢血液がうっ滞し，下肢静脈血栓が生じることで，肺塞栓の原因となることもある．

これらを予防するためには，術後第1病日から，できるだけギャッチベッドを利用して起座位をとってもらう．術後は循環動態が不安定のため，ギャッチアップは30°程度から始め，バイタルサインの変動に十分注意しながら，自力で座位になれるよう，ベッドサイドの柵やひもの工夫をする．また，胸腔ドレーンが抜去されるまで，ベッド上での手足の運動を促し，ドレーン抜去後は積極的に歩行するよう説明し，支援する．

### (4) 創および胸腔ドレーンを安全・安楽に管理できるための援助

術後は胸腔ドレーンを挿入し，胸腔内に貯留した血液，滲出液，空気を排除して，肺の再膨張を促し，心臓への圧迫を避ける．持続吸引器の圧は手術方法によっても異なる．

術直後の3時間は，15～30分ごとに胸腔ドレーンからの排液の性状および量を確認する．術後3時間を過ぎても100m$l$/時間以上の出血があれば，肋間動脈，気管支動脈からの出血が考えられるため，緊急の治療が必要となる．

術後24時間経過後は，後出血の可能性は少ないが，2～3時間ごとに排液量や性状を観察する必要がある（図3-25）．

### (5) 術後の不快症状を緩和するための援助

術後に，術後痛，悪心・嘔吐，下痢，発熱などの不快症状がみられることが多い．

術後痛は，創部痛とそのほかの要因とが重なって起こる術後の痛みである．痛みによる呼吸抑制や不眠が生じないよう医師と連携しながら，対応していく必要がある．

悪心を訴えるときには，患者の好む体位に変えたり，室温を調整する．嘔吐時は，誤嚥による窒息を起こさないように顔を横に向け，気道を確保する必要がある．

下痢のときは，速やかに負担なく排泄がすませられるように，ポータブル便器をベッドサイドに設置したり，部屋やベッドをトイレの近くに変え

図3-25 ●低圧持続吸引器の仕組みとチェックポイント

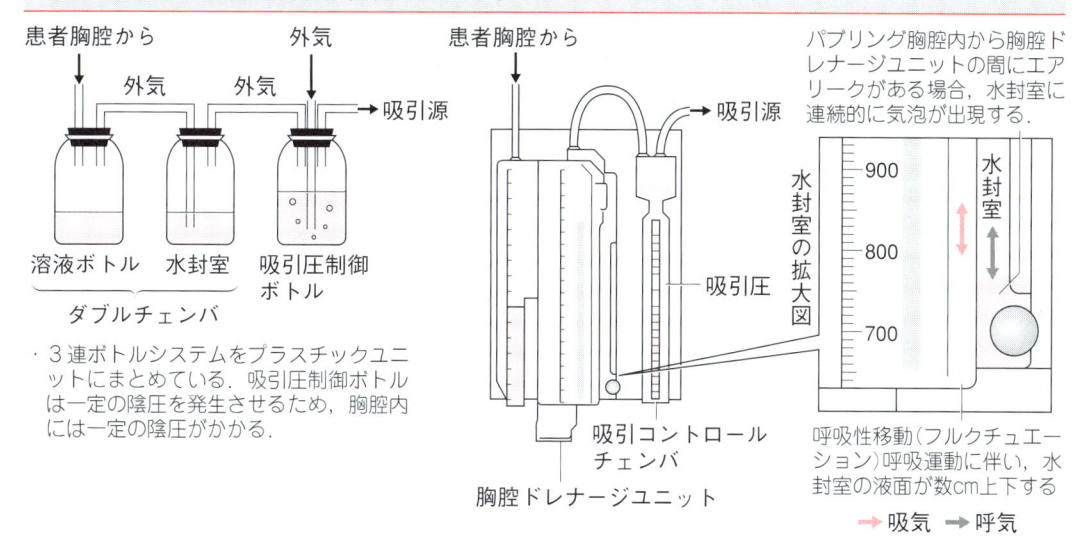

・3連ボトルシステムをプラスチックユニットにまとめている。吸引圧制御ボトルは一定の陰圧を発生させるため、胸腔内には一定の陰圧がかかる．

出典／永井秀雄，中村美鈴編：見てわかるドレーン&チューブ管理，学研，2006．

るなどの工夫が必要である．また，脱水にならないよう水分の補給に努め，経腸栄養剤の濃度を薄めに調整したり，滴下速度を遅くして腸への刺激や負担を軽減して様子をみる必要がある．

術後は代謝が亢進し，出血や滲出液，挫滅組織からの分解物の吸収もあるため，一過性の発熱（吸収熱）がみられる（術後24～48時間がピーク）．解熱薬の使用や，患者の状況に合わせて氷枕の使用などの対処を行う．

(6) 胸部・上肢の機能回復を促進するための援助

手術の方法により，特に後方切開法で行われた場合，広背筋，僧帽筋，前鋸筋，菱形筋などが切断され，筋萎縮が起こりやすい状態となる．積極的に患側上肢の運動をすることが，拘縮予防のために重要である．

毎日のガーゼ交換を利用して，患側の上肢を頭上にのせてもらう．また，次第に，日常生活のなかで，上肢を挙上する動きを取り入れてもらうよう指導することが大切である．

## B 通気性の維持・気道の浄化機能障害の治療に伴う看護

通気性の維持・気道の浄化機能障害の治療には，薬物治療，吸入治療，人工呼吸器，放射線治療，胸腔ドレナージ，気道の変更と新設があるが，ここでは気道の変更と新設について述べる．

## 1 気道の変更

　気道の変更とは，気管挿管により換気機能障害や通気性の維持・気道の浄化機能障害を改善し，通気性を確保することである．人工呼吸器を用いた呼吸管理が可能であり，適応は次の①～⑤である．

　①意識障害がみられ，呼吸抑制がある場合．
　②喀血・喀痰などで気道確保が必要な場合．
　③唾液や胃液の誤嚥が明らかな場合．
　④意識障害は伴わなくても，著しい低酸素血症を認める場合．
　⑤人工呼吸管理を必要とする場合．

　気管挿管には，経口挿管法と経鼻挿管法（表3-5），経気管挿管があるが，緊急に気道変更が必要な場合は，経口または経鼻挿管が行われることが多い．身体状態が落ち着いてから人工呼吸器装着期間が長期化するようであれば，医師の判断で経気管挿管法に切り替えられる．

　重篤な熱傷や腫瘍，感染，声帯麻痺に起因する喉頭閉塞では，口や鼻からの気管チューブ挿入は禁忌であり，早期に気管切開の適応を考える．

### (1) 気管チューブを固定し，通気を確保するための援助

　気管挿管に使用する気管チューブの固定は，チューブの先端についているカフとよばれる部分に空気を注入し，気管と気管チューブの位置がずれないようにして行う．

　カフに注入された空気（カフエア）は，自然に漏れたり，吸入療法や昇圧薬の投与によって気道が拡張したり，鎮痛薬の投与によって気管が収縮したりすることで変化する．カフエアが少ないと，気管チューブと気管の間にすき間ができ，カフより上部の唾液が流れ込み，誤嚥を起こす．逆に

**表3-5 ● 気管挿管の方法**

| 挿管の方法 | 長所 | 短所 | 留意点 |
| --- | --- | --- | --- |
| 経口挿管法 | 挿入が容易である． | 口腔が使用されるので不潔になり感染を起こしやすい．口腔を圧迫したり，固定が不確実なため，長期の挿入には向かない． | 挿入時，挿入後も喉頭蓋を巻き込むおそれがあるので，頭部を後方に屈曲した体位を維持する．咽喉などの反射が残っている場合には，嘔吐や喉頭痙攣を引き起こしやすいのでほかの方法に変える場合もある． |
| 経鼻挿管法 | 咽頭などを刺激することが少ない． | 鼻翼を圧迫して潰瘍が発生しやすい． | チューブが移動しないように確実に固定する． |

カフエアが多いと，気管粘膜の圧迫により血流が障害されて潰瘍や壊死が生じる．

これらを防ぐために，カフエアの量（カフ圧とよばれている）は，定期的に測定する必要がある．また，気管内に挿入された気管チューブの長さを記録し，ずれがないかを定期的に確認する必要がある．

カフ圧は，カフエア注入部にカフ圧計を接続して測定するか，パイロットバルーン（細いチューブで，気管内のカフとつながっている）の固さを指ではさんで確認する．カフ圧計を使用する場合には，25mmHgを超えないこと，指で触れる場合は，耳たぶくらいの固さを目安にする．また，体位変換をしたときや頭部の位置を変えたときは，チューブの位置のずれや屈曲の有無を確認する．

(2) **唾液・痰による誤嚥性肺炎を予防するための援助**

チューブ挿入により気道が常に開いた状態になる．そのため唾液や痰による誤嚥性肺炎を起こしやすいため頻回に吸引する．

(3) **チューブ固定部のびらんを予防するための援助**

固定部位にびらんが発生し，軟膏を塗布したりすると固定しにくくなるので，びらんをつくらないよう固定の位置を変えたり，固定部の清拭を行うとよい．また，皮膚保護剤を使用してチューブと皮膚が直接当たらないようにする．

(4) **発声の障害による不安を緩和するための援助**

挿入により異物感を感じるだけでなく，会話もできなくなるため，痛みや不快感など意思を伝えられるよう援助する．必要性を十分説明しても不安になったり，苦痛があれば無意識のうちに抜管してしまうこともあるので，不安を緩和することに努めるとともに，頻回に挿管の状態を確認する．

## 2 気道の新設

気道の新設とは，気管切開により換気機能障害や通気性の維持・気道の浄化機能障害を改善し，通気性を確保することにある．気管挿管に比べ苦痛が少なく，食事も摂りやすい．

気管切開の適応としては，上気道の損傷によって口や鼻から気管チューブを挿入できない場合，気道の確保が長期にわたって必要な場合などがある．

気管カニューレの種類には，カフ付きカニューレ，カフなしカニューレ，スピーチカニューレ，ボタン型（レティナ）カニューレがある．

それぞれのカフの特徴は以下のとおりであり，患者の状況に合わせて医師が選択する．

カフ付きカニューレは，カニューレのところにカフが付いており，カフを膨らませることで誤抜去や誤嚥が少なくなる．

　カフなしカニューレやスピーチカニューレはカフがなく，空気が咽頭や口に抜けるため，発声が可能である．カフがないために，誤嚥された唾液や食物が気管へ流入する場合があるため，誤嚥性肺炎を起こしやすい．

　ボタン型カニューレは，気管孔をボタンで閉鎖する構造になっている．

### (1) 気道新設の受け入れに向けての援助

　患者と家族の同意が得られるよう十分な説明をし，患者と家族が納得できるよう援助する．気管に穴を開ける恐怖，外見の変化，失声への不安に対して，患者が今後の生活をイメージできるよう説明を行い，質問に答える必要がある．

### (2) 気管切開術を安全・安楽に行うための援助

　気管切開部の出血，血腫の形成，組織の断裂などの観察を十分行い，汚染したガーゼはすぐに交換する．

　カニューレを固定する方法として，切り込みガーゼを使い，気管カニューレの両翼にひもを通して首に回して固定する．

### (3) 気管新設後合併症を起こさず，適応するための援助

　通気を確実に保持するため，胸郭の動き，呼吸音，脈拍，顔色，チアノーゼの有無などを十分に観察して，気道の閉塞を予防する．

　発声のできない種類のカニューレ挿入中は，会話によるコミュニケーションが困難な状況となる．患者にとっては大きなストレスであり，不穏状態にもつながるため，呼吸器装着前に十分説明しておくとともに，会話に代わるコミュニケーションの手段（筆談，文字板，ジェスチャーなど）を考えておく必要がある．

　また，日常生活や苦痛などのニーズの把握については，患者が答えやすいように「はい」「いいえ」で答えられるような質問にする必要がある．患者の訴えにはゆったりと耳を傾ける姿勢をもち，推測を働かせながらコミュニケーションすることも必要である．

　患者の行動や表情から心配や不安を読み取り，積極的にコミュニケーションを図る態度も大切である．

## C 肺胞ガス交換機能障害の治療に伴う看護

　肺胞ガス交換機能障害の治療には，薬物治療と吸入治療，酸素投与がある．薬物治療，吸入治療についてはすでに述べたので，ここでは酸素投与について述べる．

### 1 | 酸素投与

　肺胞ガス交換機能障害により，低酸素状態に陥った組織に十分な酸素を供給するために，吸気中の酸素分圧を上昇させることで酸素の供給不足を補うのが酸素投与の治療である．酸素投与には，重症の呼吸不全のため人工呼吸器を使用して補給するものから，一時的な補給で済むもの，一生涯酸素を補給しながら在宅で生活をしていくものまで幅広く，多様である．

　酸素投与治療の適応は，肺胞のガス交換能が生体の代償能力を超え，酸素不足の影響が身体機能に起こる場合である．酸素投与の開始基準は，動脈血酸素分圧（$PaO_2$）が大気下で50mmHg以下を絶対適応，50〜60mmHgを相対的適応とする．しかし，重症の貧血やショックにより，心拍出量が減少している場合や，急性呼吸不全の不安定な時期であれば投与を開始する．また，救急の場面で，患者が呼吸困難やチアノーゼを伴って搬送されてきた場合には，一時的に酸素を投与する（人工呼吸器の適応については本章②-A-4「人工呼吸器装着」，在宅酸素療法の適応については第4章を参照）．

　酸素投与中は，動脈血ガス分圧や呼吸数，肺音，チアノーゼ，意識状態などを観察しながら，高二酸化炭素血症や低酸素血症を起こさないよう，濃度や流量，投与方法，投与時間が医師によって指示される．

　酸素投与器具は，それぞれ特徴があるので，患者に必要な酸素濃度から判断し，患者への圧迫感などが少ないものを選ぶとよい（表3-6）．

　酸素の供給源としては，酸素ボンベ，携帯用ボンベ，中央配管システム，酸素濃縮器などがある．酸素は引火性であるが無味無臭無色の気体である

**表3-6 ● 酸素投与器具のタイプと使用法など**

| 酸素療法のタイプ | 使用法と特徴 | 酸素流量（l/分） | 吸入空気酸素濃度(%) | 患者への影響 |
|---|---|---|---|---|
| 鼻カニューレ | 2つの管を両側の鼻孔に浅めに挿入し，酸素を吸入させる． | 1〜5 | 25〜41 | ・経口摂取や喀痰を妨げない．<br>・会話の障害がない．<br>・取り扱いが簡単で安価． |
| 単純なフェイスマスク | マスクを顔に密着させて，鼻と口を覆い，酸素を吸入させる． | 8〜10 | 30〜50 | ・マスクの材質によってはかぶれる．<br>・痰を喀出しにくい<br>・顔面圧迫による不快感がある．<br>・マスク内に臭気がこもる．<br>・声がこもって話しにくい． |
| 非再呼吸型（リザーバーバッグつき）マスク | 単純マスクに可塑性・非弾力性の貯留バッグがついているため，呼気の一部がバッグに流入し，それを再吸入するので，酸素が節約できる． | 8〜12 | 75〜100 | ・痰を喀出しにくい<br>・顔面圧迫による不快感がある．<br>・マスク内に臭気がこもる．<br>・声がこもって話しにくい． |
| 酸素テント | 温度と湿度を調節できる．テント内は比較的自由に行動できる． | 10〜12 | 30〜50 | ・テントによる疎外感が強い． |

ため漏れても気づきにくい．火気の取り扱いには十分注意する．酸素投与の治療を受けている患者は，呼吸機能が低下しているうえに，酸素チューブや酸素テントにより活動制限を受けストレス状態にあり，さらに疎外感からくる不安も大きい．

### (1) 酸素投与を安全・安楽に受けられるための援助

患者が酸素投与に慣れるまで付き添う．

酸素投与をしていることで緊張せず，リラックスできるようにし，一時的にはずれてもあわてないでよいことを説明する．

慣れてきたら，患者や付き添っている家族に酸素流量を自己判断で変えないように説明することも大切である．また，酸素使用時は火気厳禁とするよう患者・家族に指導する．

酸素流量の確認と酸素濃度の設定は，酸素投与による治療では最も大切なことである．なぜならば高濃度の酸素吸入が行われると酸素中毒症状として，胸骨部の痛み，手足のしびれ，悪心・嘔吐などがみられることがあるからである．

また，慢性的な高二酸化炭素血症に陥っていることの多い肺気腫症の患者では，酸素飽和度（$SpO_2$）が低くても，医師の指示より多い量の酸素を投与すると，$CO_2$（二酸化炭素）ナルコーシスとなり，意識を消失する危険がある．なぜならば，人間は低酸素による刺激で呼吸中枢が刺激されて呼吸運動が起こっているが，高二酸化炭素血症に陥っている患者では，低酸素という刺激がなくなるためである．そのため肺気腫症患者に酸素を投与する場合は，一般に少ない流量（1 $l$/分，酸素濃度24％程度）から始め，動脈血ガス分析を確認しながら酸素投与量が調節される．

鼻腔や口腔・気道粘膜の乾燥を防ぐために，加湿器には滅菌蒸留水を補充しておく．

このように酸素投与量は，患者の肺疾患の状態に合わせ調整されているので，正確に投与することが必要である．病室を訪室したときや，活動時に酸素ボンベを使用している患者の場合には，適宜酸素投与量を確認する．また，患者にも調整の方法を説明することが必要である．

酸素投与器具については，最低約8時間に1回を目安に酸素流量計や濃度の設定を確認する．また，酸素チューブの曲がりやつぶれはないか，漏れはないかなどを確認する．確認方法は，鼻腔の挿入部分を水に浸して気泡の有無をみるか，チューブを折り曲げて，いったん酸素の流れを止めてから元に戻してチューブから流れる音を聞く．

カニューレやマスクが同一部位に当たることで，皮膚の剥離や潰瘍が起きていないか確認する．

酸素チューブ内に水滴が発生すると，酸素の流れが妨げられるので注意

する．加湿器の滅菌蒸留水は適宜補充し，週1回は加湿器を消毒する．

### (2) 酸素投与に伴う活動制限による苦痛を緩和するための援助

加湿器から補給器具の接続部までのチューブは，患者の安静度により，動ける範囲を考慮して長さを決め，必要以上の運動制限にならないようにする．

呼吸状態が安定してくると酸素量が減量する．そして次第に安静時は酸素が不要となり，トイレに行くときなどの活動時のみ酸素投与がされる場合もある．治療の見通しを医師に確認してから，患者にそれを伝え励ましていくこともできる．また，呼吸状態が安定しても24時間酸素投与が必要な患者もいる．このような場合は，患者の疾患の重症度によってトイレや洗面など病室を離れて活動するときには，酸素ボンベを使用することで行動範囲を拡大することができる．

何に対して制約を感じ苦痛と思っているかを聴き，制約のなかで工夫することで，苦痛が軽減できるよう患者と一緒に話し合う．最近は入院時にパソコンを持参する患者もいる．インターネットの使用などで生活範囲を拡げ，生きがいをもって心身の機能を維持しながら生活できるよう励ますことも可能である．

《参考文献》
・松岡緑，他監：実践的看護のための病棟・外来マニュアル〈エクセルナース「検査編」14〉，メディカルレビュー社，2004.
・宗近宏次監：看護師画像検査，フルコース，メディカルレビュー社，2004.
・河野敦編著：ナースのための画像診断ノート，中外医学社，2004.
・永井秀雄，中村美鈴編：見てわかるドレーン＆チューブ管理，学研，2006.

# 第4章

# 呼吸機能障害のある患者の看護

本章では，呼吸機能障害を呈する気管支喘息患者，間質性肺炎患者，慢性閉塞性肺疾患患者，肺癌で胸腔鏡下手術を受けた患者，鉄欠乏性貧血患者の看護を取り上げる．

## A 気管支喘息（通気性の維持・気道の浄化機能の障害／換気機能障害）患者の看護

**気管支喘息**とは，広汎かつ種々の気道閉塞と気道の炎症により特徴づけられる疾患で，外因性，内因性，薬物性，職業性など種々の原因で通気性の維持・気道の浄化機能の障害や換気機能障害が生じる（表4-1）．

気管支喘息は，発作が起きていないときには無症状で過ごせる．

気管支喘息の発作には，小・中・大発作がある．喘息の大発作時には，気道狭窄により通気性の維持が困難となり，酸素欠乏，チアノーゼが現れるほか，呼吸機能障害の症状である呼吸困難のために臥床できず起座呼吸となる．このような発作が24時間以上続く場合を，喘息発作重積状態といい，低酸素により死に直結する緊急事態も起こりかねない．また，閉塞状態の気道を無理に空気が通過するため，さらに気道を刺激し，炎症や攣縮を増悪させるなどの悪循環を生じる（図4-1）．このような状態では，通

表4-1 ● 気管支喘息の原因

| 分類 | 原因 |
| --- | --- |
| 外因性 | アレルゲン |
| 内因性 | 呼吸器感染症，寒冷刺激，大気汚染，運動<br>心理的ストレス |
| 薬物性 | 鎮痛・解熱薬であるアスピリン，インドメタシン<br>抗生物質，ACTH製剤などの使用 |
| 職業性 | 外因性・内因性・薬物性の原因との接触 |

図4-1 ● 喘息発作の症状の悪循環

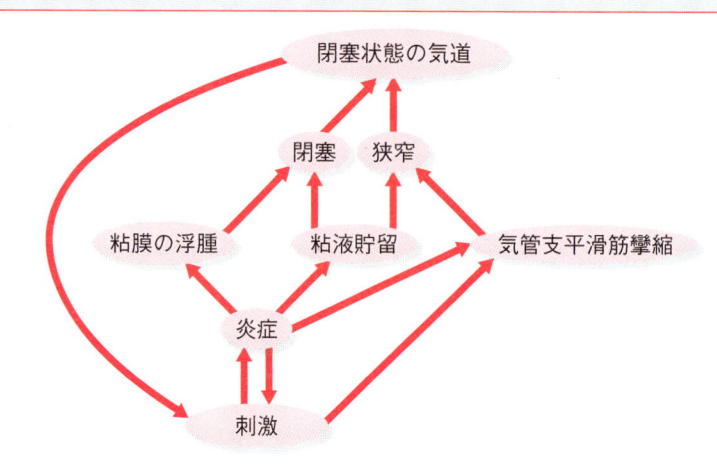

気性の維持障害により聴診時に笛声音を認める．発作は季節の変わり目や夜間，特に明け方に起こることが多い．

また，発作時は喘息患者のほとんどが咳嗽を伴う呼吸困難をきたしており，呼吸音が減弱したときは，気道が急に閉塞した通気性の維持障害を生じている危険性がある．したがって，発作の程度を把握して，通気性の維持が確実になされるように援助する必要がある．

本症は，自然治癒することもあるが，多くは慢性化し，発作を繰り返す．しかし，適切な治療とセルフケアにより，喘息発作を起こさず，日常生活を過ごすことが可能である．

## 1 発作時の看護

### 1）アセスメントの視点と情報収集

#### (1) 生命の危機を回避するための呼吸困難の原因と程度の把握

通気性の障害の程度を判断するために喘鳴，咳嗽，分泌物の性状および呼吸音，意識状態，呼吸筋や補助筋の使用状態，胸骨上窩陥没，チアノーゼ，脈拍数，不整脈などを観察し，血液ガス分析，経皮的動脈血酸素飽和度，胸部X線像などを確かめる（表4-2，3）．

生命の危機状況への移行の危険性を判断するために，ショック症状（低

#### 表4-2●重症喘息発作の徴候

息切れがひどい．胸が締め付けられる．失神が起きる．
（喘鳴の大小はかならずしもあてにはならない）
発汗が著明で，仰臥位になれない．
吸気時に頸部の筋肉が収縮する（呼吸補助筋の使用）．
吸気時に収縮期血圧が12mmHg以上低下する（奇脈）．
ピークフローメーターで基準値の50％以下である．
動脈血酸素分圧（$Pao_2$）60mmHg以下または，動脈血酸素飽和度（$Spo_2$）90％以下．
動脈血二酸化炭素分圧（$Paco_2$）40mmHg以上．

出典／岡元和文，他：急性呼吸不全を来す疾患；気道・肺，呼吸器ケア，1（1）：70, 2003. を一部改変．

#### 表4-3●重積発作の危険な徴候

呼吸音が減弱しつつある（サイレントチェスト）
高濃度酸素投与下でも低酸素血症の出現
　A　チアノーゼの出現
　B　動脈血酸素飽和度（$Spo_2$）90％以下
　C　動脈血酸素分圧（$Pao_2$）60mmHg以下
意識障害の出現
高二酸化炭素血症の出現
　A　動脈血二酸化炭素分圧（$Paco_2$）50mmHg以上で上昇傾向

出典／岡元和文，他：急性呼吸不全を来す疾患；気道・肺，呼吸器ケア，1（1）：71, 2003. を一部改変．

血圧，頻脈，冷汗，尿量減少），発熱，意識レベル，疼痛（胸痛），痙攣などを観察する．

原因が何かを明らかにするため，アレルゲン，感染症，心理的ストレス，薬物の使用の有無や，職業との関連について患者・家族から聴取する．

### (2) 発作による生活への影響を把握するための観察

発作により呼気時の呼吸困難や喀痰が続けば，睡眠・休息がとれず，食欲も低下し，体力を消耗しやすくなる．呼吸機能障害の症状である呼吸困難や喀痰の状況だけでなく，睡眠状況，食欲，疲労状況などの観察も必要である．また，発作中は水分摂取ができにくいうえに呼気により水分が失われるので脱水を起こす可能性がある．そのため，皮膚や舌，口唇の乾燥状態，呼吸促進の有無を観察する必要がある．

さらに，会話や活動をすることによって，呼吸困難が増す場合もあるため，会話が困難になっていないか，動くと症状が悪化していないかなどを把握しておく．

### (3) 患者・家族の不安の緩和のための情報収集

発作による苦痛や不安の程度を明らかにするために，今回の発作をどう思っているのか，これまでの発作をどのようにとらえているか，今までの発作はどの程度継続し，回復してきたのかなど発作に関する思いを，状態が落ち着いてきたら患者・家族から聴く必要がある．また，疲労や不眠が続くと，精神的混乱や不穏行動がみられることがあるため，休息が十分に確保できているかの把握も重要である．

## 2）生じやすい看護上の問題

①気管内分泌物の増加により，気道の通気性の維持・気道の浄化機能が障害される．
②喘息発作時の咳嗽のため，呼吸筋が疲労することにより呼吸機能障害の症状である呼吸困難が増強する．
③呼吸困難による不安がある．

## 3）目標と看護

### (1) 発作による呼吸困難が消失，または軽減するための安楽な呼吸への援助（図4-2）

発作時には通気性の維持・気道の浄化機能障害および換気機能障害により呼吸困難を起こし，肩呼吸となるため，起座位，または半座位をとり，横隔膜の運動を助けるようにする．上体を挙上する体位は，呼吸面積が広がることにより呼吸が楽にできるようになる．また，座位では臥位と比較して肺循環の血流量が減少して，呼吸困難の程度が軽減する．

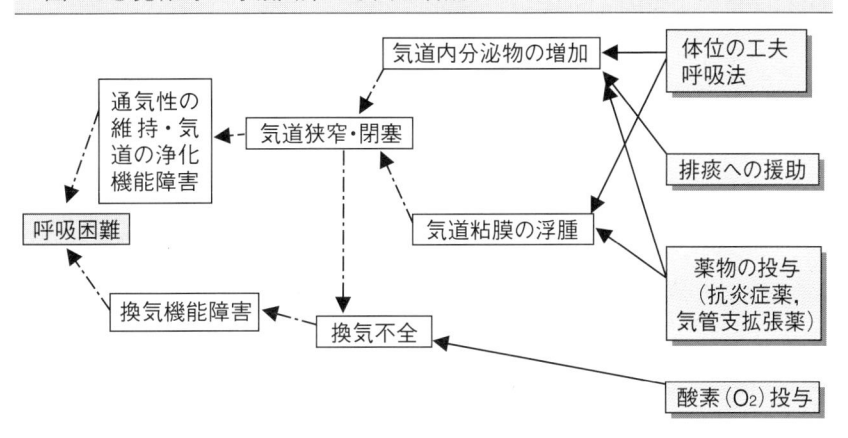

**図4-2●発作時の呼吸困難の原因と看護**

患者が最も楽な体位を保持できるよう，オーバーテーブルやクッションなどを利用して安楽を保ち，体力の消耗を防ぐ．重症度にもよるが，いくつかの呼吸が楽になる体位を提案し，患者の好む安楽な体位を安全に確保できるよう援助する．

横隔膜を有効に使い，呼吸に必要なエネルギー消費量を少なくするためには腹式呼吸が有効である．腹筋を使い，腹部を膨らませ横隔膜を上方に押し上げ，十分な呼吸を行うことで換気機能を改善する．また，肺胞にたまった二酸化炭素（$CO_2$）を十分に排出するために，口すぼめ呼吸を勧める．口腔内に圧力をかけ，気道内圧を上昇させることで通気性の維持ができ，換気量を増やすことが可能になる．

発作により気道内分泌物が増加し，気道の浄化機能が障害されやすい．本来，分泌量が増えると，気道粘膜を刺激して咳を引き起こし，痰として喀出される．しかし，分泌量が多すぎたり，硬化すると，気道に貯留することになる．発作時は，痰の粘稠度が高くなるため咳嗽のみでは，喀痰困難になりやすい．そのため，飲水や含嗽により口腔内に水分を補給したり，ネブライザーで去痰薬を吸入したりすることで痰の粘稠度を下げ，排痰を促し，気道の浄化を図る．

また，効果的な咳嗽を促すことも大切である．有効な咳嗽の仕方を体得することで，エネルギーの消費量を最小限にし，胸腔内圧を高めて呼気閉塞状況を起こさないようにする．安楽な体位をとり，ゆっくり深く息を吸って，腹式呼吸の方法で一気に強く腹筋を使って息を吐く．1回の吸気ごとに2回の咳嗽をするよう指導する．

痰の貯留部位によっては，体位ドレナージも有効である．しかし，発作の状況によっては，体位によって呼吸がしづらくなることもあるため，患者と相談しながら行う．ドレナージを行うためには，45°以上の角度が必

要である．体位ドレナージにより，約20分で痰が移動する（30分以上続けると，反対側の肺に痰が流れ込んでしまう）．体位ドレナージ中は気管分岐部に対し，痰の貯留部位を高くした体位で行い，適宜，効果を観察する．体位ドレナージ後には咳嗽を促し，喀痰を図る．

スクイージングは，呼気の流速を高め，痰の移動を促進し，肺胞の虚脱を予防する．

通気性の維持・気道の浄化機能障害のため，抗炎症作用のある副腎皮質ステロイド薬や，気管支を拡張させる作用のある気管支拡張薬が使用される．症状によって投与方法は，経口，吸入，静脈内注射と異なる．確実に投与が行われているかどうかの観察と，副作用の有無や効果の程度について把握する．

換気機能障害のため，肺胞に二酸化炭素がたまりやすい．そのため，酸素は低流量で投与されている．意識状態の観察や，血液ガス分析の結果を把握する必要がある．

(2) 呼吸困難に伴う日常生活への影響を最小限にするための援助

発作時は，呼吸困難のため発汗が生じやすい．そのため，発汗により皮膚，陰部が不潔になりやすく，不快感を生じる．清拭や洗浄，寝衣・寝具の交換など患者の疲労度を考慮しながら，身体の清潔を保つ援助を行う．

口腔内の乾燥と痰の喀出増加により，口腔内の自浄作用の低下が起こる．感染を起こさないためにも，特に口腔内は清潔にしておく．

(3) 呼吸困難による不安が軽減するような援助

患者は発作による呼吸困難の程度が強いため死を意識しやすい．死の恐怖を抱いている人の不安を軽減するためには，呼吸困難を軽減することが必要である．そのために患者の不安を傾聴しつつ，現在行っている治療と患者の状態とをわかりやすく説明する．

検査の際には呼吸困難が悪化しないような体位をとり，患者が安心して臨めるよう配慮する必要がある．

呼吸困難により，たとえ会話が思うようにいかなくても，できるだけ患者のところへ行き，患者の肩や背中に手を置いたり手を握ったりすることで，安心感をもつことができるようなかかわりをすることが大切である．

## 2　非発作時の看護

### 1）アセスメントの視点と情報収集

(1) 発作の予防と発作時の対処ができているか判断するための情報収集

発作を予防する生活を送ることができているか情報を収集し，検討する

**表4-4 ● 非発作時の予防のための日常生活の把握のポイント**

・生活環境のなかで発作の原因や増悪因子を明らかにし，できうる限り除去に心がけているか．
　（例：ハウスダスト，寝具，ペット，気象など）
・症状が消失しても治療を中断してはいないか．
　（例：定期受診の状況，内服や吸入の状況など）
・日々の症状の変化の観察を行い，自己管理に役立てているか．
　（例：喘息日記，ピークフローの測定など）

（表4-4）．また，発作時における対処の必要性の理解と実施の内容を把握するために，今までの対処の仕方や，喘息発作の知識，考えを患者から聴くことも重要である．

(2) 喘息による不安や生活上の困難への援助のための情報収集

その人らしい生活を送ることができているか否かを把握するために，日常生活や社会的役割と喘息発作との関連性について患者，家族から話を聴く．

## 2）生じやすい看護上の問題

①発作の予防が十分行われないことにより発作が起こりやすい．
②喘息のために日常生活や社会的役割の制約を感じている．

## 3）目標と看護

疾患の理解をはじめ，発作を予防する日常生活面の知識・技術を具体的に指導し，感染予防やその患者の呼吸機能の状態に応じた生活を送れるようにする（図4-3）．また，体力の回復に努め，自己管理を中心に社会復帰への指導を行う．

(1) 発作の予防法を理解し，実施するための援助

**図4-3 ● 非発作時の気管支喘息患者の生活指導**

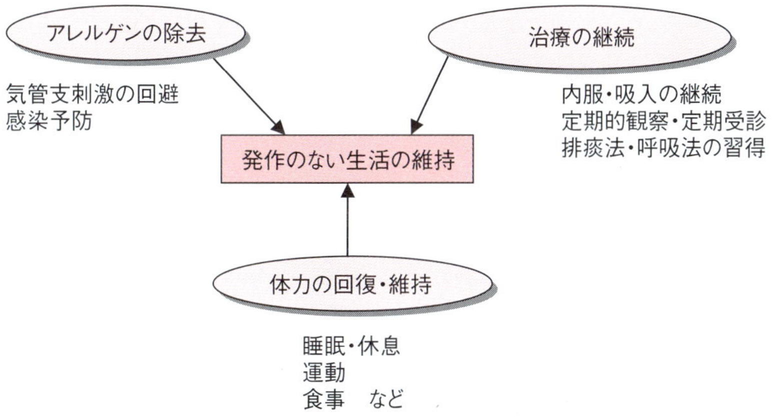

アレルゲンの除去
　気管支刺激の回避
　感染予防

治療の継続
　内服・吸入の継続
　定期的観察・定期受診
　排痰法・呼吸法の習得

→ 発作のない生活の維持 ←

体力の回復・維持
　睡眠・休息
　運動
　食事　など

以下にあげる内容を，患者とその家族にわかりやすく説明し，実施可能な方法となるまで一緒に考え，継続を促していく．

① アレルゲンの除去

**気管支刺激の回避**：アレルゲンが特定できれば，それを除去する．可能性のあるものはできるだけ排除することが望ましい．住居は清潔に保ち，ペット類はなるべく飼わない．カーペット，ソファー，羽毛布団・枕などの使用も避ける．季節の変わり目は，気温の変化により気道粘膜が刺激され発作が起こりやすいため，室温，湿度の細やかな調節，室温と外気の温度差を小さくすることなどが大切である（室温は22℃，湿度は60％程度）．

喘息発作では，欲求や感情を常に抑制していたり，それによって生じる心理的緊張が発作を誘発することがある．原因となっている心理・社会的要因を除去するとともに，気分転換を図ることによって，ストレスの発散ができるよう心がける．

**感染予防**：気道感染の予防に注意を払う．感冒により喘息が誘発されるので，冬季には感冒にかからない体力づくりをし，外出時にはマスクをする．口腔内の清潔，身体の清潔，吸入器具・酸素吸入具の清潔，禁煙の徹底（喫煙は気道を刺激して発作を誘発する），含嗽や手洗いの励行，適切な室温や湿度の維持を心がける．

② 治療の継続

**内服・吸入の継続**：ほとんどの場合，長期にわたる薬物治療が必要になる．決められた内服薬は，発作がないときにも継続して内服する．吸入の使用は，1回10〜20分程度，1日3〜4回，時間を決めて行う．

薬によっては，拮抗作用を示す薬があるため，市販薬を内服する場合は，かかりつけ医に相談してから内服する．

**定期的観察・定期受診**：疾患の経過が長期に及ぶため，日々の症状の変化を正しく把握したうえで治療が行われる必要がある．そのため，日々の状態を患者自身が観察し，把握していく．日々の状態の変化を，喘息日記などに記録する．ピークフローを定期的に正しく測定する．

**排痰法・呼吸法の習得**：口すぼめ呼吸や腹式呼吸の必要性，方法，日常生活での用い方を十分理解し，この方法が自然な呼吸パターンになるよう練習を行う．発作時に落ち着いて対処できるよう，日頃より習慣づけておく．

③ 体力の回復・維持

**睡眠・休息**：過労や不眠は避け，十分な睡眠・休息をとる．しかし，必要以上に安静はとらない．

**運動**：非発作時には制限する必要はない．しかし，軽度でも喘息がある

ときは止める．呼吸補助筋の発達を促す喘息体操とよばれる運動もある．

**食事**：アレルゲンの原因食品であることが確かめられている食物は，摂取しない．過食は胃を充満させ，横隔膜の動きを制限するとともに，副交感神経の緊張も加わり，喘息発作を誘発することがあるため，腹八分の食事摂取を心がける．発作を繰り返す場合には，食欲が低下し，やせを生じることもあるため，栄養価の高い，消化のよいものを少量ずつ摂取する．

**排便コントロール**：便秘は横隔膜を挙上し，呼吸運動を抑制する．また，努責をすることで酸素消費量が増すため，便秘を避けるよう心がける．

### (2) 喘息のコントロールに向けた支援

日常生活の指導を行う際は，患者と一緒に治そうという姿勢で励まし，努力を認め，心理的なサポートを行い，患者自身が喘息をコントロールできているという思いになれるよう支援していくことが重要である．

喘息による発作は，前触れとして察知されることがある．その人独自の前触れが明らかになれば，また，変化を起こしている原因がわかれば，それを避けることができる．いずれにしてもまず，患者が自身の発作の状況，対処の仕方，生活との関係を振り返る必要がある．

看護師は患者のこのような自己の振り返りに付き合って支援することが大切である．喘息を自分でコントロールできるという自覚は，その後の喘息との付き合い方に影響を及ぼす．コントロールできるという自信があればリラックスして家庭や社会のなかで過ごすことにつながる．

## B　間質性肺炎（肺胞ガス交換機能障害／換気機能障害）患者の看護

**間質性肺炎**とは，肺胞上皮や肺胞の隔壁に炎症が起こり，間質の線維化が進行する疾患である．それによって肺胞のガス交換面積が減少し，換気機能や肺胞ガス交換機能の障害が生じ，息切れ，乾性咳嗽，呼吸困難，呼吸不全などの症状が出現する．

原因が明らかなものと不明なものに分けられるが，多くの間質性肺炎は特発性間質性肺炎（idiopathic interstitial pneumonia；IIP）とよばれ，原因不明のものである．

呼吸機能障害の結果生じる呼吸不全が慢性化する場合は，継続的な酸素の投与が必要となり，在宅酸素療法の適応となる．さらに感染症や急性増悪などで呼吸不全が重症化すると人工呼吸器によって呼吸が代行される．

治療にはステロイド薬が使用される．ステロイド薬の副作用である易感染性によって呼吸器の感染が起こると特発性間質性肺炎が悪化しやすい．

特発性間質性肺炎のたどる経緯は，呼吸不全や肺癌の合併によって左右

され，平均生存期間は4～6年といわれている．したがって，急性増悪を引き起こさず過ごせるよう援助することが重要である．

### 1）アセスメントの視点と情報収集

#### (1) 低酸素血症等の呼吸状態を推測するための情報収集

間質性肺炎の場合，肺胞の透過性が障害され肺胞ガス交換機能が障害される．そのため，安静時には息切れや疲労感がなくても体動時には低酸素血症が起こりやすい．

咳嗽，喀痰，胸痛，呼吸困難，発熱，意識障害などの症状の有無・程度について確認し，安静時と体動時の動脈血ガス分圧，胸部X線撮影やCTによって障害の部位や炎症の程度を把握しておく．

#### (2) 症状増悪による不安を緩和するための情報収集

呼吸困難に陥ると死ぬのではないかという不安が生じる．また，一度でも呼吸困難を経験すると，再び苦しくなるのではないかという不安が常に生じてしまう．どのように不安を感じているのか患者から聴くことが必要である．また，特発性間質性肺炎は，慢性的な経過をとりながら死に至る疾病である．治療を行ってもその転帰を変えることができない場合，患者や家族が現実をどのように受け止めているのかを十分に把握する必要がある．

#### (3) 残存呼吸機能に応じて生活調整されているかを把握するための情報収集

ふだんの生活のなかで行っている動作の工夫や体動時の息切れへの対応方法について確認する．また，特発性間質性肺炎が軽度な場合は，病気であることの認識が乏しい場合もあるため，疾病に関する知識や受け止め方を把握する．さらに残存呼吸機能を有効に活用するために，腹式呼吸などの呼吸法が行えているか否かを把握する．

生活調整の内容として，禁煙ができているか，過剰な運動負荷を回避しているか，十分な栄養やバランスのよい食事が摂れているか，かぜなどの感染予防に留意しているかなどの情報を把握しておくことも重要である（図4-4）．

### 2）生じやすい看護上の問題

①特発性間質性肺炎の進行，感染の合併に伴う呼吸状態悪化のおそれ（換気機能障害，肺胞ガス交換機能障害をきたす）．
②慢性的経過をたどることによる精神的苦痛．

### 図4-4 ● 間質性肺炎患者の生活指導のためのチェックリスト

- 最終診断名　　　　　　　　　　　[　　　　　　　　　　　　　　　　　　　　　　　]
- 発症様式は？　　　　　　　　　　急性　亜急性　慢性
- 症状は？　　　　　　　　　　　　息切れ　　（−）（＋）
　　　　　　　　　　　　　　　　　呼吸困難　（−）（＋）
　　　　　　　　　　　　　　　　　咳　　　　（−）（＋）
　　　　　　　　　　　　　　　　　痰　　　　（−）（＋）
　　　　　　　　　　　　　　　　　発熱　　　（−）（＋）
　　　　　　　　　　　　　　　　　喘鳴　　　（−）（＋）
　　　　　　　　　　　　　　　　　胸痛　　　（−）（＋）
- 呼吸困難感〈Hugh-Jones分類〉　　Ⅰ　　　Ⅱ　　　Ⅲ　　　Ⅳ　　　Ⅴ
  〈Borgスケール〉　　　　10　9　8　7　6　5　4　3　2　1　0.5　0
　　　　　　　　　　　　　最　非　　強　い　中　軽　　ほ　何
　　　　　　　　　　　　　大　常　　い　く　く　い　　ん　と
　　　　　　　　　　　　　で　に　　　　ら　ら　　　　の　も
　　　　　　　　　　　　　あ　強　　　　か　い　　　　わ　な
　　　　　　　　　　　　　る　い　　　　強　　　　　　ず　い
　　　　　　　　　　　　　　　　　　　　い　　　　　　か
- 呼吸状態の悪化の速さ　　　　　　速い　漸次進行　横ばい　改善
- 画像所見の悪化　　　　　　　　　[　　　　　　　　　　　　　　　　　　　　　　　]
- 炎症所見（CRP, ESR）　　　　　　[　　　　　　　　　　　　　　　　　　　　　　　]
- KL-6, SP-D, LDHなど　　　　　　極めて異常高値　軽度異常高値　基準値範囲内
- 動脈血液ガス：$PaO_2$　mmHg, $PaCO_2$　mmHg, pH, $SatO_2$　%
- 肺機能検査：DLco　ml/min/mmHg, DLco/VA　ml/mmHg/L
　　　　　　　VC　ml（　%VC　%）, $FEV_{1.0}$　ml（$FEV_{1.0}$%　%）
　　　　　　　Index（$FEV_{1.0}$/VCpred×100）[　　　　　]
- 在宅酸素療法（HOT）は必要か　　不要　労作時に必要　安静時にも必要
- 既往歴　　　　　　　　　　　　　[　　　　　　　　　　　　　　　　　　　　　　　]
- 悪性腫瘍の病歴　　　　　　　　　なし　あり
　　　　　　　　　　　　　　　　　ありの場合：治療歴：手術療法　：なし　あり
　　　　　　　　　　　　　　　　　　　　　　　　　　　化学療法　：なし　あり
　　　　　　　　　　　　　　　　　　　　　　　　　　　放射線療法：なし　あり
- 家族歴　間質性肺炎　　　　　　　なし　あり
- 膠原病の有無　　　　　　　　　　なし　あり：関節リウマチ（RA）　全身性エリテマトーデス（SLE）
　　　　　　　　　　　　　　　　　　　　　　　皮膚筋炎（DM）　多発筋炎（PM）　全身性強皮症（SSc）
　　　　　　　　　　　　　　　　　　　　　　　混合性結合組織病（MCTD）　シェーグレン症候群（SjS）
　　　　　　　　　　　　　　　　　　　　　　　ウェゲナー肉芽腫症（WG）　顕微鏡的多発血管炎（MPA）
- 原因を除去できるか？　　　　　　可能　不可能
- その治療法の効果は？　　　　　　期待できる　期待できない
- 感染症の合併の可能性
  （細菌性，ウイルス性，サイトメガロ，カリニなど）　なし　低い　高い
- ヒト免疫不全ウイルス（HIV）感染による免疫不全状態　なし　あり
- 喫煙の有無（状態）　　　　　　　なし　あり
- 受動喫煙　　　　　　　　　　　　なし　あり
- 環境性吸入曝露　　　　　　　　　なし　あり
　　　　　　　　　　　　　　　　　ありの場合：内容
　　　　　　　　　　　　　　　　　曝露の日時：期間
- 職業歴　　　　　　　　　　　　　[　　　　　　　　　　　　　　　　　　　　　　　]
- 職業性曝露　　　　　　　　　　　なし　あり
　　　　　　　　　　　　　　　　　ありの場合：内容
　　　　　　　　　　　　　　　　　曝露の日時：期間
- 使用中の薬剤
- ステロイドの使用　　　　　　　　　　　　　　　　なし　あり
- 免疫抑制剤の使用　　　　　　　　　　　　　　　　なし　あり
- インフルエンザワクチン接種　　　　　　　　　　　なし　あり
- 肺炎球菌ワクチン接種　　　　　　　　　　　　　　なし　あり
- 住居環境に冷暖房設備（エアコン）はあるか　　　　なし　あり

出典／橋本健一，石井幸雄：間質性肺炎患者における生活指導，呼吸器ケア，2（8）：100，2004．

### 3）目標と看護

#### (1) 生活環境や生活習慣による低酸素や感染に伴う呼吸機能の悪化を防ぎ，残存呼吸機能を低下させない生活ができるための支援

残存機能に合わせて日常生活のなかでどういう行動をとったときに呼吸が苦しくなるのか，酸素飽和度が低下するのか患者自身が把握し，自覚症状により活動を決めていく必要がある．生活習慣の改善としては，禁煙，上気道感染を避けるための含嗽，手洗い，マスクの励行，体力維持のための栄養管理，休息の確保，適度な運動などに留意できるよう本人だけでなく家族にも指導をしていく（表4-5）．自覚症状が乏しいときには，パルスオキシメーターで酸素飽和度（$SpO_2$）をみながら一緒に機能に合った行動は何かを考えていく援助が大切となる．

#### (2) 呼吸不全に適応するための支援

セミファーラー位など安楽で肺活量を増加させるような体位の保持，気道内分泌物を除去するための援助，腹式呼吸などガス交換の効率化を図る方法が実施できるよう援助する．

重症な場合は，酸素投与や人工呼吸器による呼吸の代行が行われる．体動時や安静時の症状に合わせた酸素指示を受け入れて，在宅酸素療法を使用できるよう学習を援助する（次項「慢性閉塞性肺疾患患者の看護」参照）．

#### 表4-5 ● 特発性間質性肺炎の生活指針

生活指針を注意深く守り，病気と上手につきあって毎日をお過ごしください
1. かぜをひかないように注意しましょう
   かぜをひくと，落ち着いていた病状が急に悪くなることがあります
2. 人ごみや空気の汚れている場所への外出を避けましょう
   特に体調の悪いときは，外出を控えることが大切です．また，外出後のうがいと手洗いを心がけましょう
3. 鼻が悪い人（鼻炎，蓄膿症など）は治療しましょう
   呼吸を楽にするだけでなく，感染の予防にもなります
4. 禁煙をしましょう
5. 食事の栄養バランスに気を配りましょう
   病気に対する抵抗力を保てます
6. 過労をなくし，ストレスを解消しましょう
   過労やストレスを解消するためにも，睡眠をよくとりましょう
7. 風呂はぬるめにして，長湯をやめましょう
8. 自分の体のコンディション（1分間の脈拍数，呼吸数，体重，唇や爪の色）を毎日チェックしましょう
   これらは体調のバロメーターですので，変化のあるときは要注意です
9. 日常生活での長時間の歩行には酸素を携帯するようにしましょう
   これらは体調のバロメーターですので，変化のあるときは要注意です
10. "歓談"を中心に楽しい人間関係をつくりましょう

出典／佐藤篤彦，他：特発性間質性肺炎の生活指針の経緯，厚生省特定疾患びまん性肺疾患調査研究班平成7年度報告書，1996, p.47-49.

### (3) ステロイド薬の副作用への対応

ステロイド治療により，感染，消化管潰瘍，精神障害などの重篤な副作用が現れやすい．副作用の症状と徴候を理解し，感染予防行動や早期発見ができるよう指導する．途中で服薬を中止すると発熱，ショック，頭痛などの離脱症状が出現するため，自己の判断で内服を中止しないように指導することも必要である．そのためには副作用について抱いている患者の不安についてよく聴き，疑問に答えることが大切である．

### (4) 呼吸困難による不安を軽減し，日常生活への自信がもてるようになるための援助

特発性間質性肺炎は，完全に治癒することなく徐々に進行する．また，増悪すると，呼吸不全が著明となり，人工呼吸器が装着されることもある．そのため咳嗽や息切れ，呼吸器感染症の徴候の出現による死の不安や人工呼吸器装着での生活を生涯にわたって続けなければならないという心配が生じる．

不安や心配が少しでも軽減し，精神的に安定した状態で過ごすことができるよう，特に呼吸困難のあるときは，だれかがそばにいて支えることが重要である．患者にとって大切な人と共に苦痛を分かち合うことで不安が和らぐこともある．もしそのような他者が身近にいない場合には，看護師自らが役割を担うことも必要である．

呼吸不全を経験すると生活に自信をなくしやすい．看護師は，日常生活動作や歩行の際に患者に付き添い，呼吸困難が起こらないことや，パルスオキシメーターの酸素飽和度（$SpO_2$）が低下しないことを確認し，患者の行っている日常動作で大丈夫であるということを伝えて，一つひとつ安全な日常生活動作を確認して，安心感と自信をもてるように援助する必要がある．

## C 慢性閉塞性肺疾患（通気性の維持・気道の浄化機能の障害／肺胞ガス交換機能障害／換気機能障害）患者の看護

**慢性閉塞性肺疾患**（chronic obstructive pulmonary disease；COPD）とは，有害な粒子やガスの吸入により生じた肺の炎症反応に基づく，慢性で進行性の閉塞性障害を呈する予後不良な疾患である．機能障害としては，中枢気道で気道内分泌物の増加に伴う咳嗽や痰が生じ，また，末梢気道では気道狭窄に伴う気流制限が生じ，通気性の維持・気道の浄化機能の障害をもたらす．さらに肺胞領域では，肺胞の破裂消失と気腔の拡大を特徴に換気機能や肺胞ガス交換機能の障害をもたらす（図4-5）．

代表的な症状は，労作時の呼吸困難と，慢性の咳嗽，喀痰である．中高

図4-5 ● 慢性閉塞性肺疾患（COPD）の病態と機能障害とその看護

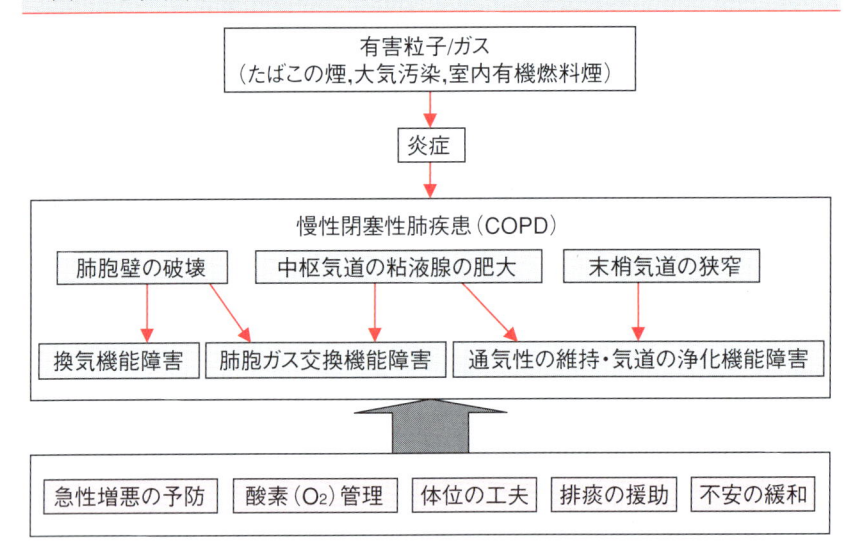

```
           有害粒子/ガス
     (たばこの煙,大気汚染,室内有機燃料煙)
                 ↓
                炎症
                 ↓
        慢性閉塞性肺疾患（COPD）
    肺胞壁の破壊  中枢気道の粘液腺の肥大  末梢気道の狭窄
         ↓         ↓         ↓
    換気機能障害  肺胞ガス交換機能障害  通気性の維持・気道の浄化機能障害
                 ↑
  急性増悪の予防  酸素(O₂)管理  体位の工夫  排痰の援助  不安の緩和
```

年以降に多く，多くの初期症状の自覚は，年齢のせいと考えて発見が遅れる場合も多い．したがって，症状の影響が日常生活に及ぶようになってから，受診に至るケースも多い．労作性の呼吸困難や倦怠感といった呼吸不全の症状は，日常生活の活動から思考能力まで患者にとって，その人らしい生活の営みを障害する．そのため，残された機能を生かしながら過ごすために必要な症状への対処の仕方を身につけ，継続することが重要である．

急性増悪期（感染症，呼吸不全，心不全などが合併する）には適切な治療，看護を受け，社会復帰できるように援助する．終末期では，安楽に過ごせる援助が必要になる．入院時には経過の予測がつかないことが多いので，常に急変の危険性を予測して対処することが必要となる．

## 1 急性増悪期の看護

気道や肺の感染症などがきっかけとなり，低酸素血症が増悪すると二酸化炭素（$CO_2$）が高くなり，急性の呼吸不全が出現する．この状態を**急性増悪**という．呼吸状態の観察と原因の把握を可能な限り早く行うことが求められる．

### 1）アセスメントの視点と情報収集

#### (1) 生命の危機の回避のために呼吸機能障害の程度と低酸素状態の程度を把握する

呼吸機能障害の程度を判断するために呼吸数，深さ，リズム，呼吸音，肺雑音の有無，呼吸困難の程度，咳嗽，喀痰の量と性状など呼吸状態につ

表4-6 ● 慢性閉塞性肺疾患（COPD）に認められる身体所見

| 視診 | 胸郭前後径の腫脹および増大<br>頭部および頸部の呼吸補助筋の活動性の亢進<br>口すぼめ呼吸 |
|---|---|
| 打診 | 胸部の高反響音<br>肺肝境界の低下<br>心濁音界の狭小化 |
| 聴診 | 呼吸音の減弱<br>呼気延長（喘鳴がみられるときもある） |
| 重症COPDにみられるその他の身体所見 ||
| 視診 | 呼気の鎖骨上窩・肋骨腔の陥凹<br>チアノーゼ<br>浮腫<br>フーバー徴候（Hoover's sing）<br>　呼気時に肋骨弓先端部が内下方に陥入する |

出典／谷口博之監，近藤康博編著：ナースが取り組むCOPDチームケアガイド，メディカ出版，2006, p.14.

いて観察する．特に，慢性閉塞性肺疾患では，労作時の呼吸困難が特徴であるが，呼吸困難の自覚には個人差があるため，**フレッチャー-ヒュー-ジョーンズ**（Fletcher-Hugh-Jones；F-H-J）**分類**や**MRC**（Medical Research Council）**息切れスケール**などを活用し，客観的に把握する．また，表4-6のような慢性閉塞性肺疾患に生じやすい身体所見の程度の把握も大切である．

　呼吸機能障害により高二酸化炭素血症や低酸素血症が生じる．高二酸化炭素血症が生じると朝方に頭痛を訴えることが多い．低酸素血症が生じると肺血管の攣縮が起こる．これが原因で肺高血圧が生じ，右心不全となる．足背の浮腫，息切れ，尿量減少，食欲不振，悪心，腹部膨満がみられるようになる．これらの症状の出現を確認することで体液量の調節の必要性が判断される．

(2)　**呼吸困難によって生じる恐怖や不安を緩和するための情報収集**

　息苦しさが急激に悪化すると呼吸をするのに精一杯となり，自分の意見をまとめたり，言語でだれかに伝えることが難しくなる．「このまま死ぬのではないか」「今回は治るのだろうか」という思いを言語化できない場合もある．言葉から不安の内容を把握するのは難しいため，表情や仕草を含めた患者が発する全体的な情報収集を行う必要がある．

## 2）生じやすい看護上の問題

①急性増悪による呼吸機能障害のため呼吸困難がある．
②発作時，死の恐怖感や呼吸困難による不安が強い．

## 3）目標と看護

### (1) 急性増悪による呼吸困難を軽減するための援助

看護の基本は，急性増悪による呼吸困難の回復を導くことである．そのためには気道を確保し，分泌物を除去し，呼吸が整うよう援助する．

#### ① 呼吸機能障害の増悪予防と改善のための援助

慢性閉塞性肺疾患の急性増悪時の主な臨床症状は，表4-7のとおりである．これらの症状の変化を早期から観察しておくことは，急性増悪の早期発見につながる．

呼吸機能障害が急激に悪化した場合には，酸素欠乏の程度に応じた酸素の吸入が行われる．肺胞の低換気のため$CO_2$ナルコーシスを起こすおそれがあるため，$CO_2$ナルコーシスの徴候（脈拍数の増加，血圧の上昇，皮膚の発汗，めまい，錯乱，意識混濁，振戦，縮瞳など）を常に観察する．

閉塞された気管支から粘稠な分泌物を除去することが大切である．気管支拡張薬の投与により確実に効果が得られているか，痰の性状・量の観察や呼吸音，呼吸数の聴取を行う．

痰の貯留があるときは，呼吸理学療法（スクイージング，体位ドレナージなど）により痰の喀出を促す．痰の除去への援助を行う際は，患者から協力が得られるよう目的を十分に説明することが大切である．

#### ② 安楽な体位と環境整備

呼吸困難時は，十分に換気が行えるように起座位や半座位をとることで横隔膜の運動を助ける．

気管支刺激物質および刺激となる因子があると，息切れや呼吸困難をきたしやすいため，室温，湿度，換気などの室内環境の調整を行う．

咳嗽や喀痰が続いたり，臥床の状態が続くと呼吸筋，腰背部の筋緊張が増大する．大胸筋，僧帽筋，腰方形筋などのマッサージや熱布清拭を行うということは，筋肉の緊張をほぐすことで安楽につながる援助である．

### 表4-7 ● 慢性閉塞性肺疾患（COPD）急性増悪時の臨床症状

呼吸困難感の増悪
痰の量の増加
咳嗽の増加
上気道症状（感冒様症状，咽頭痛）
喘鳴の増加
胸を締めつけられる感じ
膿性痰の増加
運動耐容能の低下
倦怠感の悪化
水分貯留（例：下肢浮腫）
急性の錯乱，昏睡状態

### (2) 死の恐怖感や呼吸困難に対する不安の緩和

恐怖感や不安を言葉で表せる場合は十分に耳を傾ける．表せない場合は患者が安心できるような声かけや説明をする．そのうえで「助かる」ことが実感できるよう声かけをする．検査や治療・処置のときには不安の軽減を図るために前もって十分に説明する．つらいこと，苦しいことは表情や仕草で表出してもよいことを伝えることも必要である．患者が楽になったら，あらためて苦しかったときの不安や気持ちを傾聴し，患者の不安を理解，共感することが大切である．

## 2 慢性期の看護

慢性閉塞性肺疾患は不可逆的な病変を基礎とする疾患であり，慢性期の看護のポイントは患者が疾患を理解し，自らの生活設計を立てられるよう支援することである．長期にわたり，息切れ，喘鳴，咳嗽などがあるため，患者の不安感，いらだちは増強する．患者と家族が疾患を理解して，治療が持続できるような指導と励ましが必要となる（表4-8）．

慢性閉塞性肺疾患では，重症になると酸素投与は活動時だけでなく安静時にも必要となる．将来的に**在宅酸素療法**（home oxygen therapy；**HOT**）の長期継続が必要となるため，在宅酸素療法の役割，使用法，$CO_2$ナルコーシスの予防についても十分な指導を行う必要がある．

在宅酸素療法は，1985（昭和60）年に健康保険で適用されるようになった．在宅酸素療法を導入する患者数は毎年5000人であり，すでに6万人近くの人が実施している．近年，在宅酸素療法は急速に普及している．

在宅酸素療法の導入は，肺高血圧症の軽減と肺性心進展抑制，続発性赤

**表4-8 ● 慢性閉塞性肺疾患（COPD）の患者教育のポイント**

①呼吸の仕組み
②治療について
・薬物
・吸入法
・酸素療法
・呼吸法
・排痰法
・運動療法
③日常生活の過ごし方
・禁煙
・適度な運動，日常生活動作と休息の確保
・栄養管理
・排便コントロール
・環境整備・調整
④急変時の対応
・急変時の徴候
・対応方法

血球増多症の抑制，中枢神経機能，心理・精神機能への効果，予後改善など心身への効果のみにとどまらず，QOLの向上や医療費節減にも効果をあげている．これまで酸素を吸入する目的だけのために長期の入院を余儀なくされていた人が家庭や社会に復帰し，生きがいのある生活を過ごすことが可能になっている．

### 1）アセスメントの視点と情報収集

#### (1) 呼吸機能を維持して，日常生活を送るための情報収集

呼吸機能の安定と維持に必要な呼吸法の実施状況を把握するために，呼吸法の理解度，今までの対処の仕方，実際の有効性についての信頼度や考え方を聴く必要がある．

その人らしい生活を送ることができているか否かを把握するために，日常生活や社会的役割についての話を聴く．

#### (2) 在宅酸素療法の導入を支援するための情報収集

医師が在宅酸素療法を必要かつ適切と判断した場合に，在宅酸素療法の方法，注意点，緊急時の対処について指導して導入される（表4-9）．医師とともにその適応基準に関する情報を収集する．

#### (3) 在宅酸素療法による患者・家族の準備状況の把握

患者や家族の在宅酸素療法への理解や受け止め，協力体制などについて聴き，受け入れる準備が整っているかどうかを判断する．

#### (4) 日常生活での在宅酸素療法を援助するための情報収集

咳嗽や痰の誘発を促すため，禁煙が原則である．火気による事故の危険があるため禁煙できない場合は在宅酸素療法の導入が困難となるため，家族や職場などの環境の情報も必要である．

表4-9 ● 在宅酸素療法の適応基準（日本胸部疾患学会肺生理専門委員会）

前提条件
　あらかじめ酸素吸入以外に有効と考えられている治療（抗生物質，気管支拡張薬，利尿薬など）が積極的に行われており，その後少なくとも1か月以上の観察期間を経て安定状態にあること．
適応基準
　1．安静，空気呼吸下でPaO$_2$が55Torr（1Torr=1mmHg）に満たないもの．
　2．PaO$_2$が55Torr以上，60Torr以下でも，明らかな肺性心，肺高血圧症（平均肺動脈圧20Torr以上），睡眠中あるいは運動時に長時間にわたり著しい低酸素血症（PaO$_2$ 55Torr未満あるいはこれに相当する低酸素血症）となるもの．
禁忌
　1．臨床的に病状または病態が不安定な場合
　2．酸素流量をしばしば変更する必要がある場合
　3．酸素流量を3$l$/分以上にしないとPaO$_2$が目標値（通常PaO$_2$ 60～65Torr）に達しない場合
適応基準から外れた場合は中止する．

## 2）生じやすい看護上の問題

①セルフケアが十分に行われないと，呼吸困難が悪化する可能性がある．

②活動の制約により日常生活や社会的役割を十分に果たせないと感じている．

〈在宅酸素療法を導入した場合〉

①在宅酸素療法の管理が不十分な場合，酸素の過不足が原因で身体に影響を及ぼす可能性がある．

②酸素吸入に対する拘束感，見た目の変化，家族への負担の増加などにより導入に伴う不安がある．

## 3）目標と看護

### (1) 残存する呼吸機能を最大限に活用し，安定した呼吸機能を維持するための援助

残存している呼吸機能を維持するために，効率よく酸素を取り入れる方法を習得する．腹式呼吸は，腹部を膨らませることで横隔膜の可動域を拡大させ，吸気を容易にし，腹筋を使って横隔膜を挙上することで十分な呼気を行う呼吸法である．気道の閉塞を防ぐための方法が口すぼめ呼吸である．これらの方法を併せて用いると，呼吸困難の緩和がより効果的である．また，便秘になると横隔膜が挙上し，呼吸がしにくくなったり，努責をかけることになるため，呼吸機能の増悪をきたしやすくなる．したがって看護師は排便コントロールを図るよう援助することも重要である．

貯留した分泌物がもととなり細菌感染を起こしやすい．多くの場合，上気道感染がきっかけで症状が悪化するため，食前，散歩，外出から帰ったとき，就寝前に含嗽を励行する．また，ステロイド薬を服用している場合には，特に感染しやすいため，手洗い，含嗽の励行が必要である．

慢性閉塞性肺疾患患者に栄養障害を認めることが多く，栄養障害は，免疫能の低下や呼吸筋減少に伴う呼吸機能の障害の進行を招くことになる．そのため，十分な栄養管理が望まれる．

喫煙は気管支壁を刺激することで粘液の分泌を増加させる．さらには，分泌物が貯留することがきっかけで感染症の急性増悪を引き起こす可能性もある．長年喫煙してきた人にとって禁煙を決断するのは難しいことであるが，喫煙が及ぼす影響について十分に説明し，理解を得る試みが必要である．

### (2) 制約のあるなかでも，可能な限り充実感のある生活を送るための援助

呼吸機能の状態に見合った日常生活が調整できるよう援助する．

酸素消費量が増大すると活動時間，活動内容によっては低酸素血症を助長することになる．活動量は呼吸によって取り込み可能な酸素の供給に見合うものにする．翌日に疲れを残したり，息切れ，動悸，浮腫がみられた場合には，活動が過剰になっていると考えられる．呼吸機能が悪化しない範囲で自分のペースをつかむことが大切である．活動量が過剰になる原因を一緒に考え，自らが調整できるように支援する．

### (3) 在宅酸素療法に関する知識，技術を習得するための援助

在宅酸素療法の適応の可能性のある患者への指導は，在宅酸素療法導入の決定と同時に在宅酸素療法機器の管理方法や日常生活の管理についての細かな指導が必要になる（表4-10）．

仕事や家事をしている人か，坂道や階段をよく使う人か，あまり動かない人かなどで，酸素供給器具の選択が変わってくる．そのため，ふだんの生活について詳しく把握しておく必要がある．特にもともと呼吸困難の自覚が少ない患者の場合，酸素吸入を始めても症状に変化がないため，酸素の量や装着時間を自分で判断してしまうことがある．過剰な酸素は酸素中毒の原因となり，また，酸素不足は息苦しさや身体組織への障害をもたらすことになる．そのため，患者が理解し，正確に実行できるまでよく説明することが大切である．

#### ① 増悪徴候の早期発見

呼吸器感染，心不全の悪化は急性増悪の要因となることが多い．在宅酸素療法患者にとって，安定期とは予備能力の小さい微妙な安定状態のうえに成り立ち，急激に悪化する可能性も高い．患者自身が呼吸困難，発熱，食欲低下など増悪の徴候を早期に発見できることが大切である．入院に至

**表4-10 ● 在宅酸素療法導入時に必要な援助の内容**

| |
|---|
| 1）患者の病状把握<br>　　病歴，家族構成，居住環境<br>　　安定期の肺機能，動脈ガス分析（安静時，労作時） |
| 2）日常生活の管理<br>　　・禁煙<br>　　・加湿<br>　　・去痰（体位排痰法）<br>　　・気道感染の予防と早期治療<br>　　・腹式呼吸，口すぼめ呼吸，酸素下の歩行療法 |
| 3）急性増悪の症状と増悪期の連絡先の確認<br>　　痰の増加，息切れの増大，不眠，頭痛，浮腫，乏尿，不穏，傾眠など |
| 4）在宅酸素療法<br>　　・在宅酸素療法はなぜ必要か<br>　　・酸素吸入量と時間（安静時，労作時）<br>　　・酸素ボンベの交換，加湿器の水の補充交換，酸素流量の自己確認<br>　　・在宅日誌の記入指導 |

った原因に焦点を絞って，一人ひとりについて急性増悪の原因とそのときの病状を思い起こして学習するよう指導すると効果的である．

### ② 酸素の供給源の管理

酸素供給装置と機器管理システムについて，担当者から説明を受ける機会を設ける．患者，家族に必要な情報を提供し，必要なサービスが受けられるようにする．

**高圧酸素ボンベ**：鉄またはアルミ合金のボンベに酸素を150気圧で封入してある．小型のタイプは移動時に使用できる．

**液体酸素**：酸素ボンベよりは長く連続使用できる．絶えず自然蒸発しているので決して火気に近づけない．

**酸素濃縮器**：酸素濃縮器は，在宅酸素療法に用いられる．

**吸着型酸素吸入器**：空気を取り込んで，選択的に窒素を樹脂カラムに吸着させ，約90％という高濃度の酸素をつくり出すことができる．加湿器が必要である．

**膜型酸素濃縮器**：高分子膜に対する酸素と窒素の透過速度を利用して約40％の酸素を得ることができる．加湿器は不要である．

在宅酸素療法を始めるにあたっては，患者に最も適したものを選択する．設置型（自宅に常時備え付けるもの）とは別に携帯酸素が必要かどうかについても患者，家族と相談し決める．

酸素供給器具の取り扱いについては，具体的に繰り返し指導する．患者または家族に実際にやってもらうことが大切である．

使用上の注意として，酸素療法上の注意を守る必要がある．安全に酸素療法を行うために火気厳禁を守り，ボンベの転倒防止，濃縮器のフィルターの掃除を行う．故障，事故のときの連絡先をすぐわかるところにメモしておくことも必須である．酸素流量は，血液検査の値や症状などから医師が決定するので，自己判断で変えない．医師の指示で安静時，活動時，睡眠中と流量が変更される場合もある．酸素が流れているか確認する．加湿器のふたや，つなぎ目のゆるみがないか，チューブの欠損や屈曲はないか，チューブに水が入っていないか，加湿器の水は十分入っているかなどを点検する必要がある．

### ③ 日常生活の注意点

**排泄について**：排便時の努責は息を長くこらえることになり，息苦しさを強くするため，便秘をしないように心がける．その方法として起床時，空腹時に冷水か牛乳を飲む，規則正しい食生活をし，毎食食べる，食物繊維の多い食品を摂る，腹部の温罨法，マッサージを行うなどがある．

**入浴について**：入浴は，身体の保清のためにも，疲労回復のためにも必要である．注意することとして必ず酸素吸入をしながら入浴する（指示の

ある場合は酸素量を増やす），体調のよい時間を選び，食事前後の1時間は避ける，息苦しいときは，シャワーか清拭だけにする，洗髪などは無理をせず，家族の協力を得る，入浴後はゆっくり休養を取るなどがある．

**感染予防について**：含嗽，手洗いを励行し，部屋の換気に注意し，空気の悪い場所は避ける．また，極端な温度差を避ける，かぜをひいている人のそばに行かないなどの注意をするよう指導する．

④ 在宅酸素療法のための患者・家族教育

在宅酸素療法の必要性を理解し，自己管理により自宅での生活が送れるようになることが必要である．そのため，教育計画として，病状や日常の過ごし方，患者家族の理解力などを考慮して個別に立案する．

教育内容の一例を以下に示す．

・呼吸器疾患の自己管理
・酸素療法の必要性
・酸素吸入法
・安静時と活動時の流量
・自己調節の危険性について
・酸素供給機器についての知識
・操作方法
・必要物品の入手方法（カニューレ，精製水など）
・機器供給会社実施の定期点検事項（酸素濃縮装置の清掃，性能検査，小物物品交換）
・患者が行う点検事項（酸素が確実に流れているか，フィルターの清掃，加湿器の交換，カニューレの手入れなど）
・生活を楽しむための酸素療法（自宅，職場，屋外での使用法）
・外来受診の方法
・緊急時の対応方法
・在宅酸素療法日誌の記録法：毎日の酸素吸入時間，薬，病状，日常生活を記録して外来受診時に持参し，医師や看護師の指示を受ける．

⑤ 在宅酸素療法のための環境の整備

療養環境の整備が必要となった場合は，病院の医療ソーシャルワーカーや地域の保健師と連絡し，必要な資源を有効に活用できるようにする連絡調整をし，サポート体制を整える（図4-6）．

(4) 残された心肺機能を効果的に活用でき，その人らしい質の高い生活を送るための援助

在宅酸素療法の機器の取り扱いができるようになるための期間は人によって異なるが，在宅酸素療法を導入してから数週間ほどが必要である．身につけることは，在宅酸素療法のある生活を自分のこととして受け入れる

### 図4-6 ● 在宅酸素療法（HOT）患者のサポート体制

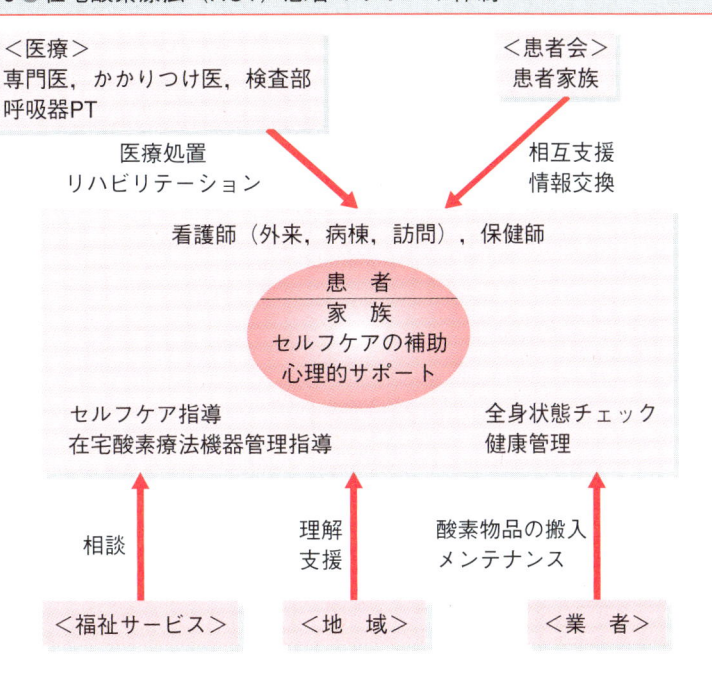

＜医療＞
専門医，かかりつけ医，検査部
呼吸器PT

医療処置
リハビリテーション

＜患者会＞
患者家族

相互支援
情報交換

看護師（外来，病棟，訪問），保健師

患　者
家　族
セルフケアの補助
心理的サポート

セルフケア指導　　　　　　　　　　全身状態チェック
在宅酸素療法機器管理指導　　　　　健康管理

相談　　　　　　理解　　　　　酸素物品の搬入
　　　　　　　　支援　　　　　メンテナンス

＜福祉サービス＞　＜地　域＞　＜業　者＞

---

準備にもつながる．在宅酸素療法を導入したことで「楽になった」「心強い」と感じる一方で，「一生ついてまわる」「つながれる」「格好悪い」と，それまでの自分の姿との違いに戸惑いやショックを感じる場合も少なくない．在宅酸素療法を導入することの受け止めや実際に装着してからの自覚症状の変化や印象を聴くことで，患者とともに効果を確認し，必要性の理

### 図4-7 ● 在宅酸素療法（HOT）導入の効果と影響

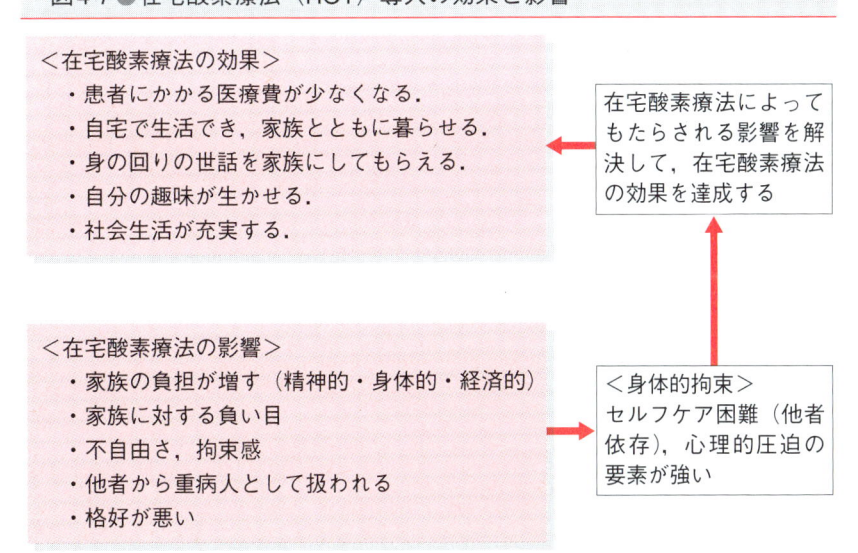

＜在宅酸素療法の効果＞
・患者にかかる医療費が少なくなる．
・自宅で生活でき，家族とともに暮らせる．
・身の回りの世話を家族にしてもらえる．
・自分の趣味が生かせる．
・社会生活が充実する．

在宅酸素療法によってもたらされる影響を解決して，在宅酸素療法の効果を達成する

＜在宅酸素療法の影響＞
・家族の負担が増す（精神的・身体的・経済的）
・家族に対する負い目
・不自由さ，拘束感
・他者から重病人として扱われる
・格好が悪い

＜身体的拘束＞
セルフケア困難（他者依存），心理的圧迫の要素が強い

解を促す必要がある（図4-7）．

## D 肺癌（通気性の維持・気道の浄化機能の障害／肺胞ガス交換機能障害／換気機能障害）で胸腔鏡下手術を受けた患者の看護

　肺癌には気管・気管支上皮，肺胞上皮に発生する原発性肺癌と，肺，乳腺，腎臓，大腸などに発生した癌が血行性に転移した転移性肺癌がある．

　原発性肺癌は4つの組織型に分類されている（図4-8）．肺癌の影響で粘膜分泌が増え，痰が増加し，気道の浄化機能が障害されやすい．癌が進行し気管支の内側を狭めていくと，通気性の維持・気道の浄化機能の障害や換気機能障害が生じる．その結果，粘液や血液の排出が阻害され，細菌性肺炎が起こりやすくなる．

　肺癌の治療としては，肺葉切除術や肺摘除術などの手術，放射線による治療，抗癌薬による治療，免疫力を強化する治療があり，治療の影響での呼吸機能障害も起きやすい．肺癌の発生部位，腫瘍の大きさ，進行度により，治療を組み合わせ，呼吸機能障害の程度に応じた酸素療法が行われる．

　病巣が限局しているもの（Ⅰ期肺癌）や肺機能が悪い，体力がない，高齢，転移性肺癌などの患者では，肺葉切除は行わず，肺部分切除が行われる．このような場合，最近では手術療法のなかでも比較的侵襲が少ない胸腔鏡下手術が選択されることが多い．胸腔鏡下手術は，VATS（video

**図4-8 ● 原発性肺癌の分類**

| 分類 | 小細胞癌 | 非小細胞癌 |||
|---|---|---|---|---|
| | | 扁平上皮癌 | 腺癌 | 大細胞癌 |
| 好発部位 | 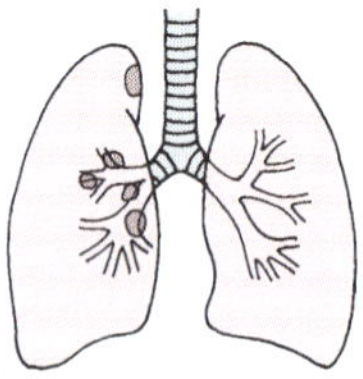 肺門部 | 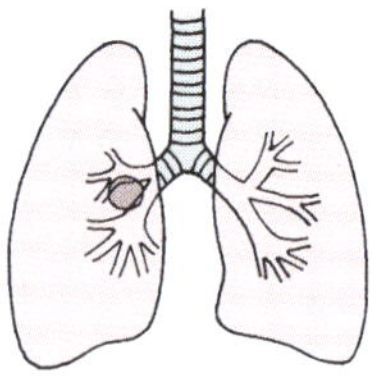 肺門部 | 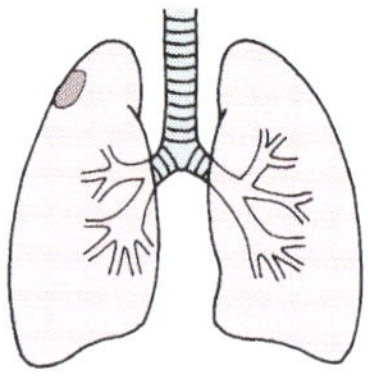 末梢部 | 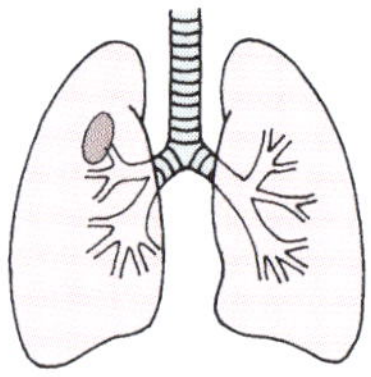 末梢部 |
| 治療方針 Ⅰ・Ⅱ期 | 化学療法<br>手術療法 | 手術療法 |||
| ⅢA期 | 化学療法<br>（放射線療法・手術療法） | 手術療法<br>（化学療法・放射線療法） |||
| ⅢB期 | 化学療法<br>（放射線療法） | 化学療法<br>（放射線療法） |||
| Ⅳ期 | 化学療法 | 化学療法 |||

assisted thoracoscopic surgery) とよばれている．胸腔鏡下手術の利点は，手術創が従来の開胸術に比べて小さく，術後の疼痛が少なく，早期に退院が可能となる点である．それでも，術後の注意すべき合併症は，標準的開胸術と変わらない（「第3章 呼吸機能障害の検査・治療に伴う看護」参照）．

術後は，疼痛緩和を十分に行い，術後呼吸器合併症を起こすことなく，早期から社会復帰に向け準備ができるよう援助することが胸腔鏡下手術を受けた患者の看護のポイントとなる．

## 1）アセスメントの視点と情報収集

### (1) 手術による呼吸機能障害への侵襲の程度を把握するための情報収集

肺癌の組織型，部位，大きさ，ステージについて確認し，術前の呼吸機能の状態，呼吸困難などの呼吸機能障害による症状の程度を把握する．

麻酔時間，人工呼吸器装着の時間，覚醒までの時間など麻酔侵襲にかかわる情報を収集する．また，摘出の範囲，手術創の部位，数，ドレーン・カテーテル類の確認を行い，術後の呼吸機能障害への影響を予測する．

### (2) 手術に伴う呼吸機能の低下による生活への影響の把握

休息・睡眠がとれているか，日常生活動作が疼痛がなく行われているか，活動の範囲はどの程度拡大できているか，食事が摂れているかなどについて確認する．

### (3) 不安や死への恐怖を軽減するための情報収集

病気への思いや，治療に対する思いを確認していく．また，術後痛や咳嗽，喀痰などつらい体験によって不安が増強していないか，十分に症状緩和がされているかを確認する．

## 2）生じやすい看護上の問題

①喀痰困難，活動量の低下により通気性の維持・気道の浄化機能障害が起きるおそれがある（無気肺のおそれ）．
②術後の疼痛，ドレーン・カテーテル類の留置により離床が遅れる可能性がある．
③再発するのではないかという不安がある．

## 3）目標と看護

### (1) 術後の通気性の維持・気道の浄化機能を回復させるための援助（術後呼吸器合併症の予防）

**疼痛緩和**：術後は24時間をピークに徐々に疼痛は軽減されていくこと

を患者に伝え，疼痛を増強させる活動前には事前に鎮痛薬を使用し，疼痛がなく活動できるよう援助する．鎮痛薬の使用に抵抗感をしめす場合は，鎮痛薬の利点を十分に伝え，納得が得られるようかかわる．

ドレーン・カテーテル類の留置に伴う疼痛は，ドレーン・カテーテル類の刺入部の観察をした後，活動時のドレーン・カテーテル類の動かし方をわかりやすく説明する．

**排痰への援助**：粘稠性が高い場合は，水分補給や加湿をする．咳嗽力が弱い場合は，腹式呼吸や咳嗽方法の説明をし，声を掛けながら咳嗽誘導を行う．必要時スクイージングなどの呼吸理学療法の援助をする．

**離床への援助**：疼痛緩和を図り，手術当日から徐々に活動を促していく．離床の妨げになるカテーテル類は，患者の活動の状況に合わせて，できる限り早めに抜去できるよう医師と相談する．

図4-9は，手術後のクリニカルパスの一例である．

### (2) 社会復帰に向けての援助

順調に回復していても肺癌で手術したあとは，かぜを引きやすくなるため上気道感染の予防は重要である．患者・家族へ十分に留意するよう予防について指導する．

**図4-9●胸腔鏡下手術のクリニカルパス**

|  | 手術当日<br>手術後 | 1日目 | 2日目 | 3日目 | 4〜10日目をめどに退院 |
|---|---|---|---|---|---|
| 食事 | 絶飲食 | 昼から水分可<br>夕食から5分粥開始 | 普通食 |  |  |
| 安静度 | ベッド上安静<br>寝返りも可 | 制限なし |  |  |  |
| 排泄 | 尿管留置 | 尿管抜去 | 1日尿量の測定 |  |  |
| 清潔 |  | 体を蒸しタオルで清拭 |  | 胸の管を抜去した翌日からシャワー可 |  |
| 検査 | 胸部X線 | 血液検査<br>胸部X線 | 胸部X線 | 胸部X線 |  |
| 治療・処置 | 酸素吸入<br>心電図<br>胸に管を挿入<br>病室に移動 | 酸素終了<br>心電図終了 | 胸の管を抜去（抜糸は外来で行います） |  |  |
| 点滴・内服 | 24時間持続点滴 | 点滴 | 点滴なし |  |  |
| 説明・指導 | 医師よりご家族へ手術室で結果説明 |  |  |  | 医師より病理結果と退院後の治療計画・留意点および次回外来日について説明 |
|  | 傷の痛みが強いときや38℃以上の発熱時はお薬を使います<br>痰は我慢せず出しましょう．出にくいときは加湿吸入をします<br>日中は上半身を起こして過ごしましょう ||||| 
| その他 | 呼吸が安定する | 痰を上手に出せる<br>歩行ができる |  |  | 退院後の生活を理解する |

術後回復期に疼痛で苦しむ患者も，術後1か月の時点では，鎮痛薬を必要としないで日常生活が送れるようになる者が多い．また，術後の呼吸機能は術前肺活量/術後肺活量の％を比べると，約1週間で60〜70％の回復，1か月後にはほぼ80〜90％の回復が報告されている．そのためほとんどの患者が10日前後で退院を迎え，約1か月前後には社会復帰をしている．しかし，胸腔鏡下手術を受けた患者のなかには，疼痛はないが，手術後しばらくは違和感を訴える患者もいる．胸腔鏡を挿入して操作した違和感である．呼吸機能の回復には影響を与えることはないが，生活上への影響がないか情報収集を行いつつ，術後の回復を実感できるようなかかわりを行い，自信をもって社会復帰できるよう援助する必要がある．

## E 鉄欠乏性貧血（肺胞ガス交換機能障害）患者の看護

**貧血**（anemia）とは，末梢血の一定容積中の赤血球数，ヘモグロビン量，ヘマトクリット値が基準値以下に減少した状態をいい，ヘモグロビン量が男性で約13g/dl以下，女性で約12g/dl以下に低下した場合と定義されている．その種類には，血球産生に必要な物質の不足による鉄欠乏性貧血や巨赤芽球性貧血，骨髄産生低下による再生不良性貧血，赤血球崩壊の亢進による溶血性貧血などがある．

貧血でヘモグロビン量の減少が生じていると，酸素運搬能の障害が生じ，肺胞ガス交換機能の障害が起きる．その結果，中枢や末梢組織での酸素供給が欠乏し，心臓は循環を速めることで酸素を組織へ運搬しようとする．そのため心拍数や呼吸数が増加し，動悸や息切れなど，一般的にいう貧血症状が出現する．また，組織の酸素不足は二酸化炭素（$CO_2$）の蓄積を引き起こし，そのことが頭痛や倦怠感につながる．さらに，組織の抵抗力が弱まることで，2次感染を起こしやすい．組織の低酸素状態は，臓器の各機能を低下させ，極端な場合は，生命の維持さえ困難となる．また，通常，貧血症状は段階的に進行する．

**鉄欠乏性貧血**は，何らかの原因で赤血球の構成成分であるヘモグロビン合成に必要な鉄が不足し，合成が低下した状態である．鉄の補充により治癒する低色素性貧血の代表的なものである．鉄の1日必要量は1mgであるが，これは排便・排尿，発汗により体外に失われる量でもあり，その分が食事を摂取することで腸管から吸収されて，体内の鉄分量が一定に保たれている．この鉄の排出と吸収のバランスが崩れることで鉄欠乏性貧血が生じる．発生原因としては，月経過多，胃腸管の潰瘍などによる消化管出血などの慢性出血，成長期や妊娠などの際の需要の増大，胃切除後などの吸収の不良などがあげられる．

## 1）アセスメントの視点と情報収集

### (1) 貧血の程度と貧血を改善するための情報収集

患者の動悸，息切れ，倦怠感などの自覚症状と皮膚・粘膜の蒼白化，頻脈，さじ（スプーン）状爪，心雑音などの他覚症状，血液データ（ヘモグロビン値，血清鉄値，フェリチン値など）などの情報を収集する．

月経過多の有無や便の性状（便潜血の有無），感染症，腎疾患，膠原病など続発性貧血を生じる疾病の有無を確認する．

### (2) 貧血によって起こる日常生活上の問題を援助するための情報収集

貧血が著しい場合には，倦怠感や息切れなどの自覚症状が強くなり，日常生活に支障が現れている場合がある．どのようなときに自覚症状が出現しているのかを把握する必要がある．また，貧血症状の増強には，食習慣や生活習慣が大きく影響しているため，どのような食生活なのか，負荷になるような動作・運動をしていないか，休息は取れているかなどの情報を把握しておく．

## 2）生じやすい看護上の問題

貧血症状により思うように活動ができないことへの苦痛がある．

## 3）目標と看護

### (1) 疲労や息切れの予防のため貧血の程度に適した日常生活動作ができるための援助

①酸素消費量を少なくする援助として，動悸や息切れなどの症状が出現しない範囲で活動するよう患者に説明する．症状出現時には，酸素消費量を最小限にするよう，移動や排泄時の活動の方法を説明する．また，起立性低血圧による眩暈や倦怠感などで転倒しないよう，体動時はゆっくりと動くように説明する．重症例では，安静を保つ必要性を伝え，安静が確保できるように配慮する．

②入浴は，組織の酸素消費量を高めるので，できるだけ短時間で，ぬるめの湯にするように説明する．

③貧血による循環不全で末梢冷感がある場合，循環の改善を図るために温罨法や足浴を勧める．

④安静による活動制限は便秘を生じる原因となる．努責によって眩暈が生じることもあるため，定期的に排便を促す必要があり，適宜，緩下剤の使用を検討する．

### (2) 鉄の補充と貧血改善への援助

①鉄剤服用に伴って，食欲不振，悪心，下痢，便秘などの消化器症状の

表4-11 ● 貧血の進行予防や回復に効果のある食品（例）

| 鉄分を多く含む食品 | レバー，海藻（もずく，ひじき），あさり，佃煮，ホウレン草 など |
|---|---|
| 赤血球を多く含む食品<br>（ビタミン$B_{12}$と葉酸を多く含む食品） | レバー，野菜 |
| 鉄の吸収を促進する食品 | 酢，ビタミンC |

副作用が出現しやすい．そのため，空腹時の内服は避けるよう指導する．

②緑茶やコーヒー，紅茶などに多く含まれるタンニン酸は，鉄と同時に摂取すると，鉄剤の吸収を妨げるため，鉄剤服用前後，最低でも1時間は飲用しないように説明する．

③貧血の進行予防や回復に効果のある食品を紹介し，摂取を促す．また，今までの食生活を見直し，良質のたんぱく質を含むバランスのよい食事を心がけるように指導する（表4-11）．

④通常，鉄剤服用により，貧血は1～3か月で改善するが，貧血改善直後は貯蔵鉄が枯渇しているため，早期の再発防止のため，貯蔵鉄の増加まで継続して服用するよう説明する．

# 循環機能障害

# 第1章　循環機能障害と日常生活　149

① 循環機能とその役割 ――― 150
② 循環機能とその障害 ――― 155
③ 循環機能障害がもたらす生命・生活への影響 ――― 177

# 第2章　循環機能障害の把握と看護　181

# 第3章　循環機能障害の検査・治療に伴う看護　215

① 循環機能の検査に伴う看護 ――― 216
② 循環機能障害の治療に伴う看護 ――― 235

# 第4章　循環機能障害のある患者の看護　249

# 第1章 循環機能障害と日常生活

# 1 循環機能とその役割

## A 循環機能とは

　循環機能とは，生命維持に必要なエネルギーの生成にかかわる酸素を含む血液を運ぶ機能であり，それは，必要なところに十分な血液（酸素）を配分することを意味している（図1-1）．この循環機能は，「ポンプ機能」と「輸送還流機能」の2つの機能から成る．このうちポンプ機能は血液を循環させる動力の源であり，輸送還流機能は血液を循環させるための管や圧や循環する血液の流れそのもののもつ働きである．

　循環機能が保たれているということは，生命活動が維持されているということであるが，脳の刺激が途絶えても働き続ける機能であることに特徴がある．

　なお，ポンプ機能は，圧出・逆流防止・律動から成り，それらは全身に連続した一定量の血液を拍出し続ける働きである．

　また，輸送還流機能は，導流・分配調節・輸送・還流からなり，それらは十分な酸素を含んだ血液を動脈を介して全身に届け，全身の各組織から排出された二酸化炭素を含む血液を静脈を介してもれなく心臓に戻し肺に送る働きである（図1-2）．

　循環機能は，心拍や血圧の変動として体感できることが多く，また，容易に測定ができる．

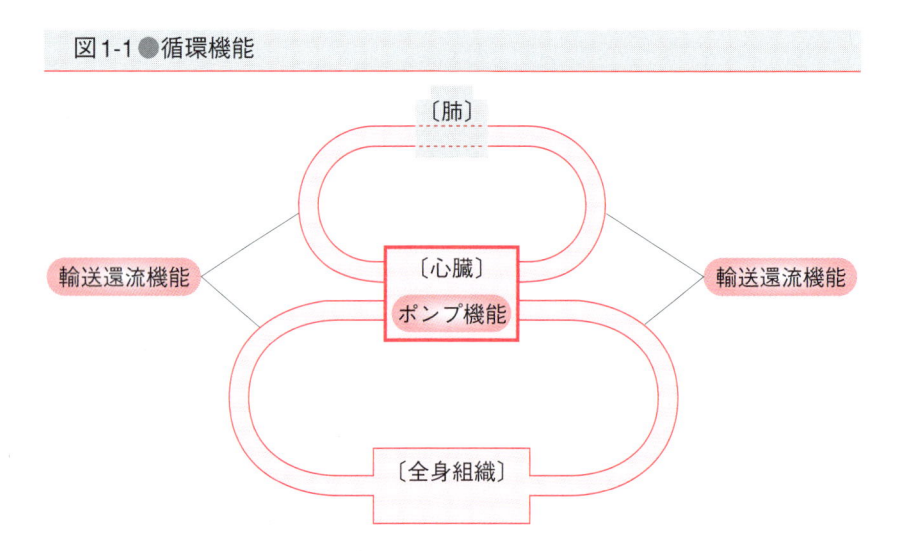

**図1-1 ●循環機能**

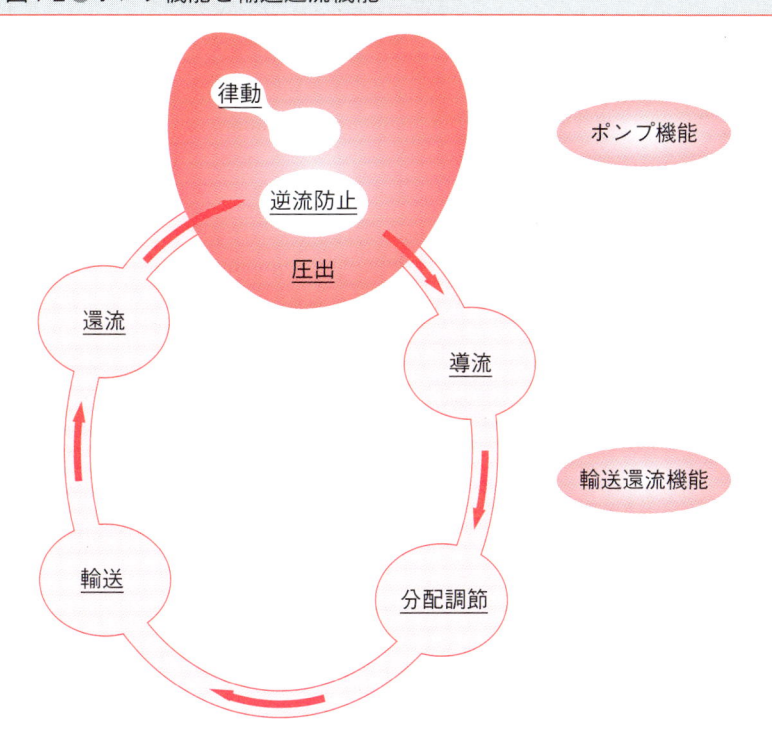

図1-2 ● ポンプ機能と輸送還流機能

## B 循環機能と生命・生活

### 1）生命の維持への関与

　循環機能は，交感神経・副交感神経による調節を受けるが，心筋は，独自の収縮運動を行っている．したがって，神経調節の働きが何らかの要因によって途絶えても，一定期間は収縮運動を続ける特徴をもっている．このように，循環機能は他の機能に依存しなくても，その働きを維持することができるが，循環機能に障害が起こった場合には，全身の臓器に強い影響が及び，生命の維持が困難になることもある．

　循環機能には，生命を維持するために「代償的対応」という特徴的な働きがある（図1-3）．それは輸送還流機能が低下すればポンプ機能を亢進させて循環機能を一定に保とうとし，また，ポンプ機能が低下すれば輸送還流機能を亢進させて循環機能を保とうとするという働きである．

　循環機能の働きには以上のことがあるが，人間の生きるうえでの最高位に位置づく自己実現の欲求を達成するために必要な，より強度な生命活動を営むためには，ポンプ機能も輸送還流機能も強化し，生命活動の増大を図らなければならない．

**図1-3 ● 生活活動の変化への対応と生命維持への対応としての代償**

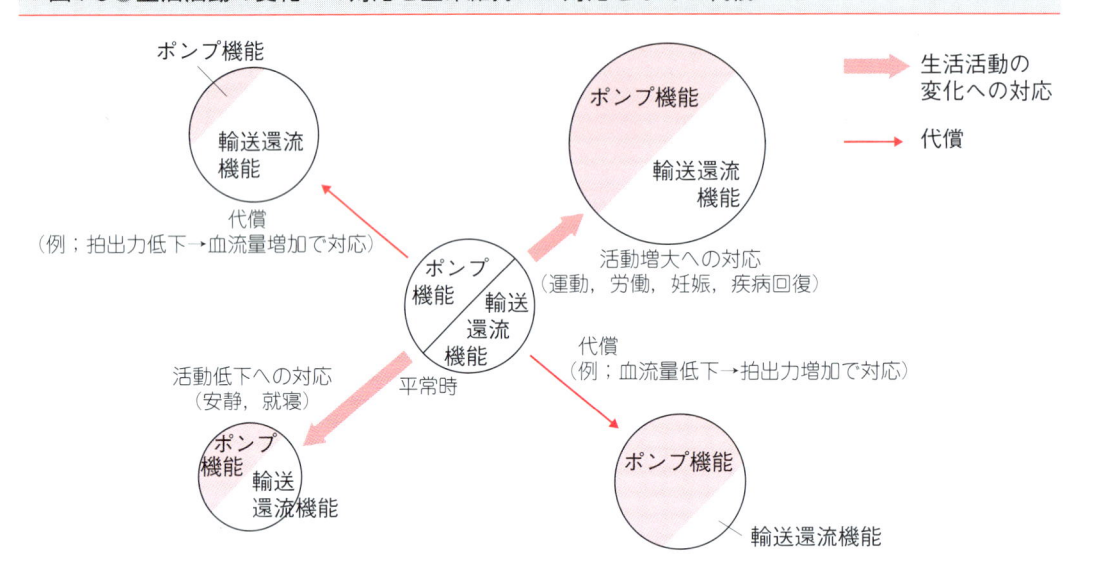

生活活動の変化への対応 → 

代償 →

ポンプ機能
輸送還流機能
代償
（例；拍出力低下→血流量増加で対応）

ポンプ機能
輸送還流機能
活動増大への対応
（運動，労働，妊娠，疾病回復）

ポンプ機能／輸送還流機能
平常時

活動低下への対応
（安静，就寝）
ポンプ機能
輸送還流機能

代償
（例；血流量低下→拍出力増加で対応）
ポンプ機能
輸送還流機能

　なお，ここでいう生命活動の増大が求められる場とは，運動・労働，妊娠，疾病回復などといった場面であり，これらのうち妊娠や疾病回復は身体活動が同じでも，胎児育成や創傷治癒促進のために体内の血流を増加させる必要がある．

　一方，安静などの活動低下の際には，それに合わせてポンプ機能と輸送還流機能は減少する．また，疾病などによりポンプ機能と輸送還流機能の働きが低下してくると，その循環機能に見合った活動を選ばなければならない．しかし，循環機能における代償によりポンプ機能が弱まると，動脈の血管抵抗を増加させることで血圧を上昇させて循環血液量の増加を図るという働きが生まれ，その結果，輸送還流機能の働きが強まり，一定の循環機能を保とうとする．逆に輸送還流機能が弱まると，脈を上昇させたり，1回拍出量を増やしたりして，ポンプ機能の働きが強まる．このように代償されているときには，見かけ上の循環機能は保たれるが，自己実現の達成に十分な強度の生命活動を維持するために必要な循環機能を代償しきれなくなったときには，動悸，呼吸困難，胸痛，しびれなどが生じてくる．

　つまり，自己の望む生活があってもその活動量に循環機能が追いつかないことで，動悸，息切れ，胸痛，しびれなどが生じてくる．そのため影響の少ない活動量での制限された生活活動を余儀なくされることになる．

## 2）生活活動への影響

　体内のあらゆる臓器には栄養と酸素を運ぶ動脈があり，代謝産物を運び出す静脈がある．そのため，循環機能が障害されることにより，各臓器に

図1-4 ● 循環機能障害による生活活動への影響

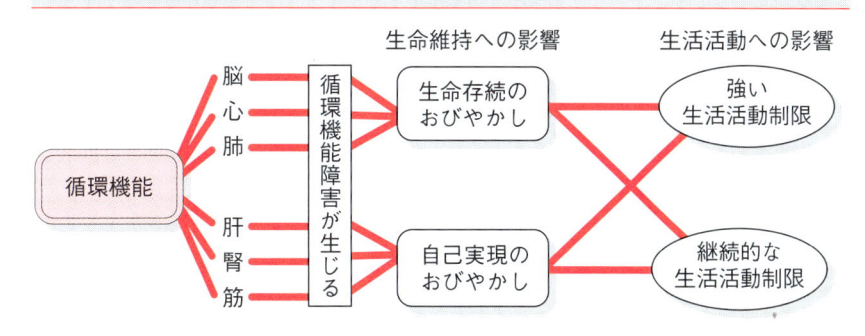

影響が及び，臓器によっては生命の存続がおびやかされることになる．

循環機能が回復しても，他に及んだ障害によっては，その人の生活全般にも大きな影響が現れる．その結果多くの場合，自己実現の欲求を満たそうとする生活活動も，障害された循環機能に合わせなければならなくなることから，強い制限や継続的な制限を受け，自己実現の欲求は満たせないことになる（図1-4）．

### 3）環境による影響

循環機能は，図1-5に示すように，気温や気圧といった環境の変化によって，様々な影響を受ける．そのため循環機能を高めることを狙って環境を調整したり，自分の循環機能に合わせた環境に整えることが必要となる．これらの変化は一過性に生じるものではなく，気温や気圧の変化に合わせ，よりよい循環を保つために「代償的対応」が働く．たとえば現在のスポーツトレーニング法における高地トレーニングは，気圧の変化による代償的

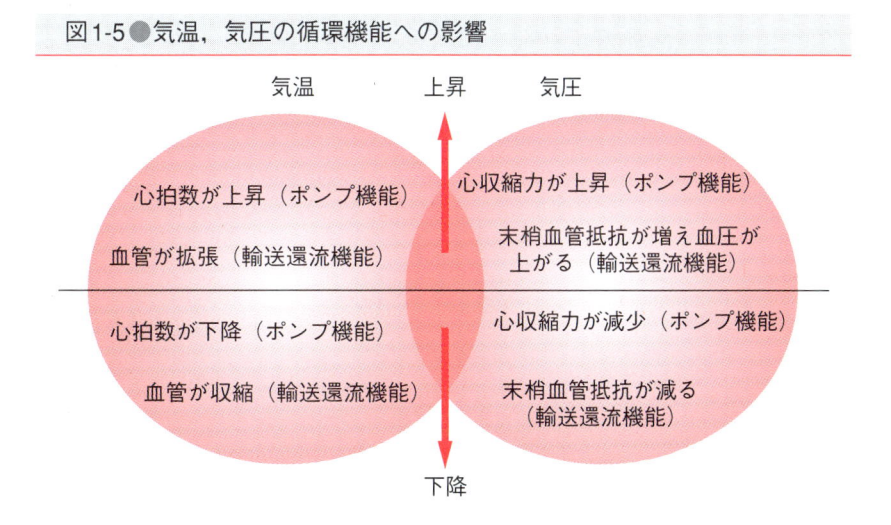

図1-5 ● 気温，気圧の循環機能への影響

対応により心ポンプ機能を高めることを目的としている．

### 4）生活習慣による影響（図1-6）

#### (1) 体　位

臥位から座位になったり，立位になったりすると，重力に逆らって血液を循環させなくてはならない必要から末梢血管が収縮する．同時に，頸部にある圧受容体も反応し，そのことで交感神経が刺激され，脳への血流維持のために，心拍数を増大させ，拍出量を増加させるようにポンプ機能が働く．

正座をすると，関節の屈曲により動脈が一時的に狭窄した状態になる．その結果，末梢組織の血流が不足し，しびれの感覚が生じる．また，静脈に血流がうっ滞することから下肢静脈血栓や静脈瘤が生じやすくなる．

#### (2) 食生活

ナトリウムの過剰摂取は，水の再吸収を促進させ，血流量を増加させる．多くの血液を循環させるために，血圧が上昇し動脈の血管抵抗を増大させる．動脈は血圧の上昇によって傷つき，内膜から肥厚することで，動脈硬化が進む．その結果，やがて，輸送還流機能が障害されることになる．

脂質の過剰摂取によって，血中のコレステロール値が上昇し，血管壁の傷を生じている部分に，アテロームが形成される．このことが輸送還流機能障害である血管閉塞（閉塞性動脈硬化症）の原因の一つである．

#### (3) 喫　煙

**図1-6●生活習慣による影響**

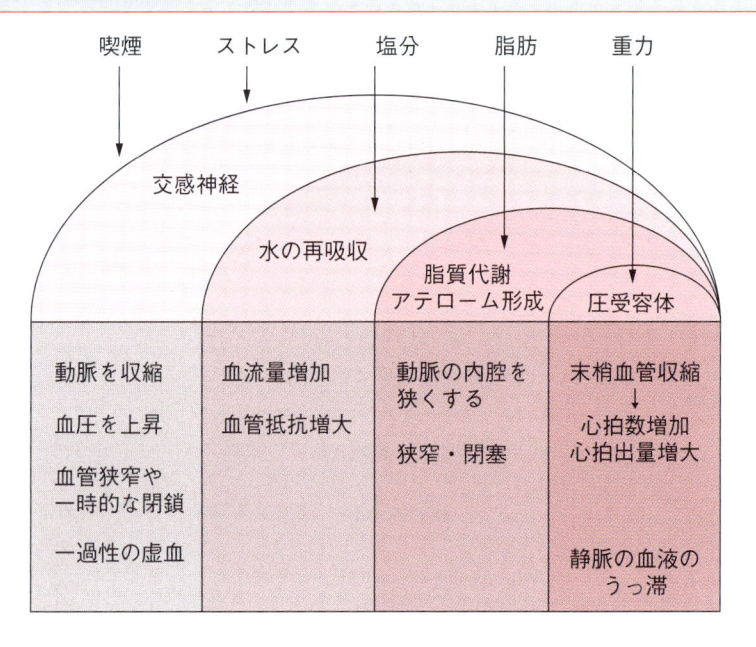

| 喫煙 | ストレス | 塩分 | 脂肪 | 重力 |
|---|---|---|---|---|
| 交感神経 | 水の再吸収 | 脂質代謝 アテローム形成 | | 圧受容体 |
| 動脈を収縮 血圧を上昇 血管狭窄や 一時的な閉鎖 一過性の虚血 | 血流量増加 血管抵抗増大 | 動脈の内腔を 狭くする 狭窄・閉塞 | | 末梢血管収縮 ↓ 心拍数増加 心拍出量増大 静脈の血液の うっ滞 |

ニコチンは，体内に吸収されると交感神経を刺激し，動脈を収縮させる．その結果，血圧が上昇するほか，細動脈に対しては血管狭窄を生じ，一過性の虚血（血流の不足による組織の酸素不足）を生じることもある．心臓の冠動脈が狭窄すれば，心筋の酸素不足によりポンプ機能に障害が生じ胸痛が自覚される．大腿動脈が狭窄すれば下肢筋の酸素不足により輸送還流に障害が生じ，下肢のしびれ，痛みが自覚される．

(4) ストレス

過剰なストレスは，交感神経を刺激し，血圧を上昇させ脈拍数を上げる．ストレスを感じやすい性格をA型気質とよび，このA型気質はタイプA行動*という特性をもつといわれている．このタイプA行動は，狭心症や心筋梗塞の危険因子として注目されている．なお，タイプA行動とは正反対の特性をもつタイプB行動の人に比べ，ポンプ機能障害を起こしやすいということもいわれている．

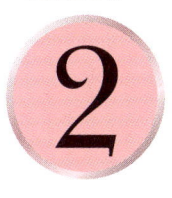

> タイプA行動：タイプA行動には以下の特徴がある．
> ・早口で語気が荒い．
> ・食事のスピードが速く，食後も休息しない．
> ・いらいらしやすい．
> ・責任感が強く，仕事中心の生活となる．

# 2 循環機能とその障害

## A ポンプ機能とその障害

### 1 ポンプ機能とその担い手

心臓は規則的に収縮と拡張を繰り返すことで，血流を作り出すポンプ機能の役割を果たしている．ポンプ機能は「圧出」「血液逆流防止」「律動」により，規則的な収縮と拡張を繰り返し，身体各組織からの酸素需要に応じて心拍数や心拍出量を変化させている（図1-7）．

図1-7 ● 心臓の収縮と拡張（心周期）

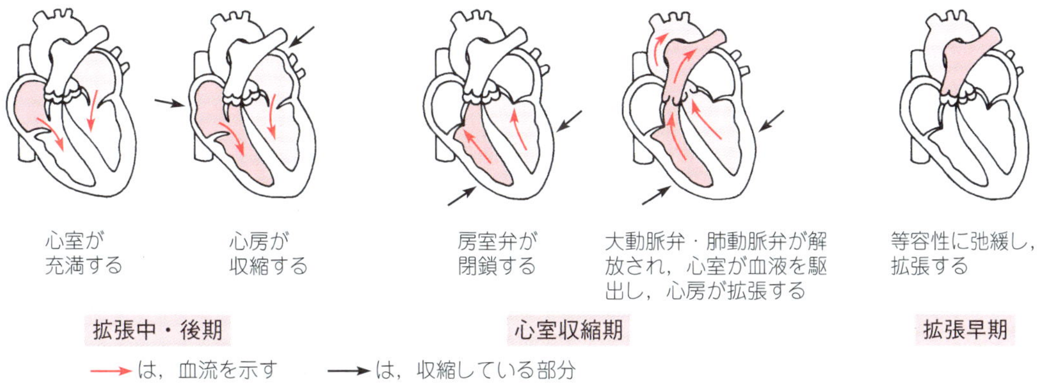

| 心室が充満する | 心房が収縮する | 房室弁が閉鎖する | 大動脈弁・肺動脈弁が解放され，心室が血液を駆出し，心房が拡張する | 等容性に弛緩し，拡張する |

拡張中・後期　　　心室収縮期　　　拡張早期

→ は，血流を示す　　→ は，収縮している部分

## 1）圧　出

　ポンプ機能の中心となる血液の圧出を中心的に担っているのが心筋である．心筋は優れた収縮力と自動能を有している．
　心筋に十分な酸素と栄養を運ぶために冠動脈があり，心筋が滑らかに収縮・拡張できるように，心膜，心膜腔，心膜液がある．

### (1) 心　筋

　心筋は心臓のみに分布する筋組織で，心筋が拡張・収縮することで心臓はポンプとしての役割を果たす．心筋細胞は枝分かれのある単核の細胞で，介在板とよばれる接合部で（指を組んだ両手のように）互いにぴったりと接着している．介在板の構造はイオンを細胞から細胞へと自由に通過させることが可能で，そのため興奮のインパルスが心臓を横断してすばやく伝導される．インパルスは，洞結節にある心筋細胞から不随意的に発生し，一定の流れで伝導される．これらの構造によって心臓は自律的に拍動し，意識的にはその働きをコントロールすることができないしくみになっている．

### (2) 冠動脈（図1-8）

　心筋に酸素と栄養を供給する動脈は，大動脈の起始部から分岐する2本の冠動脈（右冠動脈と左冠動脈）である．冠動脈は，心臓の表面を走り，

**図1-8● 冠動脈の灌流支配領域の模式図**

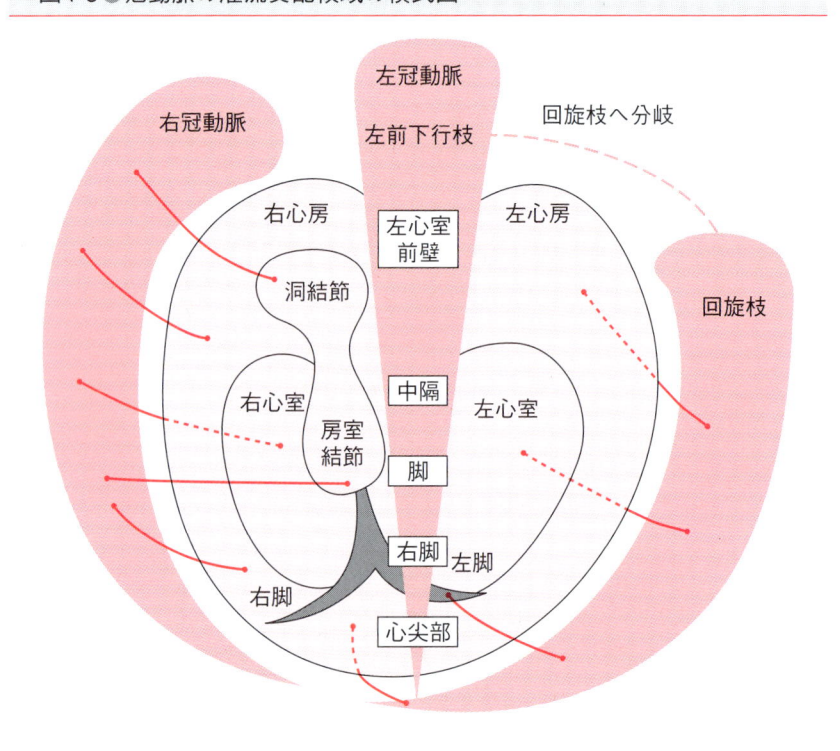

心筋全体に分布する．

　右冠動脈は，大動脈の右前方にある大動脈洞の前面から分岐し，すぐに洞房結節を灌流する血管に分岐する．右冠動脈は右心室側の房室間溝を走り，心臓下面に進む．その間，洞房結節枝，房室結節枝，右縁枝に分枝し，右心室全体と洞結節，房室結節，左心室下壁と心室中隔の後1/3の部分に血液を灌流させている．

　左冠動脈は，大動脈の左前方にある肺動脈の後方を回って心臓前面に向かい，ここで左前下行枝と回旋枝に分岐する．この分岐部までを左冠動脈主幹部という．左前下行枝は左心室前面を前室間溝に沿って下降し，心室中隔と左心室前側壁を灌流し心尖部に至る．つまり，左前下行枝は左心室前壁の全体と，右前壁の一部と心室中隔の前2/3と，脚，右脚，心尖部に血液を灌流させている．前下行枝は，ポンプ機能の役割を担う左心室に血液を灌流させる大切な動脈といえる．

　回旋枝は左心室の房室間溝を左後方に走行し，左心房および左心室後側壁に分岐し，末梢は左心室後壁に分布している．つまり，左回旋枝は左心室側壁と後壁に血液を灌流させている．

　このように冠動脈は多くの分枝を出しながら，毛細血管網を形成し，心筋にくまなく血液を灌流させている．

　左・右冠動脈の終末は吻合するが発達は弱く，急速な閉塞が生じた場合には，その灌流支配領域は，虚血性壊死に陥り障害が生じる．

### (3) 線維性心膜（図1-9）

　心膜は心臓と大血管の基部とを包む囊で，外層の線維性心膜（心囊，壁側心膜）と内層の漿液性心膜（臓側板，壁側板）の2層でできている．

　線維性心膜は，強靱な線維性結合組織から成り，上方では大血管の外膜とつながっており，下方では横隔膜の上面に接し，横隔膜の腱中心とつな

**図1-9 ● 心膜の構造**

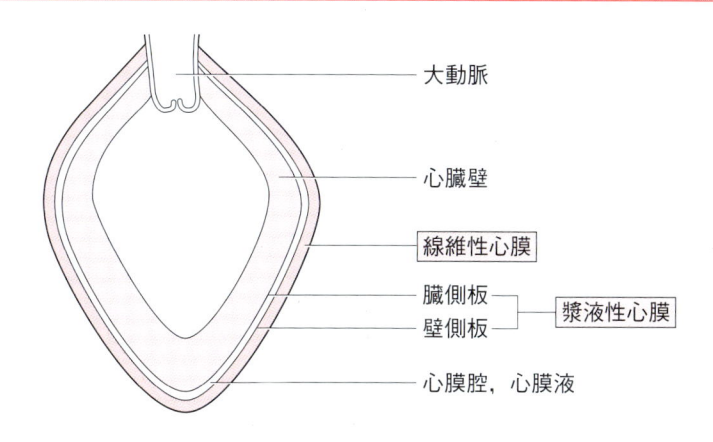

がっている．線維性心膜により，胸腔内で心臓は安定した位置で固定・保持され，外からの圧力に対し，心臓を保護している．

(4) **漿液性心膜，心膜腔，心膜液**（図1-9）

漿液性心膜は，単層の扁平上皮で覆われている薄層で，壁側板と臓側板に分けられる．壁側板は，線維性心膜の内側を覆い，大血管基部で反転し，臓側板となって心臓の外表面を覆う．漿液性心膜の壁側板と臓側板との間には狭い隙間，すなわち心膜腔があり，ここに少量（約20m$l$）の黄色透明な漿液（心膜液）がある．

これらの隙間は，潤滑な漿液性心膜で覆われているので，心臓は線維性心膜と摩擦を生じることなく拍動することができる．

## 2）血液逆流防止

ポンプ機能を効率よく動かすために，心臓の中には逆流を防止するための機能が備わっている．この血液逆流防止を中心的に担っているのは，心臓の中にある4つの弁（肺動脈弁，大動脈弁，僧帽弁，三尖弁）であるが，それ以外に，体循環と肺循環を交通させないための心房中隔・心室中隔も血液を一定方向に流す役割をもっている．

心筋の収縮によって圧力の高まった血液は，4つの弁によって一定の方向性が与えられ圧出される．弁は完全に閉じて逆流を生じさせないだけでなく，容易に開いて血流の抵抗にならないことが大切である．

(1) **弁，内膜，腱索**

弁には三尖弁，肺動脈弁，僧帽弁，大動脈弁がある．大動脈弁と肺動脈弁は，その形状から半月弁ともよばれる．

内膜は，心臓の内面を被う膜で，単層の内皮細胞と，薄い結合組織から成る．心室腔は乳頭筋などのため，大きなひだがあるが，内膜によって血液が心室腔に付着せず，よどみなく流れる．

腱索は，僧帽弁と三尖弁にある．腱索はこれらの弁葉の下端部に固く付着し，他端は乳頭筋に付いている．腱索は心室内圧の高まりにより，三尖弁と僧帽弁が心房内に膨らむのを防ぐのと同時に，心室の収縮とともに乳頭筋も収縮して腱索を強く引っ張り，三尖弁と僧帽弁に緊張を加えることで弁の心房内への突出（めくれ返る）を防ぐ役割をもっている（図1-10）．

ただし，大動脈弁や肺動脈弁には，房室弁のように腱索や乳頭筋などの支持組織はなく，心室収縮時に心室から送り出される血液で開き，心室拡張時の肺動脈や大動脈内の血液の逆流によって閉じるしくみになっている．弁にはすばやい可動性に加え，上流下流の圧力差に耐え，1日10万回以上もの休みない開閉による機能的摩耗にも耐えられるしなやかで強靭な性状が求められる（図1-11）．心筋が拡張と収縮を繰り返すなかで，流

図1-10 ● 腱索と弁の働き

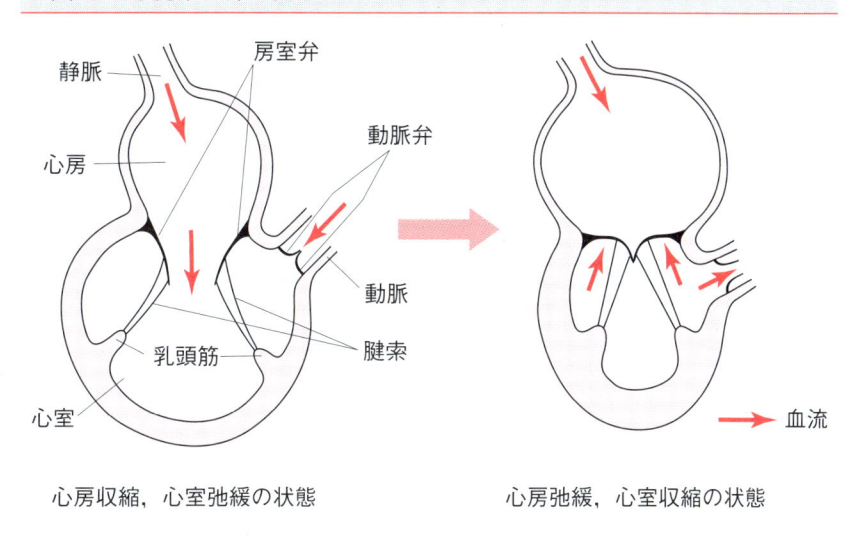

心房収縮，心室弛緩の状態　　　心房弛緩，心室収縮の状態

図1-11 ● 心臓に出入りする静脈血，動脈血と弁膜にかかるそれぞれの圧力差

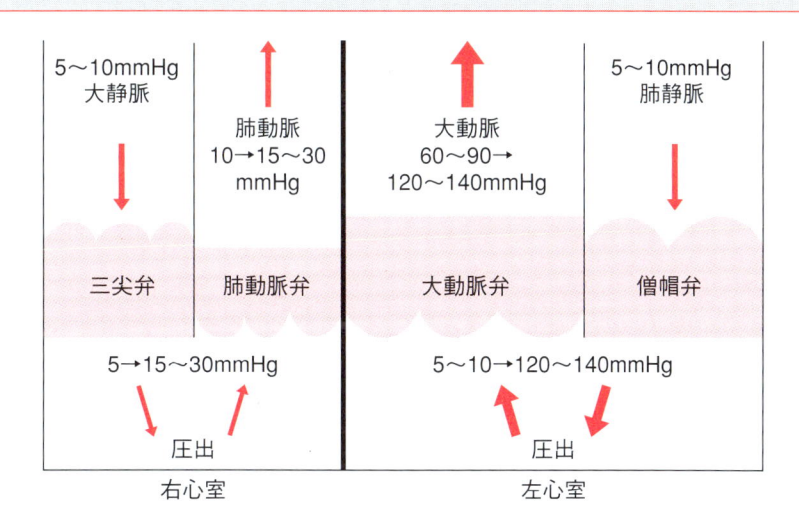

れてくる血液に圧力を加えて血液を送り出すために，収縮に合わせてそれぞれの弁が開閉を行う．圧は心臓の各部で変化している．この圧の差が効率よく血液の流れを作り出している．

(2) 中　隔

中隔には，心房中隔，心室中隔がある．

心臓は，大静脈→右心房→右心室→肺動脈，肺静脈→左心房→左心室→大動脈という，同じ機構をもつ2個のポンプ系が並列したものと考えてよい．中隔は体循環のポンプである左心房・左心室と，肺循環のポンプである右心房・右心室を区切る役割をもっている．

体循環の左心と肺循環の右心は80～100の圧の差があるが中隔で仕切ら

れているため，動脈血と静脈血が混じることはなく送り出される．

### 3）律　動

　律動を中心的に担うのは刺激伝導系とよばれる心筋の興奮電路である．心筋は周期的に電気シグナルを発生させており，この電気シグナルを活動電位という（図1-12）．

　心臓が拍動しているときは，分極と脱分極を繰り返している．充電に相当するのが分極で，静止状態を意味する．静止状態では，$K^+$（カリウムイオン）は，細胞内と細胞外では30倍も細胞内濃度が濃く，$Na^+$（ナトリウムイオン）は，細胞外へ押し出され，細胞膜の内側では，外側に対してマイナス電位になっている．細胞が興奮すると$Na^+$と$Ca^{2+}$（カルシウムイオン）が細胞内に流入してきて，急激に細胞内電位が－90mVから＋30mVに上昇し，脱分極を起こす．これは活動電位の発生を意味し，スパイク状の電位の変化が記録される．

　脱分極後は，$K^+$を細胞外へ流し出すことで，内側を静止電位に戻そうという働きが生じ，それに伴い細胞内電位もマイナスに傾いてくる．電位は興奮の伝播に時間がかかるためプラトー相を形成しながら，徐々に静止電位に戻る．

　これらの電気シグナルを心筋細胞（洞結節）は周期的に発生させ，心臓の律動を行っている．

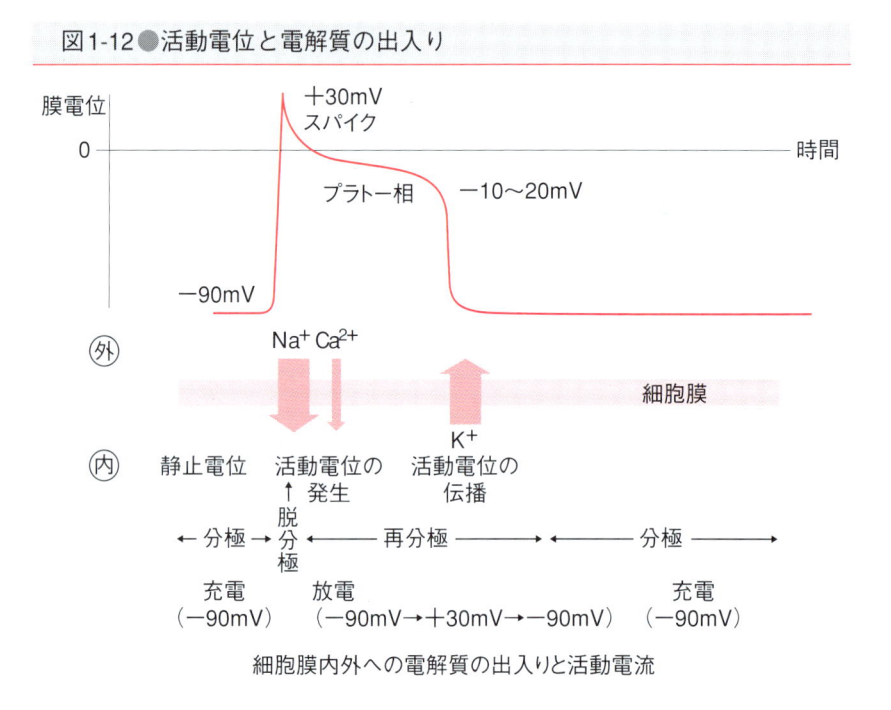

**図1-12●活動電位と電解質の出入り**

細胞膜内外への電解質の出入りと活動電流

自律神経は，その時々の行動状態に対応させて，律動を調整している．

心臓は生体から切り離されても，条件さえ整えば，しばらくの間は自動的に動き続ける．心筋では，個々の細胞の自動能は抑制され，洞房結節からの刺激で調和のとれた収縮を行い，ポンプ機能の役割を果たす．通常，筋が収縮するためには，電気刺激が必要であり，骨格筋であれば神経の刺激で収縮する．ところが，心筋は自ら発生させる刺激（インパルス）で収縮を行う．

また，身体活動の増減に合わせて，血液の拍出量を増減させる必要があるが，心拍の増減の調整は，心臓中枢神経による自律神経性調節と，血中ホルモンによる体液性調節で行っている．

### (1) 刺激伝導系

刺激伝導系は洞房結節，房室結節，ヒス束，脚，プルキンエ線維から成る（図1-13）．

洞房結節は上大静脈が右心房に注ぎ込む直下の心房壁にあり，その興奮発生頻度はほかの刺激伝導系心筋細胞や固有心筋細胞の興奮発生頻度よりも多い．成人では通常1分間に60〜100回のインパルスを発生させるため，ほかの部位の興奮を抑制し，洞房結節が心臓ポンプの律動性のペースメーカー（第1の歩調とり）の役割を担っている．洞房結節から起こった刺激は心房筋内の筋線維に伝わり心房を収縮させ，さらに房室結節へと伝えられる．房室結節は刺激をさらにヒス束に伝える．

ヒス束は，心室中隔の上縁で右脚と左脚に分かれ，心室中隔の両側を心尖に向かって走る．右脚は，主に右心室に刺激を与えプルキンエ線維で終わる．左脚は，さらに左前部と左後部に分岐してプルキンエ線維で終わる．インパルスはプルキンエ線維の末端から左右の心室筋に伝播し，心室を収縮させる．

図1-13 ●刺激伝導系

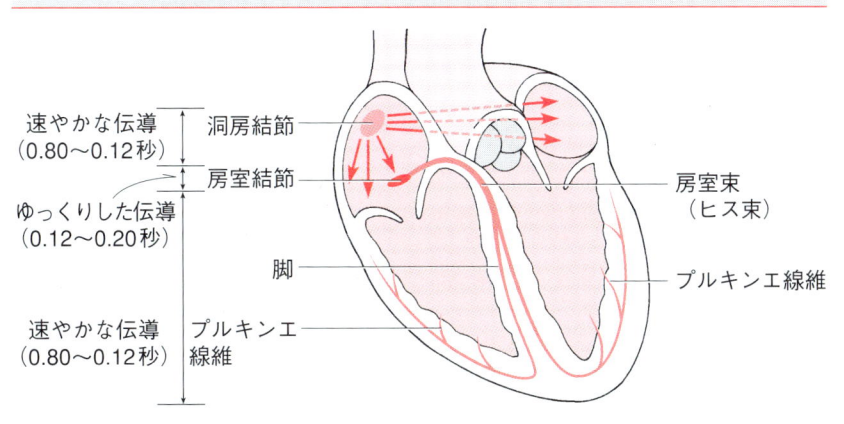

表1-1 ● 自律神経系による心拍の調整

|  | 心臓交感神経 | 心臓迷走神経 |
|---|---|---|
| 伝達物質 | ノルアドレナリン | アセチルコリン |
| 刺激伝導 | ↑ | ↓ |
| 収縮力 | ↑ | ↓ |
| 律動（心拍数） | ↑ | ↓ |

洞房結節から発した電気信号は速やかに心房全体に広がり，右心房下部の房室結節に集まる．房室結節からヒス束に伝わる間の伝導速度は極端に低下する．この伝導の遅れによって，心房が完全に収縮を終えてから，心室が収縮を開始することになる．ヒス束を通った電気信号は，プルキンエ線維を通り再び伝導速度を速めて心室全体に速やかに広がって，心室の収縮が起こる．有効な拍出には心房と心室の収縮がきちんと分かれていることが必要である．

(2) **筋収縮の自動能**

洞房結節が疾患あるいは老化などの変性によって機能しなくなった場合，房室結節（第2の歩調とり），あるいはプルキンエ線維の一部がその役割を引き継ぐ．その場合のインパルスの発生は，1分間に20～40と，洞房結節の刺激（インパルス）に比べてスローペースになる．

(3) **自律神経による心拍の調整**

心臓から押し出される血液量（拍出量）は，身体各組織の酸素需要，すなわち活動状況に合わせて増減する．これは主として，心臓に分布する自律神経系による神経性調節と血中ホルモンによる体液性調節によるものである（表1-1）．

心臓に作用する交感神経は，上・中・下頸部の神経節と，1～4の胸部交感神経節から出ていて，上行大動脈，大動脈弓で心臓神経叢を形成する．ここから洞房結節，房室結節，冠動脈に分布するが，心室への分布は少ないので，自律神経が心室の収縮に対する影響は少なくない．

(4) **血中ホルモンによる心拍の調整**

副腎髄質ホルモンのアドレナリンやノルアドレナリン，下垂体ホルモンのバソプレッシンは，交感神経による刺激と同じように血管を収縮させる．

腎臓の糸球体から分泌されるレニンは，細動脈を収縮させる．

電解質の異常も心臓の収縮に影響を与える．$Na^+$，$Ca^{2+}$，$K^+$などの刺激伝導系の働きに必須な電解質はポンプ機能に致命的な異常をもたらす．

## 2 ポンプ機能障害発生のプロセス

ポンプ機能障害は，圧出の障害，逆流防止の障害，律動の障害に分けられる．これらの障害が，お互いに影響し合って，結果的にポンプ機能障

を起こしていることもある．

### (1) 圧出の障害

　血流を圧出させる最も大きな要素は，心筋の収縮である．心筋の収縮力が低下する原因の一つは，高い血圧を維持するように負荷が心臓に加わり続け，心筋が変化し線維化することである．代償機構で圧出力を維持しようと収縮力を増大させ，心筋は代償性肥大へと心筋自体が変化していくが，ポンプ機能を代償できなくなったとき，収縮力は低下し，圧出の障害が著明となり，心不全への経過をたどる．

　原因のもう一つは，心筋の虚血・壊死である．心筋に酸素と栄養を供給している冠動脈が，狭窄もしくは閉塞すると心筋の虚血・壊死が始まる．虚血の変化は不可逆的に生じるため，一度ダメージを受けた心筋は，しなやかな動きを取り戻せない．急に動かなくなった心筋の部分は，代償機構が働かず，ポンプ機能の圧出が急に低下し，急性心不全やショックに陥る．

### (2) 逆流防止の障害

　一定方向に血液の流れを規定し，逆流防止を担っているのは，弁と中隔である．

　4つの弁は，それぞれ狭窄と閉鎖不全が生じると逆流防止の障害が現れる．原因は先天性，リウマチ性，心筋梗塞による乳頭筋の断裂など様々である．

　中隔により左心を流れる動脈血と右心を流れる静脈血とは混じり合うことなくそれぞれ循環する．中隔が欠損すると，異常交通が生じ，動脈血と静脈血が混ざり合ってしまい，全身に送り出す血液が十分な酸素を含んだものではなくなる．

　心筋梗塞などで急に逆流を生じると，代償機構が働かず，急性心不全となることがあるが，ほとんどの逆流防止の障害は，慢性的に経過し，その過程で代償機構が働くことが多い．

### (3) 律動の障害

　律動を中心的に担う刺激伝導系の障害は，刺激の生成異常と刺激伝達の障害と副伝導路の存在である．

　刺激の生成異常は，心房心室を問わず，刺激伝導系以外の異所性刺激により心筋が収縮する．頻脈性不整脈となる．

　刺激伝達の障害は，刺激伝導系のなかで伝導が途絶え，心筋の収縮も途絶える．徐脈性不整脈となる．

　副伝導路の存在は，刺激伝導系に通常存在しない伝導路が生じることにより，回帰的に刺激を受け続け，心筋が収縮を繰り返す．頻脈性不整脈となる．しかし，副伝導路が存在しない健常者であっても，運動や精神的興

奮，ストレス，発熱などで頻脈となることがある．また，貧血，甲状腺機能亢進症，心不全などの代償機構として，副伝導路が存在しなくても頻脈となる．

律動の障害は，その原因，障害の長さ，程度などで，生じてくる症状や対処法が異なってくる．

### 3 ポンプ機能障害の要因

ポンプ機能障害の要因は，疾患だけでない．生活習慣や環境に目を向け，その要因を知る必要がある．担い手別の障害の要因とそこから生じる症状を図1-14に示した．

#### 1）疾患の影響

##### (1) 心筋症

心筋に原因が不明で起こる心筋症を特発性心筋症といい，サルコイドーシスや膠原病などが原因となって起こる特定心筋疾患と区別される．特発性心筋症は，心臓病全体の2～3％ほどで，肥大型・拡張型・拘束型の3つがあるが，そのほとんどが肥大型と拡張型である．肥大型心筋症は，心室壁が肥厚するため，心内腔が狭くなり，しなやかに拡張しないため，拍出量が低下する．時によっては心室中隔が大動脈弁を塞いでしまうほど厚くなり，圧出の障害が生じることもある．拡張型心筋症は，心筋細胞が線維化するなどによって心室壁が薄く拡大し，収縮力が低下し，圧出の障害が起こり拍出力が低下する．

##### (2) 心筋炎

心筋炎は，特異性のものと非特異性のものに分けられる．特異性心筋炎

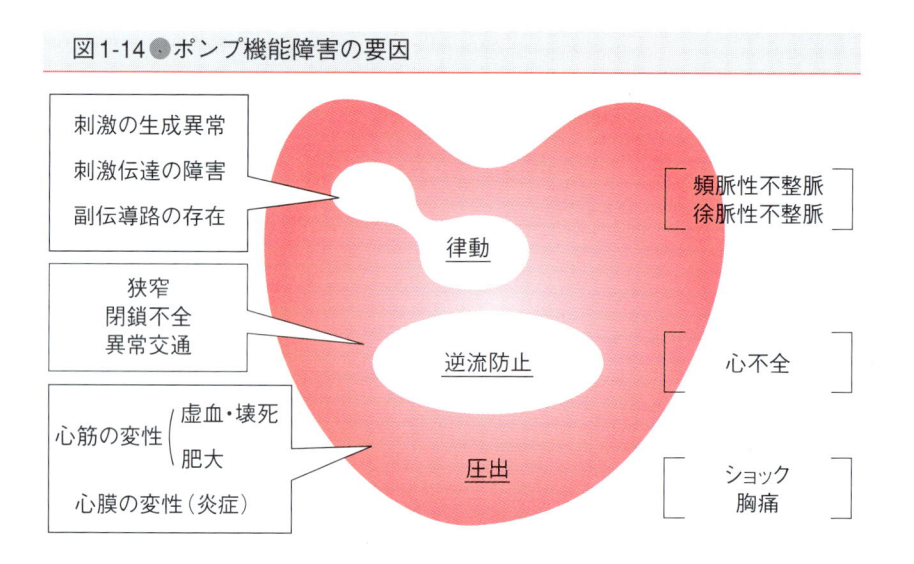

図1-14 ● ポンプ機能障害の要因

は，細菌・ウイルスなどの感染症や薬物（抗癌薬），放射線照射などの物理的要因で起こる．一方，非特異性心筋炎は，感染ではなく，巨細胞性心筋炎，肉芽腫性心筋炎（サルコイドーシス），膠原病によるものが多い．

### (3) 虚血性心疾患

冠動脈に障害が起こると，心臓自身の需要を満たすだけの酸素を供給することができなくなり，心筋は虚血状態に陥り，収縮力を失う．冠動脈の障害の程度と，心筋障害が可逆性か非可逆性かにより，狭心症と心筋梗塞の2つに分かれる．

#### ① 狭心症

冠動脈に狭窄や閉鎖が起こり始めると，まず狭心症の症状が出現する．

完全に冠動脈が閉鎖しているわけではないので，安静やニトログリセリンの舌下投与により症状を改善させることはできる．しかし，発作を繰り返すことで心筋が気絶状態，または冬眠状態となってしまうことで壁の動きは低下する．圧出力の低下をきたすほどの心筋の気絶状態では，心不全となることもある．

#### ② 心筋梗塞

冠動脈は，心筋の外側を走行しており，そこから心筋内にのめり込み，内膜まで血液を送っている．冠動脈が血栓により急性に完全に閉塞すると，その灌流域の心筋への酸素を含む血液の供給が止まり，心筋細胞の壊死が始まる．まず，完全閉塞した下流の心筋細胞の内膜付近から壊死が始まり，ついには貫壁の壊死となる．閉塞後できるだけ早期に冠動脈を再灌流させる治療を行うと，壊死心筋を最小限にすることができ，圧出力の著しい低下を防ぐことができる．

### (4) 心外膜炎

心外膜に炎症が起こったもので，単独で起こる場合と全身疾患の部分症として起こる場合がある．心外膜に炎症が起きると，心臓の拡張を阻害するようになり，圧出力が低下する．

### (5) 心内膜炎

心内膜に炎症が起こったもので，炎症が広がれば腱索，弁にまで影響を及ぼす．腱索が炎症により断裂したり，弁に細菌の塊（疣贅，ベジテーション）が付着し，弁の狭窄や閉鎖不全などの逆流防止の障害を生じることもある．さらに疣贅が飛んで，塞栓症を合併することもある．

### (6) 弁膜症

以前の弁膜症の多くは，リウマチ熱から弁が線維性に肥厚し，次第に可動性を失い，交連部から癒合が始まり，狭窄が生じたものであった．現在は，加齢による動脈硬化が原因となり，弁の可動性が失われることによるものが多くなっている．

弁膜症は，①狭窄により血液を十分に送り出すことができない．もしくは弁輪に石灰沈着が起こり，肥厚し縮まり弁尖が短縮し，閉鎖不全が生じる．②圧出された血液はすべてが先に送り出されず，心房，心室に残る．

①，②状態が絶えず繰り返され，弁の動きが抑制されることで，心臓内を血流が逆流したり，一方向に押し出せずよどんでしまったりする逆流防止の障害が生じる．

そのほかの原因としては先天性のものも多く，マルファン症候群，嚢胞性中膜壊死，あるいは心室中隔欠損症による弁の変性などがある．

### (7) 不整脈

律動の担い手の刺激伝導系が障害されると，不整脈が生じる．刺激伝導系の部位によって，生じる不整脈の種類が変化する．刺激伝導系が障害される要因としては，虚血性心疾患による伝導系の壊死や変性，加齢に伴う変性，先天的な伝導路や，電解質の異常（特にカリウムやカルシウム）による伝導障害がある．また，ストレスや薬物の副作用からの障害がある．

### (8) 先天性心疾患

妊娠中の胎生期発育の異常と胎生期初期の状態からの発育が阻止されるために生じる．

心房中隔欠損症，心室中隔欠損症などの非チアノーゼ群と，ファロー四徴症，三尖弁閉鎖などのチアノーゼ群に大別される．

## 2）生活習慣の影響

食事を通じて過剰な塩分を摂取することで，水の再吸収が促進され，循環血液量が増加し，圧出力も高くなる．この状況が長く続くことで，高い圧出力を維持するために心筋は代償的に肥大し，圧出に影響を与える．

アルコールを，過剰に摂取することで心筋の変性をきたし，圧出に影響を与える．

## 3）環境による影響

高所や冷所で長時間過ごす生活環境や職場では，交感神経を刺激し律動に影響を与える．

## 4）治療による影響

抗癌薬や放射線治療などで心筋の変性が生じ，圧出に影響を与えることがある．

## B 輸送還流機能とその障害

### 1 輸送還流機能とその担い手

　輸送還流機能とは，心臓が規則的に収縮と拡張を繰り返してつくり出した血流を，必要なだけ身体各組織に送り届け，ガスや代謝物質を交換した後の血液をすばやく心臓に戻す役割を指す．この輸送還流機能は「導流」「分配調節」「輸送」「還流」からなり，心臓から押し出された血液をうまく循環させている．

　輸送還流機能は，ポンプ機能と深く関係がある．そのためポンプ機能の障害により血流を生み出す圧出力が低下したり，血液を心臓に引き戻す力が弱まると，血液を速やかに輸送還流できなくなる．

#### 1）導　流

##### (1) 動　脈

　全身に張り巡らされた動脈によって血液は全身に運ばれる．動脈の血管は，各組織にきちんと通じていること（遮断されていない，出血していない，閉塞されていない，圧迫されていない）が重要である．血管は必要な血液を十分に運ぶために，多彩な構造をもつ（図1-15）．

　大動脈・中動脈の血管壁は，内膜・中膜・外膜の3層からなり，中膜層は輪状の平滑筋と弾性線維よりなる．弾性線維には動脈の弾力性を維持する働きがあり，平滑筋は筋が収縮・弛緩することで動脈が自ら拍動する働きがある．大動脈が最も弾性線維に富み，末梢にいくに従って弾性線維が乏しくなる（図1-16①）．

　小動脈・細動脈の血管壁は，内膜・中膜・外膜の3層からなるが，内膜層には弾性線維はほとんどなく，大部分が平滑筋で占められているため，筋性動脈とよばれる（図1-16②）．毛細血管は細動脈と細静脈をつなぐ血管であり，その太さは5〜10$\mu$mで，赤血球がかろうじて通れるほどのものもある．毛細血管の壁は，内皮細胞・基底膜・外周の結合組織からなる．

#### 2）分配調節

##### (1) 血圧の成り立ち

　一般的に閉鎖的回路の管に液体を送り出そうとするポンプは，管の圧力に拮抗して働いている．血圧は，血液が血管壁に対してつくり出す圧であり，この圧があるからこそ，心臓が収縮しているときだけでなく，拡張し

図1-15 ● 体循環の主要動脈

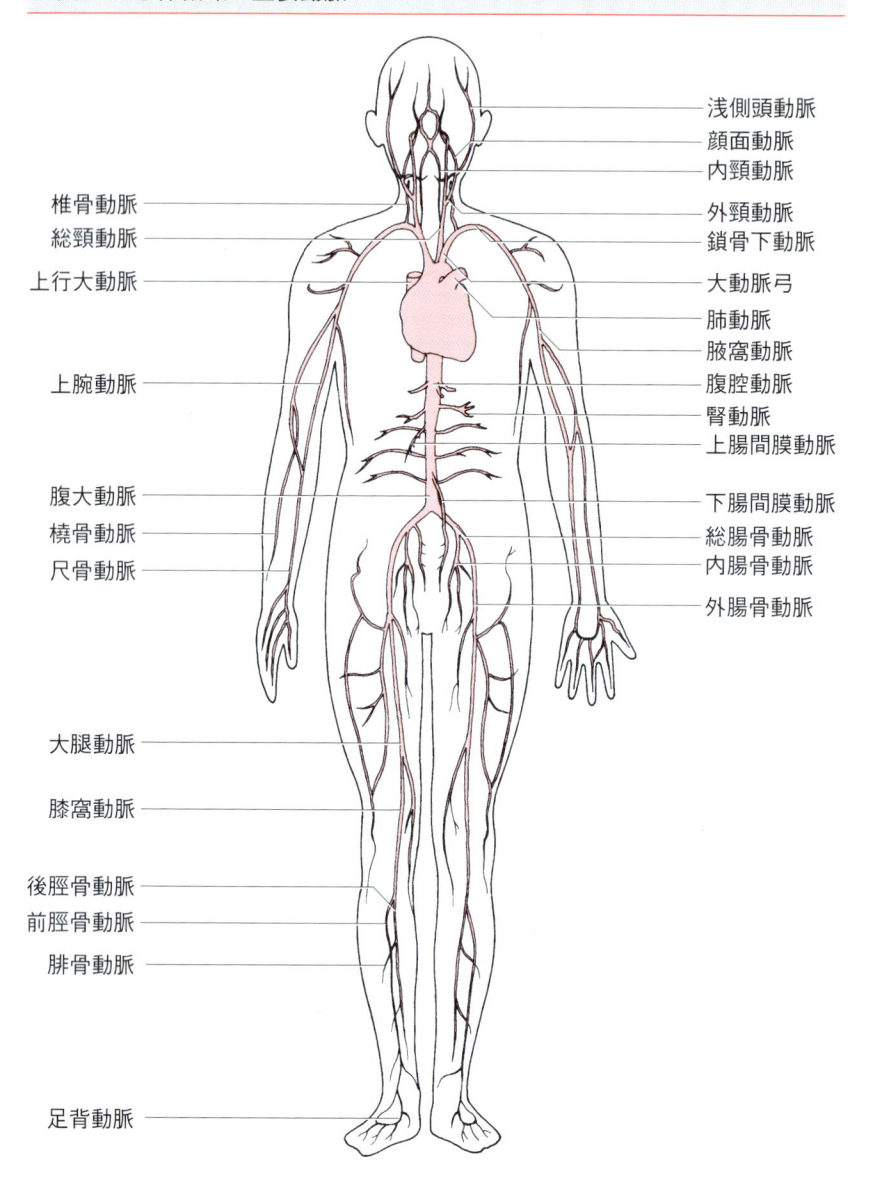

- 椎骨動脈
- 総頸動脈
- 上行大動脈
- 上腕動脈
- 腹大動脈
- 橈骨動脈
- 尺骨動脈
- 大腿動脈
- 膝窩動脈
- 後脛骨動脈
- 前脛骨動脈
- 腓骨動脈
- 足背動脈

- 浅側頭動脈
- 顔面動脈
- 内頸動脈
- 外頸動脈
- 鎖骨下動脈
- 大動脈弓
- 肺動脈
- 腋窩動脈
- 腹腔動脈
- 腎動脈
- 上腸間膜動脈
- 下腸間膜動脈
- 総腸骨動脈
- 内腸骨動脈
- 外腸骨動脈

ているときも血液は全身を循環するのである．

　心室が収縮すると，弾性に富んだ大動脈内に血液が押し出されて，血管壁は膨らむ．血管内の圧が高くなると，血液はより圧の低い末梢側の動脈へと流れていく．血圧は大きい動脈で最も高く，末梢にいくにつれて圧は下がり，大静脈では圧はゼロか時には陰圧になる．このため，血液は圧の順に，大動脈・細動脈・毛細血管・細静脈・大静脈に還流し，右心房に戻ってくる．

　心臓は収縮と拡張を繰り返しているので，心臓から血管に送られる血流

図1-16 ●動脈の構造

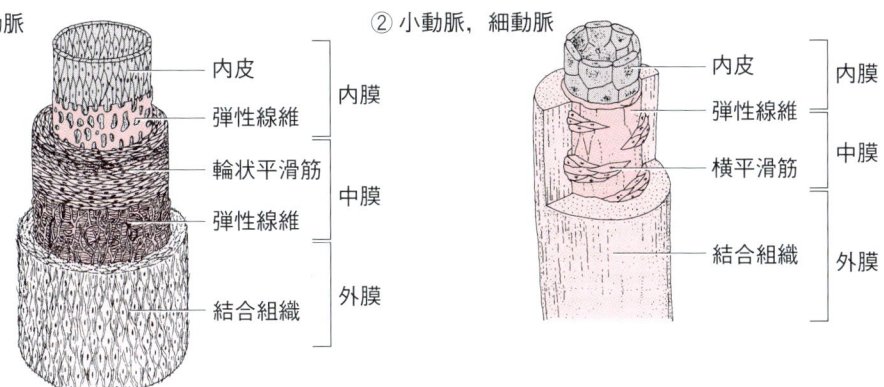

① 大動脈，中動脈
- 内皮 ─ 内膜
- 弾性線維
- 輪状平滑筋 ─ 中膜
- 弾性線維
- 結合組織 ─ 外膜

② 小動脈，細動脈
- 内皮 ─ 内膜
- 弾性線維
- 横平滑筋 ─ 中膜
- 結合組織 ─ 外膜

は出たり止まったりしている．このため，血圧も各心拍のなかで上がり下がりしている．しかし，血液が絶え間なく全身を循環するためには，大血管の壁の伸展と，それが元に戻ろうとする弾性によるところが大きい．この動脈の伸展・弾性によって，常に血管内の圧が保たれている．血圧は最も強く心室が収縮したときに高く（収縮期血圧），心室が拡張しているときに低い（拡張期血圧）．拡張期には，収縮期に広げられた血管が元に戻る弾性によりつくられる．

一般的に血圧というときは，心臓に近い太い動脈系の圧を指す．そのほかにも必要に応じて各部位の血圧が測定される．たとえば大腿動脈の血圧などがあげられ，下肢への血液分配を把握することができる．

(2) **血圧調節**

血液を全身に送り届けるための血圧は，血圧調節機構（自律神経系）によって調節されている．たとえば臥位から突然立ち上がると，重力の影響で血液は下肢の静脈にたまり，血圧は低下する．すると頸部や胸部の大血管にある圧受容器が反応して，反射性に血管が収縮して，血圧は元の圧に戻る．また，血中ホルモンにより，血管の収縮，拡張が起こり，血圧を調整している．

出血などにより循環血液量が突然低下すると，血圧は低下し心拍数は増加する．しかし，出血により静脈還流量が低下しているので，心拍数を増加させても心拍出量は減少していて効果は得にくい．このような場合は交感神経系が血管壁の収縮を起こして血圧を上昇させ，循環を保とうとする．その際，末梢血管は収縮によって絞まってしまい，これが長期にわたると血流障害を起こすことになる．

(3) **生命維持のための主要臓器への血液の配分**

脳細胞は，生命維持を担う臓器である．しかし，脳細胞は数分間血流が

途絶えると酸素不足から死滅し始め，脳の機能に障害を及ぼす．心筋細胞も血流が途絶えると直ちに圧出障害を起こす．腎臓への血流が途絶えることで内部環境の調整が崩れる．このように生命維持，自己実現の欲求の達成に強く影響を与える臓器へは，血液は常にある一定量以下にならないように，ほかの臓器の血管を収縮させるなどして，その配分が調整されるしくみがある．

### 3）輸　　送

#### (1) 血流としての血液

血流の速度には，血液の粘性が関係している．そしてこの血液の粘性は，血液中に浮遊する赤血球などの血球の量と血漿たんぱく質の量によって定まる．

赤血球は血液の粘性の重要な要素である．循環している赤血球数が増加すると，血液の粘性も増加する．一方，赤血球が減少すると血液の粘性が低下し，血液はより早く流れるようになる．

血漿は血液の中の液体成分で，約90％は水分である．血漿も血液の粘性に関係する．血液の粘性を脳が感じると，それぞれの内分泌腺を刺激し必要なホルモンを分泌する．ホルモンにより水分の再吸収が起こり，血漿成分が浸透圧や細胞膜透過性の調整をしながら血液の粘性を和らげる働きがある．

血小板は厳密にいうと細胞ではなく，巨核球という大きな多核細胞の細胞質からつくられている．血小板は，血液凝固の重要な要素である．血液が血管内にあるときは粘性はあっても凝固しないが，血管の閉鎖性が破られると，血液を凝固させ止血作用が働く．

### 4）還　　流

末梢に送られた血液は心臓に戻され，再び酸素化されなければならない．この働きを担うのが静脈である．心臓の位置は起立時には末梢から高い位置にある．そのため，低圧になった血流を重力に逆らって心臓に戻すために，様々なしくみが働いている．

#### (1) 右心の圧差による還流

左心室の圧出力は，直接，還流のための原動力にはならない．しかし，中心静脈圧（約10mmHg）と右房圧（約0〜5mmHg）との圧差によって血液は静脈から右心房に流れ込む．これが右心の圧差による還流である．

#### (2) 静脈還流・静脈弁，筋ポンプ

血流は毛細血管で酸素の受け渡しを済ませた後，細静脈，小静脈，中静脈を通って心臓に戻るが，このうち，頭部や上部から戻ってくる血流は上

大静脈に流れ込み，そのほかの血液は下大静脈に流れ込み心臓に戻る（図1-17）．

静脈による還流とは，静脈が毛細管からの血液を集めて，心臓に還ることをいう．静脈弁は，静脈血が逆流しようとするとそれを閉じ，血流を阻害することで逆流を防止する．

筋が収縮するとき筋肉内を走行する静脈内の血液は心臓方向へ押し出される．一方，筋が弛緩するときには血液が末梢のほうから再充満する．このことを筋ポンプとよんでいる．このしくみにより，下肢の血液は重力に

図1-17●体循環の主要静脈

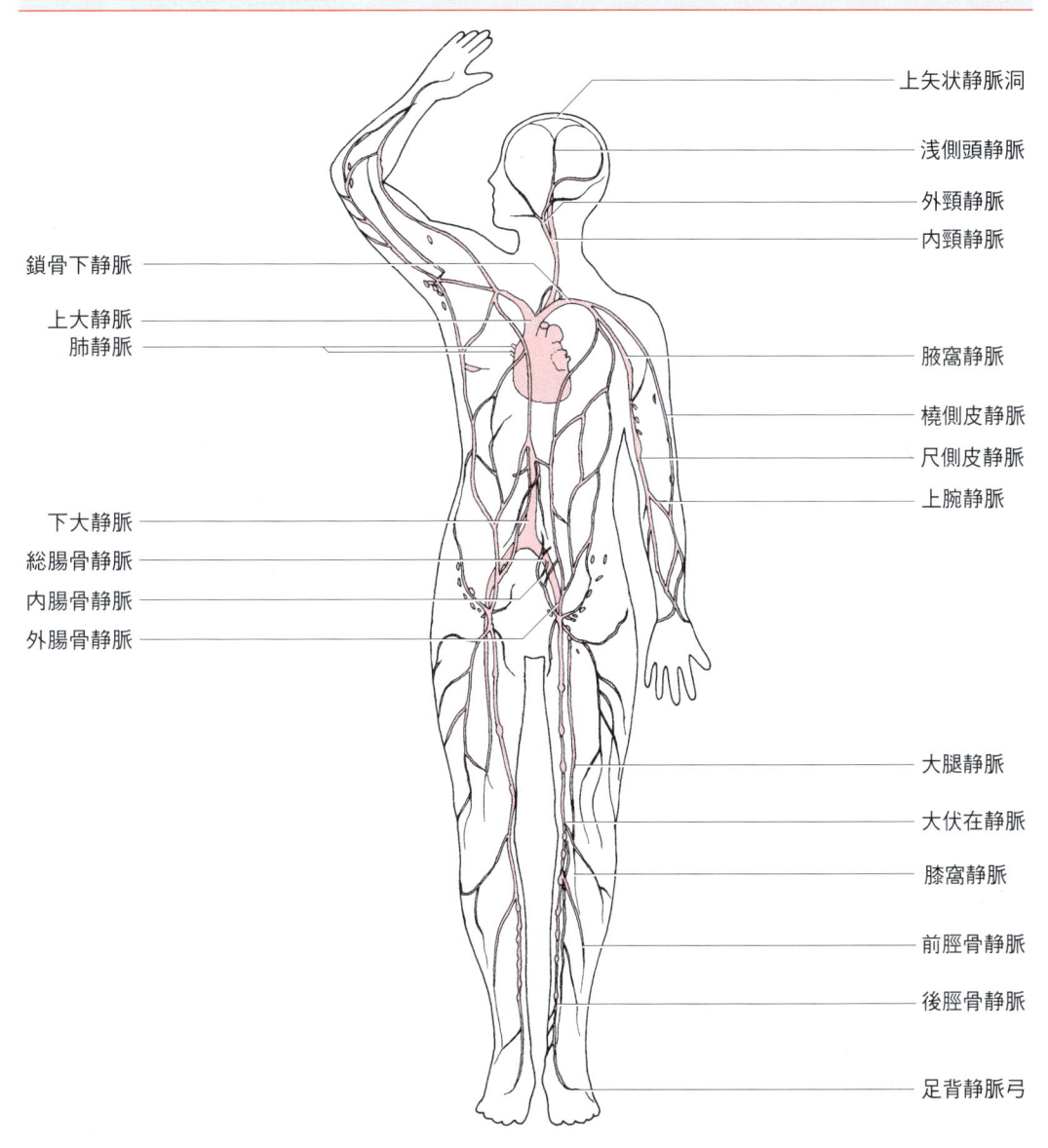

- 上矢状静脈洞
- 浅側頭静脈
- 外頸静脈
- 内頸静脈
- 鎖骨下静脈
- 上大静脈
- 肺静脈
- 腋窩静脈
- 橈側皮静脈
- 尺側皮静脈
- 上腕静脈
- 下大静脈
- 総腸骨静脈
- 内腸骨静脈
- 外腸骨静脈
- 大腿静脈
- 大伏在静脈
- 膝窩静脈
- 前脛骨静脈
- 後脛骨静脈
- 足背静脈弓

逆らい腹腔内に戻ることができる．

### (3) 呼吸運動による還流

呼吸運動による還流とは，呼吸運動に伴う腹部や胸部の内圧の変化により血流圧がつくられることを指す．吸息時には，胸腔内圧が低下し（−7mmH$_2$O），横隔膜が下がるので，腹腔内圧が上昇する（10mmH$_2$O）．この腹腔と胸腔の圧差のために静脈血は腹腔→胸腔へ移動する．

呼息時には胸腔内圧が上昇（−3mmH$_2$O）し，横隔膜が上がり腹腔内圧が低下する（9mmH$_2$O）．腹腔から胸腔への血流は低下するが，下肢から腹腔への血流圧は増加する．呼吸を繰り返し行うことで，下肢→腹腔→胸腔へ，血液は還流される．

### (4) 肺循環としての還流

全身をくまなく回った血流は，十分な酸素を取り込むために，右心室から肺へ送られ，ガス交換が行われ左心房に戻ってくる．この経路を肺循環という．肺循環は，体循環と心室からの拍出量がほぼ同量であるにもかかわらず，肺動脈の厚さは大動脈の1/3であり，平滑筋層が少ない構造になっている．血管自らは拍動しないが，肺血流量が2倍に増えても肺動脈圧は上昇しないような拡張能がある．

血液が機密性に富んだ肺を循環するためには，胸郭内の圧の変化が重要となってくる．

## 2 輸送還流機能障害のプロセス

### (1) 導　流

動脈は，自らがしなやかに拍動しながら開通性を保ち，酸素を含む血流を臓器に送り届ける形態を有している．しかし，血管の弾性が低下し，血液を末梢組織に導く血管の狭窄が進行すると，血液が通るための空間が確保できず，末梢組織に酸素不足が生じる．

また，硬く変性した動脈は高い血圧に耐えられずに拡大する．その結果，動脈が裂けたり破裂したり，または閉塞したりしてその開通性が失われる．このような状態が生じる原因には，血栓，塞栓，炎症，沈着，血管の攣縮，収縮，血管外の圧迫（胸郭出口症候群，大動脈解離，外傷，奇形，妊娠，腫瘍）などがある．

一方，動脈硬化は内膜の損傷をも招く．血管内膜が損傷すると，血球やアテロームが血管に付着し，血流を妨げることがある．

### (2) 分配調節

安静時から活動量が増えたときや体位を変えたとき，あるいは食後などには，ある一定の臓器に活動に十分な酸素を含む血液を運ぶよう調整がなされる．また，生命の維持に重要な役割を果たす臓器（脳，肺，心臓）に

は，いかなるときでもある一定量の血流が維持されるようなしくみがある．しかし，自律神経系の障害で，血圧調節機能が乱れると，低血圧症状や脳血流が維持されないなどの症状が起きる．

高血圧の90％を占める本態性高血圧症の成因はまだ明らかではないが，血圧の上昇の仕方と上昇による障害の生じ方により，緊急に降圧の処置が必要な場合がある．

慢性的な高血圧では，その人の生活歴と危険度をみながら因子の軽減を促す必要がある．

### (3) 輸　　送

血液は，水と比較すると粘稠性に富む体液ではあるが，何らかの理由で体の水分が失われ血液の血漿成分が少なくなると，赤血球どうしが結びつき，血液の粘稠度はさらに高くなり，その結果，血栓を生じる．

逆に血漿内の水分量が増えると，低たんぱくとなり浸透圧によって水分が細胞内に移動し，浮腫を生じる．

### (4) 還　　流

血流は，それぞれの圧の変化（圧隔差）により心臓へ返血している．これを還流とよぶ．臥床・安静による廃用性の低呼吸や低運動は，呼吸運動による圧の変化が生じにくいために，筋ポンプによる還流の力が減少する．還流されず静脈にうっ滞した血液により静脈圧は亢進し，静脈瘤や静脈炎の原因となる．還流の障害は徐々に起こり，側副血行路を生じることが多く，症状が現れにくい場合には受診の遅れを招く．

また，肺循環からみた還流は5〜20mmHgの間で，微妙な圧の変化で血液が肺に送られ心臓に戻ってきている．自己免疫疾患や喫煙，ポンプの逆流防止機能の障害により肺動脈の圧が上昇し，還流されないことで肺循環に障害を及ぼす．

## 3 輸送還流機能障害の要因

輸送還流機能障害が生じる原因は，疾患のみが要因になって起こるものではない．日常生活習慣や環境からの要因も十分視野に入れ，検討する必要がある（図1-18）．

### 1）疾患による影響

#### (1) 大動脈瘤

大動脈は，心臓から圧出された血液を次々と末梢まで送るために弾性に富んだ構造をしているが，高血圧，高脂血症，糖尿病などにより中膜層の筋組織に変化が起こると，動脈壁の弾性が減少する．それに伴い動脈の補助ポンプ作用が低下するため，心臓はより強く圧出しなければならなくな

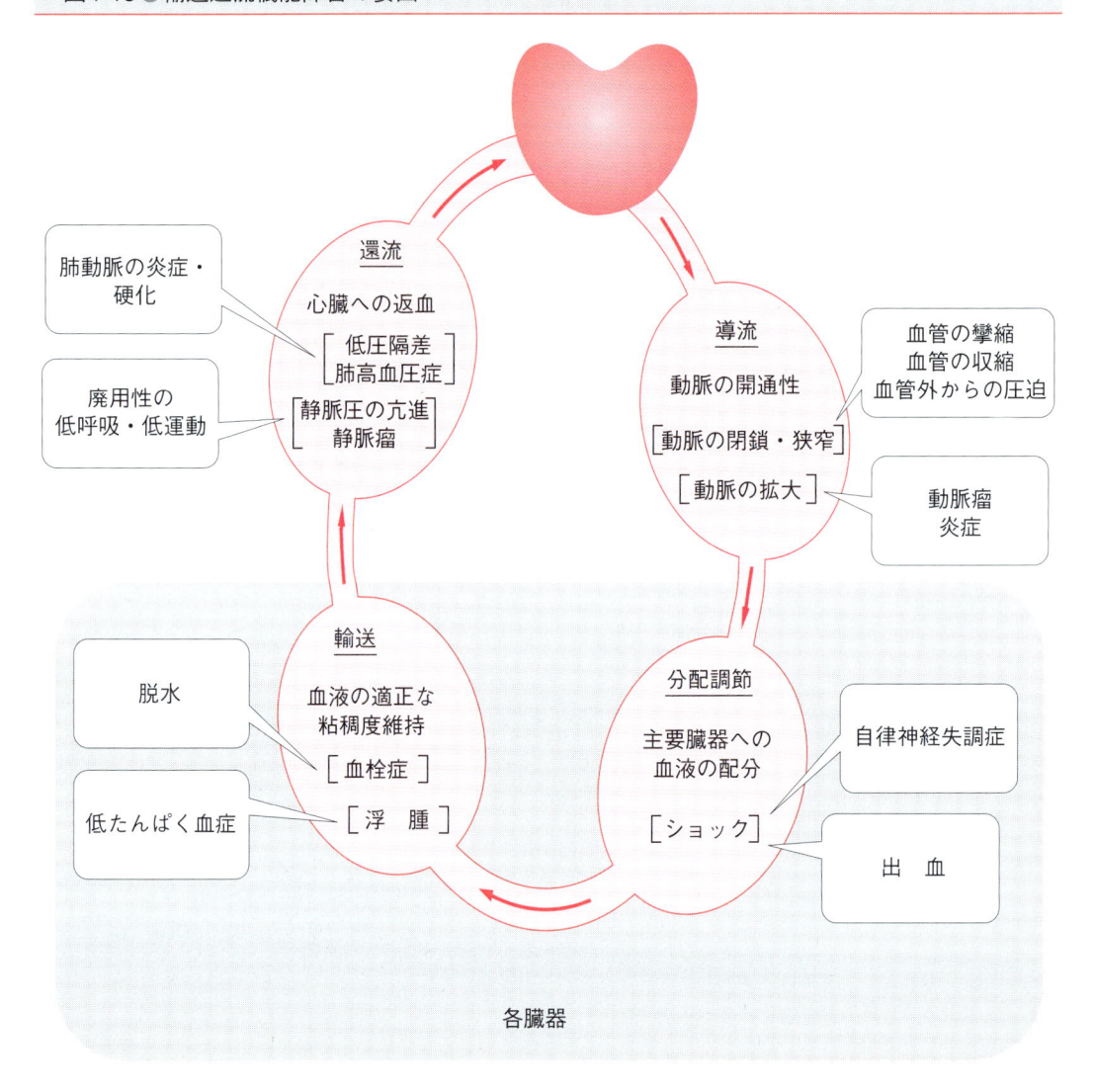

図1-18 ● 輸送還流機能障害の要因

る．そして，硬くなった壁にさらに負荷を与え続けるとやがて拡大していく．特に大動脈瘤は，動脈の分岐部，特に腎動脈下の腹部大動脈に好発し，さらに血管壁の解離や破裂の危険が高くなる．

(2) **大動脈解離**

動脈硬化で大動脈の弾性が低下したり，動脈壁が弱い先天性のマルファン症候群などでは，大動脈に傷が入ると，結合組織をもたない中膜ではがれ，血流に乗って下方に解離してしまう．解離後の大動脈は真腔と偽腔とに分かれてしまい，諸臓器に必要な一定量の血流を保つことが難しくなったり，通過障害をきたす．

(3) **大動脈炎症候群（高安動脈炎）**

大動脈の原因不明の炎症から，動脈の血管壁が線維化し，内腔が閉塞する．全身の動脈に病変は存在し，末梢への血流不全をきたす．閉塞と同時に動脈の拡張性病変を示すこともある．しかし，徐々に進行するため側副血行が発達し，組織への代償が行われる．頸動脈，腕頭動脈に好発するため橈骨動脈が触れにくくなり，「脈なし病」ともよばれる．

### (4) 血栓症・塞栓症

高血圧，高脂血症，糖尿病などから動脈の変性が進み，血栓症や塞栓症を起こす．中動脈，細動脈での変性が多い．

血栓が内部にできて，その血管が詰まってしまう血行障害を血栓症という．一方，左心房内にできた血栓などの塞栓子が血流中を流れ，動脈硬化などで狭窄した血管に栓をする形でひっかかり，詰まってしまう形を塞栓症という．すべての動脈に病変は及ぶが，主に腹部大動脈，腸骨動脈，大腿動脈などの中動脈が障害される．障害が起こると，その動脈の灌流している臓器に影響を与える．

### (5) バージャー病

主に，上下肢の小動脈の血管の狭窄・閉塞により，指趾の先端に難治性の阻血性潰瘍を形成する閉塞性血栓血管炎のことを指す．中年男性の喫煙者に多い．

### (6) 自律神経失調症

自律神経失調症は自律神経緊張異常症ともいう．血圧の変化を感知する圧受容体，圧受容体から送られてくる情報を処理して命令を出す中枢，中枢からの命令を受け取って働く効果器など，自律神経調節機能が不調和となり，神経系の過興奮などにより血圧が低下し，失神を起こす．

### (7) 高血圧症

高血圧症は90％を占める本態性高血圧症と10％以下の2次性高血圧症に分けられる．

2次性高血圧症は，薬剤性，腎性，内分泌性，血管性，神経疾患性，妊娠に伴うものとに分けられ，腎性，内分泌性のものが多い．

腎性高血圧症では腎実質性と腎血管性の病変があり，診断がつけば治療も可能である．

内分泌性高血圧症のなかには，原発性アルドステロン症やクッシング症候群，褐色細胞腫などがある．治療を行うことで血圧を正常に保つことができる．

### (8) 肺塞栓

静脈中の血栓子は，心臓から肺に送られる．そのため肺動脈に塞栓を生じ，肺塞栓症を起こすことがある．

静脈中の血栓子の原因として，次のことが考えられる．

- 下肢静脈瘤にある壁在血栓.
- 腹部術後血栓（吻合部など）.
- 下肢の低運動から静脈に血液がうっ滞することで壁在血栓が生じる.

(9) **下肢静脈瘤**

　下肢の静脈には逆流防止のために静脈弁があるが，立ち仕事や妊娠などによって静脈圧が上昇し続けると，静脈弁が障害され，血流のうっ滞や逆流が起こる．次第に末梢の静脈弁にも負担がかかり，やがて静脈は拡張・蛇行し，静脈瘤を形成する．

## 2）生活習慣の影響

　生活習慣のなかで，輸送還流機能を維持するために最も注意すべきことは食事の摂取である．エネルギーの取り過ぎは糖尿病や肥満を，脂肪の取り過ぎは高脂血症を，塩分の取り過ぎは高血圧や腎不全を発症させるなど，輸送還流機能障害の大きな要因となる．

　喫煙は，酸化炭素により血液中の酸素分圧を低下させる．日常的な喫煙においてはヘモグロビン機能の代償として，赤血球産生が増加する．しかし，血液粘度が高まり血栓症を生じたり，血圧が上昇し，動脈内皮細胞の変性から，動脈の開通性を障害する．

　飲酒は，適度であれば血管拡張による血圧低下が認められるが，長期的には飲酒量に比例し血圧は上昇し，高血圧症の発症につながる．

　このようなことから，健康を維持するうえで生活習慣を改善していく努力は必要であるが，それだけでは防ぐことのできない症状もある．

　たとえば，妊娠により下肢の血流のうっ滞を起こしたり，長時間の立位による作業のため下肢の静脈壁の異常を招いたり，同一体位で十分な水分補充が行いにくいロングフライト血栓症（エコノミークラス症候群）により血液凝固能亢進をきたすことで静脈血栓症や肺塞栓の発症につながる．

## 3）治療による影響

　入院治療のなかで，血管内カテーテルを留置することが多くなっている．血管内カテーテルの種類によっては，管の挿入時に血管を損傷するリスクが高いものがある．また，カテーテルが長期に留置されることで，血管内膜を損傷し，血栓形成を容易にしたり，塞栓症が生じたりする．ほかには腹部や腰部の手術後の還流障害や長期臥床による廃用性の下肢筋力低下によって血流のうっ滞を生じ，下肢の静脈の炎症や血栓を生じる．

# 3 循環機能障害がもたらす生命・生活への影響

## A 障害の健康への影響

循環機能障害が健康にもたらす影響の程度は「生命に直結し救急処置が必要なレベル」「治療が必要なレベル」「日常的なセルフケアで対応できるレベル」の3段階に分けて考える．ポンプ機能も輸送還流機能も生命を維持するために重要な機能であり，障害の程度を正確に判断すると，生命や生活への影響が判断できる．

### 1 ポンプ機能障害の健康への影響

救急処置が必要なレベルでは，図1-19のように心筋梗塞の場合，圧出機能では急性左心不全などを，逆流防止では僧帽弁の腱索断裂などを，律動では房室ブロックや心室頻拍などを生じる．これらの機能障害が急速に起こることでショック状態に至り，生命の維持に強い影響を与える．

治療が必要なレベルでは，それぞれの要因に対しポンプ機能を改善させるための医学的介入が必要となる．治療中は生活活動が抑制され，様々な苦痛を伴う．生活への援助と治療に伴う苦痛の軽減が必要となる．

日常的なセルフケアで対応できるレベルでは，生活活動への影響の程度を把握できるよう指導する．機能維持を目標に患者自ら生活改善を行っていくことを援助していく．

### 2 輸送還流機能障害の健康への影響

生命に直結し救急処置が必要なレベルでは，図1-20のように，大動脈瘤破裂であれば，導流では血管が破裂することで開通性が保てず，分配調節では主要臓器への血流不足をきたし，輸送では失血により血液の粘稠度を維持することができず，還流では失血により心臓への返血が確保されない状態が生じる．失血量により生命の維持への影響に差が出てくる．

治療が必要なレベルでは，それぞれの要因に対し適切な医学的介入が必要となる．治療を行うことで生活活動への影響が減少する段階である．生活への援助と治療に伴う苦痛の軽減が必要となる．

日常的なセルフケアで対応できるレベルでは，疾患や治療の過程で生じる生活活動への影響の程度を把握し，機能障害を受け入れながらセルフケアが行えるように援助していく．

図1-19 ● ポンプ機能障害の健康への影響

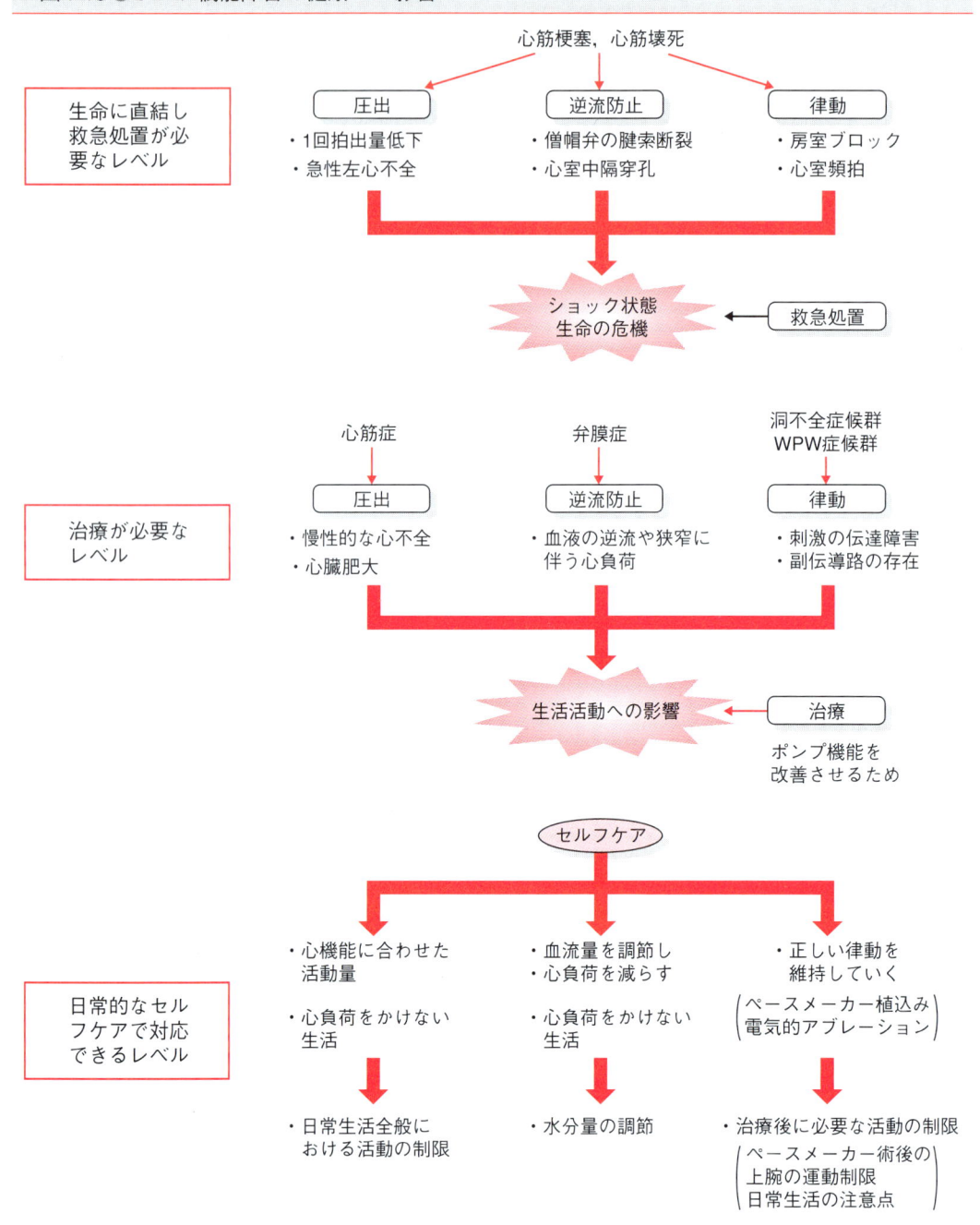

```
                          心筋梗塞，心筋壊死
                    ┌──────────┼──────────┐
                    ↓          ↓          ↓
                 ┌─────┐    ┌──────┐   ┌─────┐
                 │圧出 │    │逆流防止│   │律動 │
                 └─────┘    └──────┘   └─────┘
 ┌─────────┐   ・1回拍出量低下  ・僧帽弁の腱索断裂  ・房室ブロック
 │生命に直結し│   ・急性左心不全  ・心室中隔穿孔    ・心室頻拍
 │救急処置が必│
 │要なレベル  │         ↓          ↓          ↓
 └─────────┘           ┌─────────────┐
                         │ ショック状態  │  ← ┌──────┐
                         │ 生命の危機   │    │救急処置│
                         └─────────────┘    └──────┘
```

| 生命に直結し救急処置が必要なレベル | 圧出 | 逆流防止 | 律動 |
|---|---|---|---|
| | ・1回拍出量低下<br>・急性左心不全 | ・僧帽弁の腱索断裂<br>・心室中隔穿孔 | ・房室ブロック<br>・心室頻拍 |

→ ショック状態・生命の危機 ← 救急処置

| | 心筋症 | 弁膜症 | 洞不全症候群<br>WPW症候群 |
|---|---|---|---|
| 治療が必要なレベル | 圧出 | 逆流防止 | 律動 |
| | ・慢性的な心不全<br>・心臓肥大 | ・血液の逆流や狭窄に伴う心負荷 | ・刺激の伝達障害<br>・副伝導路の存在 |

→ 生活活動への影響 ← 治療（ポンプ機能を改善させるため）

セルフケア

| 日常的なセルフケアで対応できるレベル | ・心機能に合わせた活動量<br>・心負荷をかけない生活<br><br>・日常生活全般における活動の制限 | ・血流量を調節し心負荷を減らす<br>・心負荷をかけない生活<br><br>・水分量の調節 | ・正しい律動を維持していく<br>（ペースメーカー植込み<br>電気的アブレーション）<br><br>・治療後に必要な活動の制限<br>（ペースメーカー術後の上腕の運動制限<br>日常生活の注意点） |
|---|---|---|---|

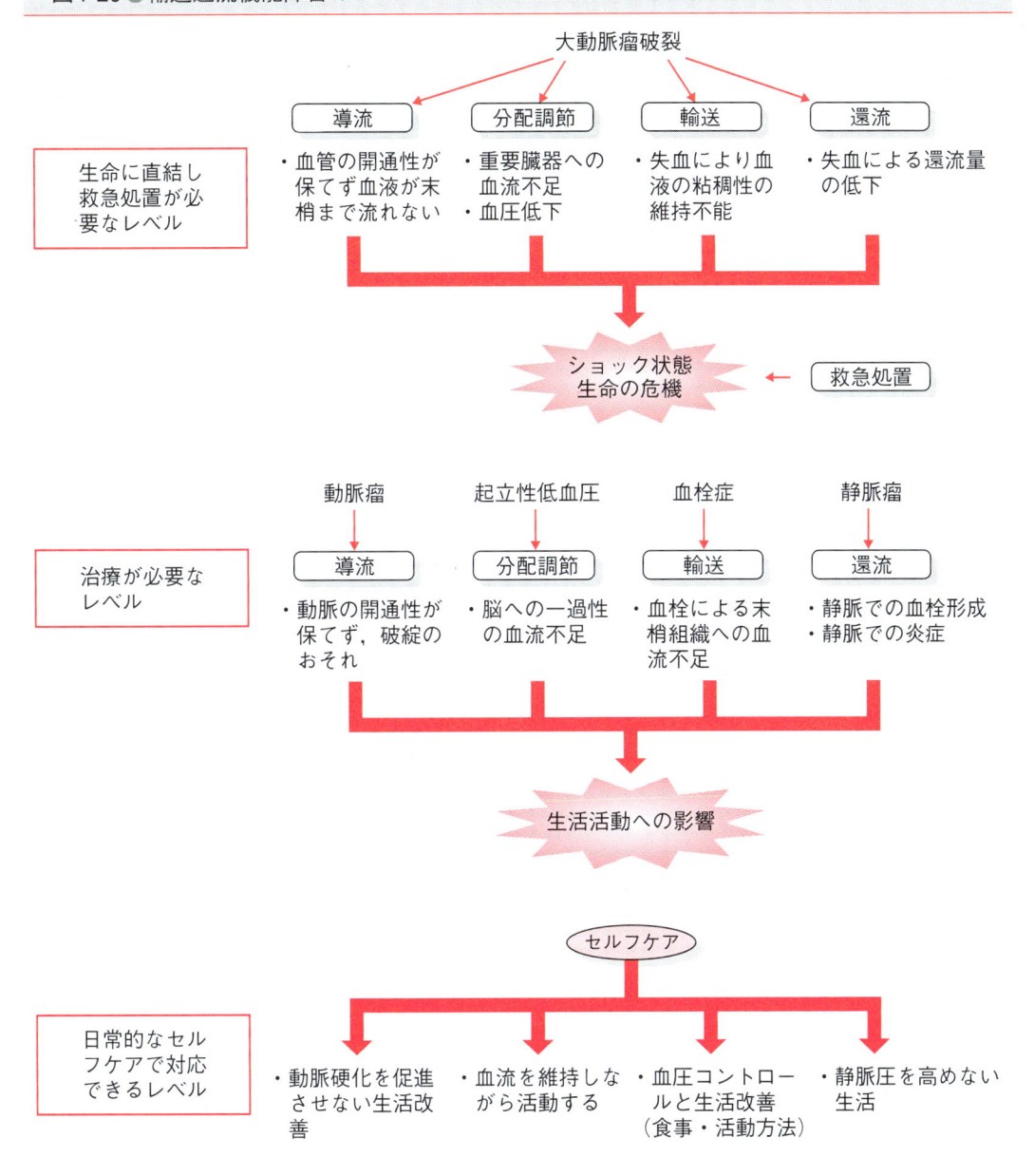

図1-20 ●輸送還流機能障害のレベル

**生命に直結し救急処置が必要なレベル**

大動脈瘤破裂
- 導流：血管の開通性が保てず血液が末梢まで流れない
- 分配調節：重要臓器への血流不足／血圧低下
- 輸送：失血により血液の粘稠性の維持不能
- 還流：失血による還流量の低下

→ ショック状態　生命の危機 ← 救急処置

**治療が必要なレベル**

- 導流（動脈瘤）：動脈の開通性が保てず、破綻のおそれ
- 分配調節（起立性低血圧）：脳への一過性の血流不足
- 輸送（血栓症）：血栓による末梢組織への血流不足
- 還流（静脈瘤）：静脈での血栓形成／静脈での炎症

→ 生活活動への影響

**日常的なセルフケアで対応できるレベル**

セルフケア
- 動脈硬化を促進させない生活改善
- 血流を維持しながら活動する
- 血圧コントロールと生活改善（食事・活動方法）
- 静脈圧を高めない生活

## B 障害と影響の程度

### 1 ポンプ機能障害と影響の程度

　生命維持への影響を強く感じる程度のポンプ機能障害は、救急処置や治療が順調に行われて障害が最小にとどめられたとしても、ポンプ機能は1

分たりとも休めないので，必ず何らかの影響が残る．そのため，一度ポンプ機能障害の影響が生じたときは，セルフケアの意識を高めるかかわりが必要となる．

## 2 輸送還流機能障害と影響の程度

　動脈瘤，静脈瘤においては手術療法が確立されているため，早期に的確な治療を受けることで身体に与える障害を最小にとどめることができる．しかし，手術療法が確立されていても，合併症のリスクがあるために，術前術中の精神面の援助や，術中術後の自立に向けての援助が必要となる．特に動脈瘤の手術を行った後は，手術の範囲が大きいほど，その動脈が養う臓器に対する影響が数か月にわたって続くものもある．

　輸送還流機能が4つの担い手で構成されているため，導流の障害としての「大動脈解離」や「大動脈破裂」など，生命に直接的に影響を与えるものと，還流の障害としての「静脈瘤」など，生活の一部に影響が生じるものと，担い手により大きく異なる．

# 第2章 循環機能障害の把握と看護

第1章で述べたように循環機能障害にはポンプ機能障害と輸送還流機能障害があり，さらに，ポンプ機能障害には圧出機能障害，逆流防止機能障害，律動機能障害，輸送還流機能障害には導流機能障害，分配調節機能障害，輸送機能障害，還流機能障害がある．循環機能障害のそれぞれの機能障害に起因する状態や症状と循環機能の担い手の障害に起因する状態や症状を図2-1に示す．

　循環機能障害に起因する症状や状態には，心不全，不整脈，高血圧，浮腫などがあり，循環機能の担い手の障害に起因する症状や状態には，胸痛などがある．また，循環機能障害とその担い手の障害との両方に起因する症状や状態としてショック，血栓などがある．これらの症状や状態について知ることは循環機能障害の理解に不可欠と考え，本書では取り上げることにする．

## A 胸　　痛

　胸痛はポンプ機能の圧出，律動の担い手の障害と，輸送還流機能の導流の担い手の障害などにより生じる症状である．胸痛は文字どおり胸部の痛

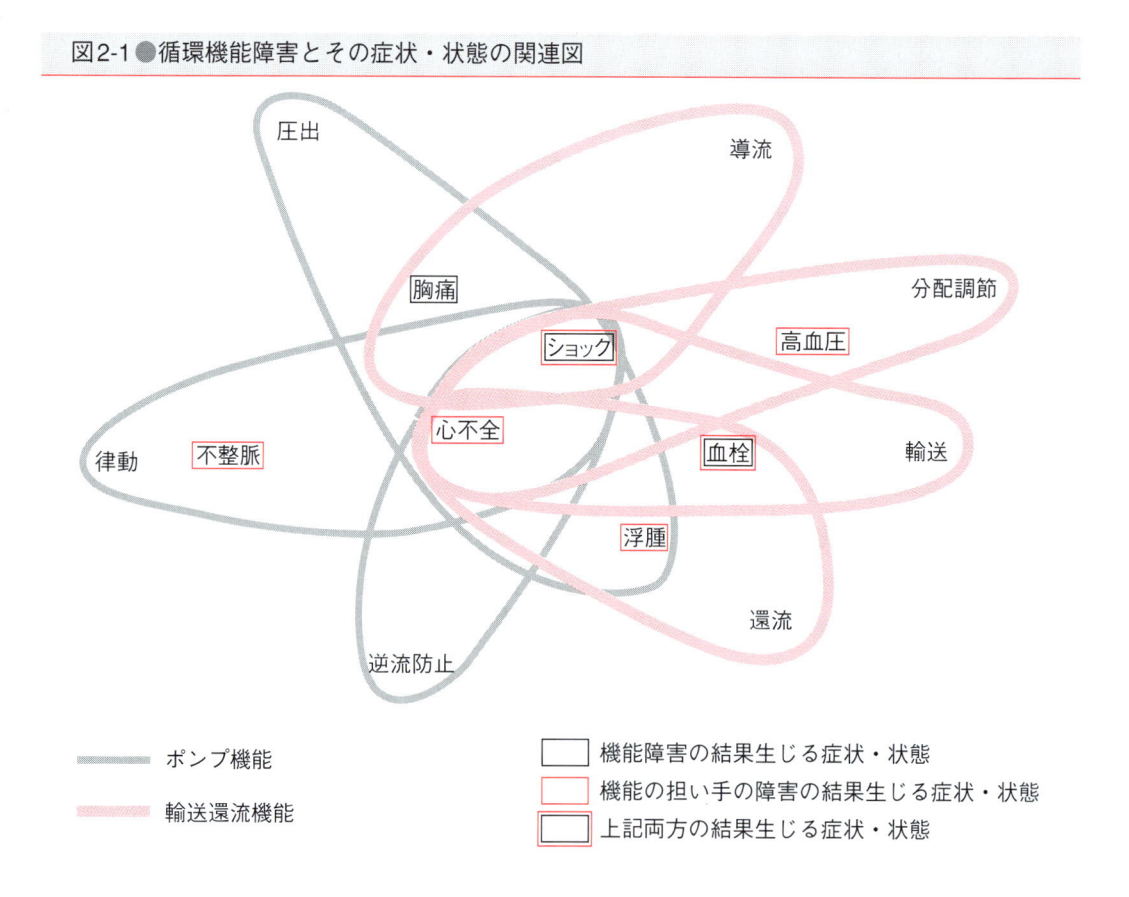

**図2-1●循環機能障害とその症状・状態の関連図**

**表2-1● 胸痛を引き起こす器官とその障害・疾患**

| 器官 | 障害 | 疾患 |
|---|---|---|
| 心臓 | 心膜の異常 | 心膜炎 |
| | 心筋の異常 | 心筋炎，心筋症 |
| | 冠動脈の異常 | 虚血性心疾患，狭心症，心筋梗塞 |
| | 弁と心内膜の異常 | 弁膜症，僧帽弁逸脱症候群，心内膜炎 |
| | 脈の異常 | 発作性上室性頻拍，心室頻拍 |
| 血管 | 大動脈の拡大 | 大動脈解離 |
| | | 大動脈瘤 |
| | | 梅毒性大動脈炎 |
| | 肺血管の異常 | 肺動脈塞栓症，特発性肺高血圧症 |
| 肺・胸膜 | 肺の異常 | 肺炎，肺癌，自然気胸 |
| | 胸膜の異常 | 胸膜炎，胸膜中皮腫 |
| 縦隔 | | 縦隔腫瘍 |
| | 食道の異常 | 食道スパスム，食道癌，食道炎，食道裂孔ヘルニア |
| | 気管の異常 | 気管支癌 |
| 胸郭 | 背柱・胸郭の異常 | 肋間神経痛 |
| | | 帯状疱疹 |
| | 肋間神経過敏 | |
| 腹腔内臓器 | 上部消化管の異常 | 胆石症，胃炎，膵炎 |

みであり，様々な原因によって起こる．循環機能障害だけに特徴的な症状ではないが，激しい胸痛で緊急の処置が必要なものは，狭心症や心筋梗塞，大動脈解離などの循環機能障害が原因である場合が多い（表2-1）．

## 1 胸痛の要因

循環機能障害によって引き起こされる胸痛には，狭心症や心筋梗塞のような，心筋に酸素と栄養を供給する冠動脈の狭窄または閉塞によるもの，大動脈解離，大動脈瘤，梅毒性大動脈炎などの大血管障害，心筋症や心筋炎などの心筋障害，心膜炎を代表とする心膜の障害がある．このうち血管の障害である冠動脈の狭窄または閉塞と大血管の障害は，激しい胸痛をもたらし，突然死を招くことも多い．

冠動脈の狭窄または閉塞の原因は，高血圧，高脂血症，動脈硬化による血管の狭窄であり，そこに，硬化した血管壁から剥がれ落ちた凝固した血液や組織が血流に乗って心臓から冠動脈へと循環する場合に，それらが細くなった血管に詰まって梗塞が発生する．大動脈の拡大による胸痛は，高血圧，高脂血症，動脈硬化による血管の変性が基本にある．拡大しているときは無症状であることが多いが，破裂や解離などで血管が傷つくと激しい痛みが出現する．

## 2 胸痛のある人のアセスメント

循環機能障害に関連する胸痛にはそれぞれの原因と随伴症状がある（図2-2）．このうち，心外膜・心筋・冠動脈の異常による胸痛と大動脈の拡大による胸痛は，強度で持続時間が長く，生命の危険がある．また，胸の異常や弁・心膜の異常による胸痛は，循環機能への影響はあっても活動が抑

**図2-2 ● 循環機能障害に関連する胸痛の原因と随伴症状**

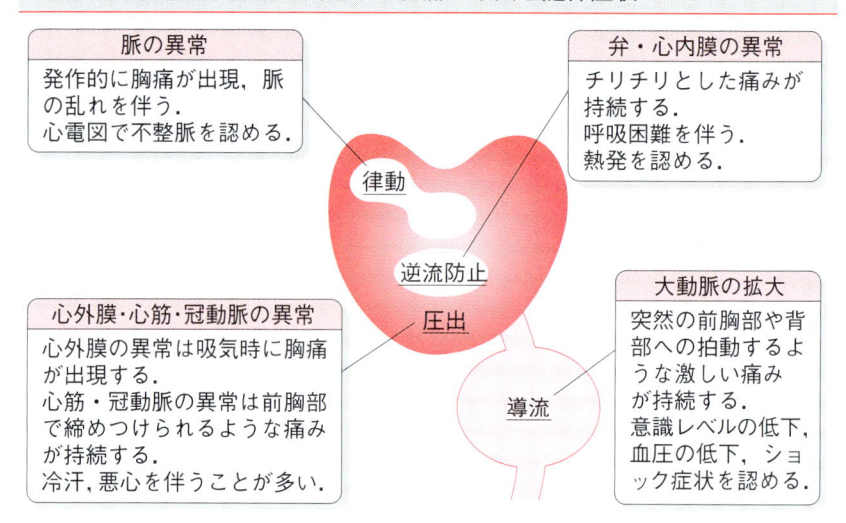

脈の異常
発作的に胸痛が出現，脈の乱れを伴う．
心電図で不整脈を認める．

弁・心内膜の異常
チリチリとした痛みが持続する．
呼吸困難を伴う．
熱発を認める．

心外膜・心筋・冠動脈の異常
心外膜の異常は吸気時に胸痛が出現する．
心筋・冠動脈の異常は前胸部で締めつけられるような痛みが持続する．
冷汗，悪心を伴うことが多い．

大動脈の拡大
突然の前胸部や背部への拍動するような激しい痛みが持続する．
意識レベルの低下，血圧の低下，ショック症状を認める．

（律動／逆流防止／圧出／導流）

制される程度で，日常生活活動は自立が可能な場合が多い．しかし，症状はあるので，胸痛の緩和を目的としたセルフケアへの援助が大切である．

### 1）生命の危険がある胸痛の判断と把握

ポンプ機能に関しては，圧出の担い手の心膜，心筋，冠動脈の障害が原因となり胸痛が出現する．そのうち冠動脈の障害は狭心症と心筋梗塞であり，心筋に不可逆的な障害を残すことがある．胸が痛むだけでなく，左心室の圧出が障害されるために冷汗，悪心を伴うことが多い．

心膜・心筋が原因となる胸痛は，一時的に症状は強いが，心膜や心筋の炎症を抑える治療を行い，心臓の負担を軽くすると障害が残ることは少ない．しかし，治療を受けなかったり，薬がうまく効かない場合には，炎症による組織の軟弱化から心タンポナーデを起こすことがある．

輸送還流機能に関しては，導流の担い手の動脈の障害が原因となり胸痛が出現する．大動脈が動脈硬化により拡大・破裂したときに，突然広範囲に，拍動するような強い痛みが生じる．血管の閉鎖性が破られたため，傷を生じた部位より末梢循環が維持できなくなり，時にはショック症状を呈する．脳血流や末梢循環を確保するため，緊急に手術を行う場合があるので，準備を迅速に行う必要がある．

### 2）胸痛の緩和を図るための把握と対応

律動の担い手である房室結節に副伝導路が存在することで上室性頻拍が生じ，その刺激を痛みとして感じることがある．また，逆流防止の担い手である僧帽弁が逸脱することで，左心房内に急激な血流の逆流が生じその

流れを胸痛として感じることがある．これらは胸痛に伴う症状が異なるため，症状を確認しながら対応する．

胸痛緩和のための処置として，律動の障害から生じる胸痛に対しては，薬物による除細動か電気的除細動で，不整脈を正常洞調律に戻していく．

## 3 胸痛のある人の看護

### 1）生命の危機状態における救命のための看護

激しい胸痛が生じた場合は，循環機能に著しい障害が起こり，生命の危険が生じる．

胸痛の程度や発症の状況，持続時間についての情報を得るとともに，バイタルサインをチェックし，末梢動脈の触知，呼吸状態，意識レベル，心電図を確認することで，ポンプ機能の障害による胸痛か，輸送還流機能の障害による胸痛かを大別することができる．

医師は直ちに，心電図検査，X線検査，超音波検査，血液生化学検査，CT検査，およびポンプ機能障害時にはカテーテル検査を，輸送還流機能障害時には血管造影の実施を指示する．そのため看護師は，患者の状態を把握することと同時に，チームで協力しながら検査に必要な処置を開始する．

#### (1) 安全な処置の提供

胸痛を伴って入院する人は，そのほとんどが緊急入院となる．症状が強いほど早い処置が求められるが，早いばかりでなく安全で確実な処置でなければならない．胸痛をもつ人は，生命の危機にある場合が多く，処置が遅かったり確実でない場合は，生命に影響を及ぼす．

処置および薬物治療については，医師の指示に正確に従い，患者にそれがどのように作用するかを考えて対応する．特に薬物治療に関しては，似たような名前の薬品が多いので，用法・用量を十分確認して準備する．生命の危機という状況であるからこそ，確実を期して看護師2人で確認することが望ましい．

#### (2) 胸痛を軽減するための援助

ポンプ機能の障害による胸痛に対しては，ニトログリセリンの舌下投与が有効である．使用する際には，心電図，血圧，症状の変化を見ながら行う．ニトログリセリンは，舌下で溶けてから効果が発現するため，服薬の方法をよく説明する．口腔内が乾燥している場合が多いので，舌下錠より先に少量の水を含むことも，早い効果を得るためには重要である．最近は，効果を早めるためのスプレータイプのニトログリセリンもある．

ニトログリセリンを用いても消失しない胸痛に対しては，塩酸モルヒネ

を使用する．急性心筋梗塞のときなどは，筋注または静注を行う．

輸送還流の導流の障害による胸痛に対しては，ペンタジンの筋注か静注が有効である．症状の変化を見ながら使用する．

どの場合も胸痛を一時的に緩和させることはできるが，完治させられるわけではない．胸痛が緩和しているときに処置や検査を行い必要な治療が受けられるようにする．

#### (3) 処置・検査による苦痛を軽減するための援助

全身状態，胸痛の原因を把握するために多くの患者は，上半身は裸になっており，下半身も下着以外は，衣服をつけることができない．そのためスクリーンを使用し，プライバシーを確保する．また，バスタオルを使用して皮膚の露出を必要最低限に抑え，保温に努めるとともに羞恥心に配慮する．処置は医師・看護師のチームワークで，迅速に行う．検査は身体に与える侵襲が大きいものもあり，検査に合わせて説明してから実施する（第3章参照）．

#### (4) 死への不安を軽減するための援助

胸痛とは，締めつけられ，張り裂けるような激痛であることが多い．程度にもよるが，胸痛を経験したことのあるほとんどの人が死を連想するという．そのため恐怖と痛みにより寝ていられない人もいる．そこで心身の安静を得るために，まず痛みを除去し，治療に対する説明を行う．

薬を使用しているという言葉だけでも，患者は症状の改善を期待し，精神的に落ち着いてくる．迅速な薬物治療や処置で痛みを軽減することが大切であるが，処置や検査を急ぐあまり，説明を省くことのないようにする．処置や症状が落ち着いた段階で家族との面会を許可するのも，安心感を与える方法である．

### 2）再発防止に向け，患者のセルフケア能力を高める看護

胸痛をもつ人に対して，セルフケアを指導する際の動機づけの一つとして，「もうあのつらい思いはしたくない」という患者の気持ちが大切である．しかし，薬物治療の効果がみられ，機能低下はあっても胸痛が改善されれば，動機づけが低下し，「もう治った」と思う人も少なくない．患者がつらかった思いを振り返られるようなセルフケアの指導を行う．

#### (1) セルフケアの拡大とリハビリテーションを支援するための援助

看護師の手に委ねられていたすべての日常生活活動を患者自身が行えるよう，胸痛の有無，血圧，心拍数，心電図を見ながら段階を追ってリハビリテーションを進めていく．その場合，自己診断で行動を拡大しないように注意を与えることが重要である．循環機能障害の改善と日常生活のセルフケアの拡大は並行して行われるように看護計画を進める．入院中は再発

の可能性が高いことを常に念頭に置いて生活範囲の拡大に努める．

### (2) 薬の効果を高め，副作用の早期発見をするための援助

　胸痛をきたすポンプ機能の障害に対する薬物治療として，多くのケースで，抗凝固薬が用いられる．そのため，その副作用である出血の予防または早期発見に努める．歯みがき時の歯ぐきからの出血を防ぐために，強く刺激しない方法を指導するなどがその例である．胸痛の多くは突然発症することからそれに対する不安と，療養生活に対するストレスから，消化性潰瘍を形成する可能性があるので，ストレスを緩和できるように援助する．身体のあらゆる部位から出血することが考えられるため，機会があるごとに観察する．便の性状，また採血後や歯の治療時などに注意を払うよう指導する．

　胸痛をきたす循環機能障害を抱えた人には，多くの場合，血管拡張薬・降圧薬の内服が指示される．そして，その場合の使用量は，活動に伴う血圧の変動によって決められる．これら胸痛を抱えた人は，入院中は生活リズムが一定であること，また，定期的に血圧測定を行っていることから服薬に対する意識が高い．しかし，退院すると，生活リズムや活動量が変わることにより，服薬習慣が崩れることがある．たとえば，休薬しがちとなり，その結果として，血圧コントロールが維持できなくなる．したがって，入院中から服薬に対する正しい知識を身につけられるよう指導する．

　また，動脈硬化が進んだ人であれば，起立時に脳血流を維持できずめまいを生じることもある．薬物の量や種類が変更されたときには，その効果時間に合わせながら自覚症状や血圧を確認し，徐々に血圧の目標値に近づけられるよう観察・指導していく．

### (3) 退院に向けた援助

　急に活動量を拡大しないように説明し，また胸腔内圧を急速に高める動作，急激な血圧上昇を起こす動作をできるだけ避けて，退院後の生活範囲の拡大や仕事，運動（スポーツ）を開始する必要がある．生活範囲の拡大の計画を，患者を中心にして，医師，看護師，理学療法士が話し合って決める．胸痛は二度と生じないことが望ましいが，疾患によっては胸痛を繰り返すことがある．胸痛が起こったときの対処方法を本人と家族に説明しておく．たとえば冠動脈の異常から生じる胸痛であれば，ニトログリセリンを舌下できるよう指導する．一方，大動脈の拡大から生じる胸痛であれば，緊急に受診行動がとれるよう指導する．

# B 心不全

　心不全は，ポンプ機能の圧出，逆流防止，律動の障害と，輸送還流機能

の還流の障害，分配調節や輸送の担い手の障害により全身の血流不全を生じ，全身組織に必要な酸素を供給するだけの血液を心臓が拍出できない状態である．

## 1 心不全の要因

心不全の要因には，心筋の障害，高血圧による圧負荷，弁の逆流による容量負荷，弁の狭窄による圧負荷，左心系と右心系の血液シャントによる容量負荷，不整脈によるものなど様々なものがある．要因により，左心不全と右心不全に大別され，左心不全は左心室の圧出不全を表し，右心不全は右心室の圧出不全を表す．

心筋の障害の場合，左心系，右心系ともに影響を受けやすく，両方の障害を呈することも多い．たとえば，心筋梗塞では，心筋に広範囲の壊死が生じ，圧出力の急激な減少により代償機構がついていけず，心不全となる．また，心タンポナーゼによる心膜液の変性により心膜液が増加し，心筋の収縮運動を抑制するため心不全となる．

### 1）左心不全の要因

左心の弁に狭窄・閉鎖不全が生じると，左心室内や左心房内に逆流が生じたり，左心の圧のバランスが崩れる．心筋梗塞や心内膜炎などで僧帽弁の腱索が断裂すると，左心室から左心房への逆流が生じる．その場合，断裂する前と後の圧の変化が急に発生するため，代償機構が働かず急性左心不全となる．心筋梗塞による心室中隔穿孔でも心室内で血流の異常交通が起こり，左心室からの血流は大動脈のほうへ移動せず右心室へ流れてしまい左心不全を生じる．律動に刺激の生成や刺激伝達の障害が生じても，収縮ができないほどの速い刺激であったり，収縮の回数が著しく低下するため圧出力が低下し，左心不全が生じる．左心不全も慢性になると右心不全を伴うことが多い．

急性左心不全では，肺うっ血が生じやすく，その期間が数か月から数年にわたると，足の浮腫，肝腫大，静脈拡張などが生じる．

### 2）右心不全の要因

右心の弁に狭窄・閉鎖不全が生じると，右心室内や右心房内での逆流や右心の圧のバランスの崩れが起こる．静脈圧が高まるため，各臓器にうっ滞した血液は血管外へ濾出する．三尖弁の逆流や閉鎖不全により生じることが多い．

右心不全では，全身浮腫，腹水や胸水，頸静脈怒張，肝腫大などが生じる．

## 2 心不全にある人のアセスメント

　心不全はポンプ機能障害と輸送還流機能の還流の障害，分配調節や輸送の担い手の障害により発症する．心不全の重症度は，最終的には圧出力にどの程度影響を与えているかで判断される．そのため，どこの部分がどの程度，圧出力に障害を与えているかによって，処置が変わってくるため，心不全の原因と程度を確認することが大切である（図2-3）．また，重症であれば，ショックにつながるため，早期に心不全症状の把握が必要である（表2-2）．

## 3 心不全にある人の看護

　心不全にある人は，心不全症状による苦痛はもちろん，その治療による

### 図2-3 ● 心不全のアセスメント

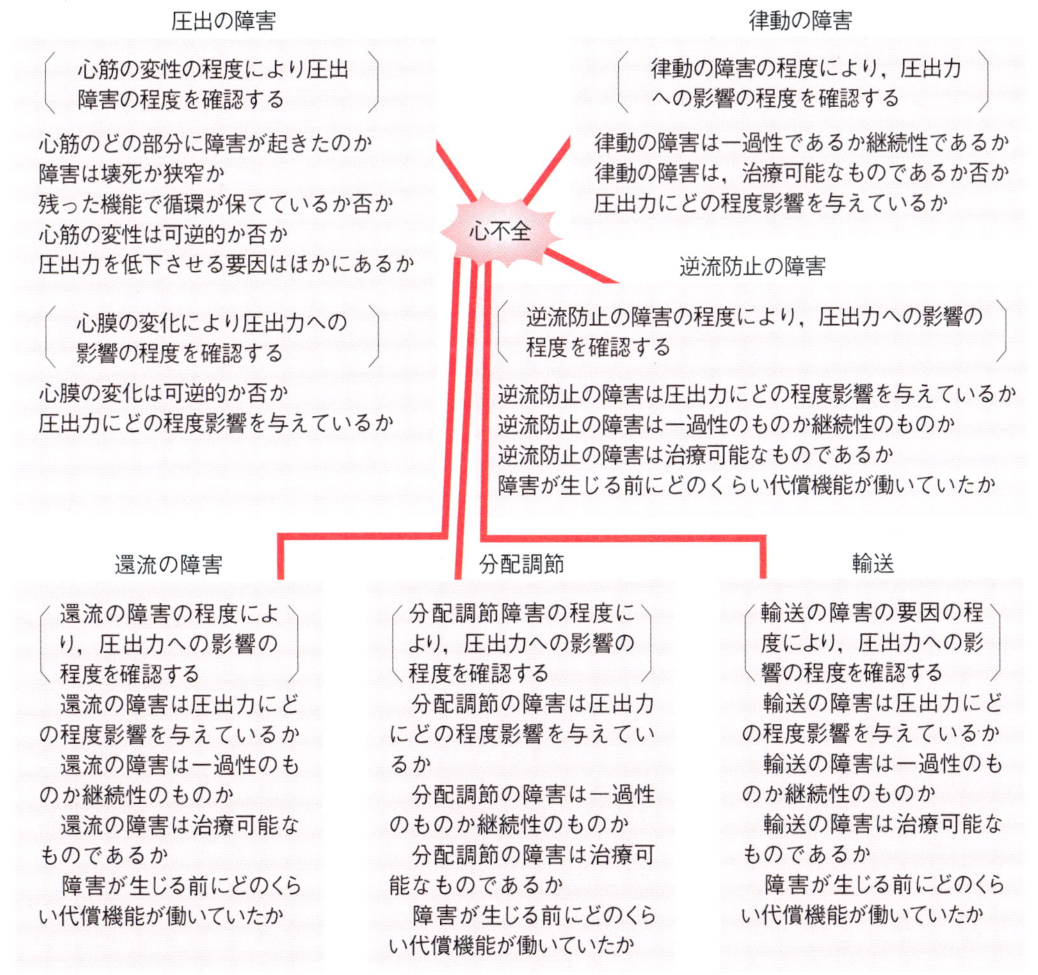

**圧出の障害**

{ 心筋の変性の程度により圧出障害の程度を確認する }

心筋のどの部分に障害が起きたのか
障害は壊死か狭窄か
残った機能で循環が保てているか否か
心筋の変性は可逆的か否か
圧出力を低下させる要因はほかにあるか

{ 心膜の変化により圧出力への影響の程度を確認する }

心膜の変化は可逆的か否か
圧出力にどの程度影響を与えているか

**律動の障害**

{ 律動の障害の程度により，圧出力への影響の程度を確認する }

律動の障害は一過性であるか継続性であるか
律動の障害は，治療可能なものであるか否か
圧出力にどの程度影響を与えているか

**逆流防止の障害**

{ 逆流防止の障害の程度により，圧出力への影響の程度を確認する }

逆流防止の障害は圧出力にどの程度影響を与えているか
逆流防止の障害は一過性のものか継続性のものか
逆流防止の障害は治療可能なものであるか
障害が生じる前にどのくらい代償機能が働いていたか

**還流の障害**

{ 還流の障害の程度により，圧出力への影響の程度を確認する }

還流の障害は圧出力にどの程度影響を与えているか
還流の障害は一過性のものか継続性のものか
還流の障害は治療可能なものであるか
障害が生じる前にどのくらい代償機能が働いていたか

**分配調節**

{ 分配調節障害の程度により，圧出力への影響の程度を確認する }

分配調節の障害は圧出力にどの程度影響を与えているか
分配調節の障害は一過性のものか継続性のものか
分配調節の障害は治療可能なものであるか
障害が生じる前にどのくらい代償機能が働いていたか

**輸送**

{ 輸送の障害の要因の程度により，圧出力への影響の程度を確認する }

輸送の障害は圧出力にどの程度影響を与えているか
輸送の障害は一過性のものか継続性のものか
輸送の障害は治療可能なものであるか
障害が生じる前にどのくらい代償機能が働いていたか

表2-2 ● 心不全症状の把握

| バイタルサイン | 血圧：血圧，脈圧の低下<br>脈拍：頻脈，交互脈<br>心音：Ⅲ音の亢進<br>呼吸：頻呼吸，起座呼吸，呼吸困難，喘鳴，咳嗽，痰の増加，泡沫状血痰，湿性ラ音 |
|---|---|
| 全身状態 | 全身性うっ血症状：食欲不振，嘔気，腹部膨満，肝腫大，足背の圧痕，頸静脈怒張<br>尿量：1.0ml/kg/時以下<br>末梢循環不全：チアノーゼ，冷感，冷汗<br>意識障害：記銘力低下，錯乱，不眠 |
| 心電図モニター | 心房細動，心房粗動など不整脈の有無 |
| 検査データ | 胸部X線写真：肺うっ血所見，心胸比拡大（CTR） |
| 循環動態モニター | 循環動態指標／正常値／低拍出量症候群 |

| 循環動態指標 | 正常値 | 低拍出量症候群 |
|---|---|---|
| 心拍出量（CC） | 3〜5l/分 | 減少 |
| 心係数（CI） | 2.5〜3.5l/分/m² | 2.2l/分/m²以下 |
| 中心静脈圧（CVP） | 5〜10cmH₂O | 20cmH₂O以上 |
| 右房圧（RAP） | 平均4mmHg | 上昇 |
| 肺動脈圧（PAP） | 10〜22mmHg（平均15mmHg） | 上昇 |
| 肺動脈楔入圧（PAWP） | 6〜9mmHg | 25mmHg以上 |

図2-4 ● 心不全の経過と看護の視点

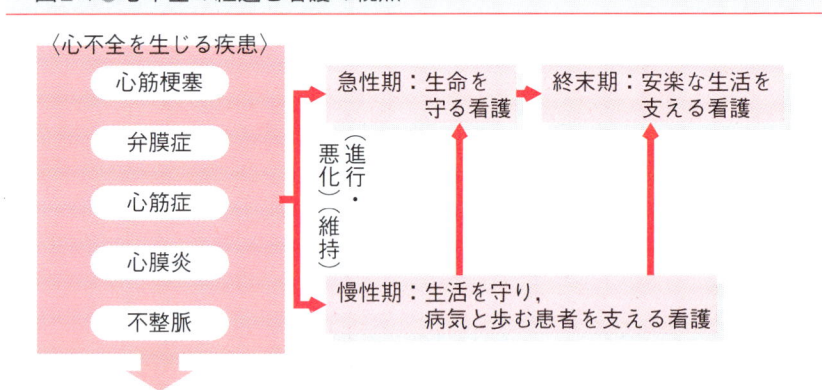

〈心不全を生じる疾患〉
- 心筋梗塞
- 弁膜症
- 心筋症
- 心膜炎
- 不整脈

→ 急性期：生命を守る看護 → 終末期：安楽な生活を支える看護
（進行・悪化）（維持）
→ 慢性期：生活を守り，病気と歩む患者を支える看護

心不全の徴候を観察する看護

苦痛が生じる可能性も高いため，様々な苦痛の軽減のための看護が必須となる．また，何度も心不全の発現を繰り返すことで，循環機能以外の機能も影響を受け，変化は不可逆的になってくる．現在の機能の維持が図れるようにすることも看護として重要である（図2-4）．

### 1）心不全症状の軽減のための看護

#### (1) 呼吸困難の軽減

大きくは以下の3点がポイントとなる．
① 薬物投与による苦痛緩和
② 酸素投与
③ 静脈還流を減少させる体位の工夫

呼吸困難は，肺うっ血によって起こるため，安静にして酸素の消費を減らすとともに，不足する酸素を補給することが大切である．その際，できるだけ座位をとって横隔膜を下げ，肺の拡張を助けたり，静脈を拡張させたり，利尿薬により循環血流量を減らすことで静脈還流量を減少させ，呼吸困難の改善を図る．また，左心不全の呼吸困難は突然生じる場合が多く，強い呼吸困難は苦痛が大きい．そのため，苦痛の程度によっては，血圧の低下に注意しながら，鎮痛薬（塩酸モルヒネ®）などによる苦痛の緩和についても医師と相談する．

　呼吸困難が強いときは，安静が必要になるため安楽な体位で過ごせるような援助が必要である．また，口呼吸をしている場合は，経鼻カニューレではなく，酸素マスクを検討する．さらに，カテーテルやチューブの違和感については，一つひとつその必要性を説明して理解を得る．装着感を良くするため，固定法を変えるなどの工夫をする．尿道バルーンカテーテルについては，痛みを緩和させるゼリーを尿道口に塗布する方法もある．どうしてもがまんできないときは，医師に相談し，抜去も視野に入れて検討する（酸素投与については，「呼吸機能障害」を参照）．

### (2) 浮腫の軽減

　飲水制限は，うっ血の程度により決定される．指示された範囲内で計画的に飲水できるよう水やお茶などを準備する．口渇感が強い場合には，氷片を口に含む，温かいものを試すなどの工夫が必要である．塩分制限は，塩分摂取量を減らすことにより水の再吸収を防ぎ，循環血液量を増やさないために行う．病院食では，塩分は 6 g 制限とし，家からの食物の持ち込みは自粛してもらう．味に対しては，不満を感じる患者も多いため，今までの摂取量を聞きながら，心不全の程度を考慮して医師と相談する．食事が進まず摂取量の低下がみられる患者に対しては，塩分制限を解除したり，梅干や香の物をつけて対応する．

## 2）循環機能の維持と低下の予防のための看護

　心不全はその症状の発現を繰り返しながら，徐々に循環機能が低下していき，その結果，生活活動の維持が難しくなる．こうした状況では，循環機能の低下を受容して毎日の生活が送れるように，家族の理解と協力の得られる働きかけを行う．

　循環機能のうち，ポンプ機能が障害されると多くの場合は心不全を生じる．また，心不全が生じると輸送還流機能の働きが低下し，これらが悪循環を起こし，さらに心不全は治りにくくなる．

　したがって，心不全を引き起こすようなポンプ機能障害・輸送還流機能障害に対する治療が，効果的に行われることが重要であり，障害を早期に

発見し，処置を行い重症化させないことが大切である（図2-5，6）．

心不全の症状に起因する苦痛を軽減できるような生活が過ごせるように，自己管理の必要性を十分理解してもらったうえで，食事や活動をはじめとした日常生活の注意点について，患者とともに検討する．患者が心不全の治療，および生きがいや価値観を検討したうえで，日常の過ごし方を

図2-5 ● 心不全の経過における治療・処置の種類

| | 急性期 ← → 慢性期 ← → 終末期 | |
|---|---|---|
| | 侵襲的治療・処置 | 薬物治療，非侵襲的治療 |
| AMI | IABP<br>S-Gカテーテル | 冠拡張薬，降圧薬 |
| 弁 | 弁置換術<br>PTMC<br>S-Gカテーテル | 利尿薬<br>強心薬<br>降圧薬　HOT |
| 心筋症 | 心移植<br>バチスタ手術<br>S-Gカテーテル | 利尿薬<br>強心薬<br>抗凝固療法　HOT |
| 不整脈 | ペースメーカー植え込み術<br>ICD植え込み術 | 抗不整脈薬<br>抗凝固療法　HOT |

図2-6 ● ポンプ機能障害別心不全の治療

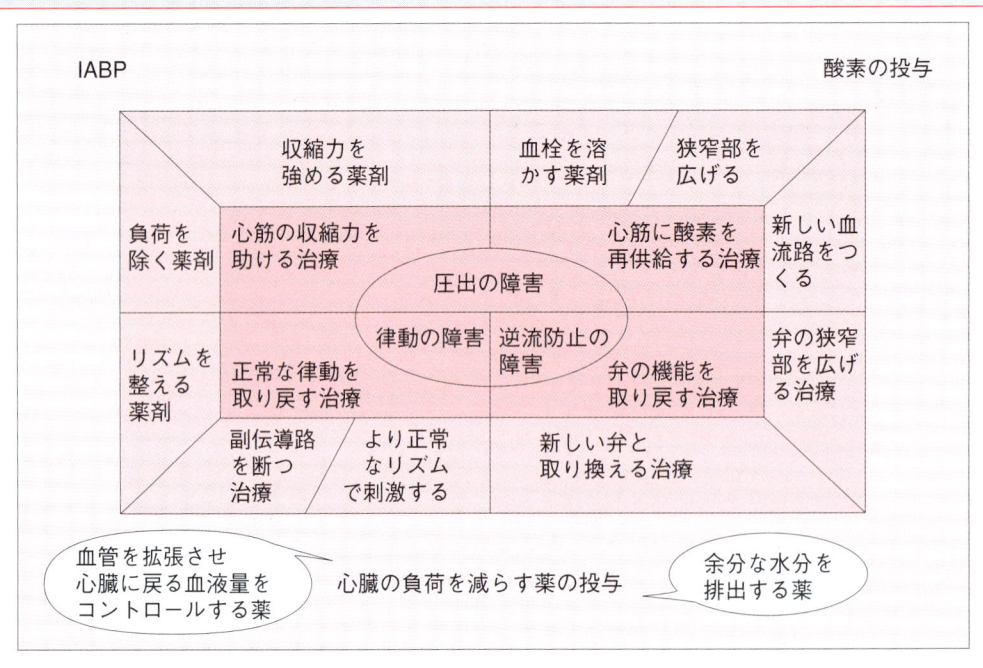

- IABP
- 酸素の投与
- 収縮力を強める薬剤
- 血栓を溶かす薬剤
- 狭窄部を広げる
- 負荷を除く薬剤
- 心筋の収縮力を助ける治療
- 心筋に酸素を再供給する治療
- 新しい血流路をつくる
- 圧出の障害
- 律動の障害
- 逆流防止の障害
- リズムを整える薬剤
- 正常な律動を取り戻す治療
- 弁の機能を取り戻す治療
- 弁の狭窄部を広げる治療
- 副伝導路を断つ治療
- より正常なリズムで刺激する
- 新しい弁と取り換える治療
- 血管を拡張させ心臓に戻る血液量をコントロールする薬
- 心臓の負荷を減らす薬の投与
- 余分な水分を排出する薬

選択できるよう必要な知識を提供する．

# C 不整脈

不整脈は，ポンプ機能の律動の障害により，刺激伝導系における正常な刺激が，障害された状態である．

## 1 | 不整脈の要因

脈拍によって心拍の速さや不整脈の存在を推測することは可能であるが，正確な診断ができるのは心電図検査のみである．収縮を表す波は正常な幅をもっている．心電図は横軸が時間を示すため，正常な範囲を逸脱した刺激は，その幅に変化が現れる．各波は心臓の収縮部位と一致していて，心電図の伝導時間を細かく読み取ることで障害の程度を把握することができる．

洞房結節で起きた刺激は，房室結節，ヒス束，右脚および左脚およびプルキンエ線維を通って，右室および左室に伝えられる．しかし，不整脈は，これらの刺激の生成や興奮を伝える刺激伝導系が何らかの原因で障害され，刺激の生成異常・刺激伝達の障害・副伝導路が存在する．刺激が100/分以上の場合を頻脈，50/分以下の場合を徐脈という．

洞房結節で起きる刺激の数は普通60〜100/分で，その刺激が刺激伝導系に沿って正常に心室に伝えられるものを正常洞調律という（図2-7）．

不整脈は，頻脈，徐脈のほか，心房から生じる心房性の不整脈と心室性の不整脈に分けられる．心房性の不整脈は，症状が軽いことが多い．しか

図2-7●正常洞調律の心電図

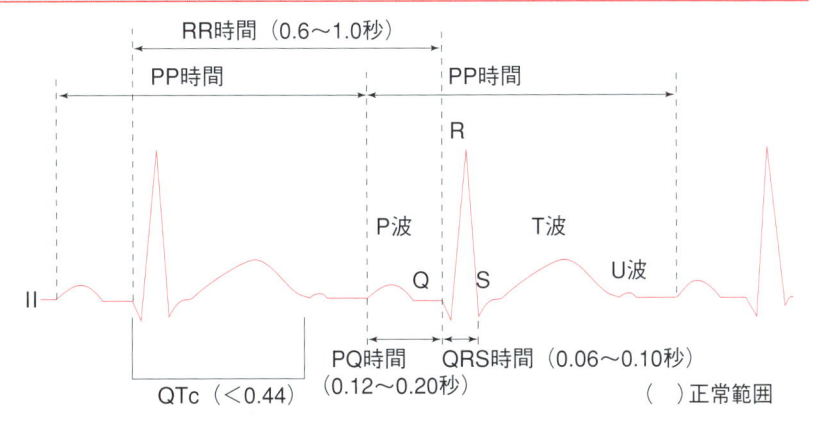

P波：心房筋の興奮過程．PQ時間：房室伝導時間．QRS波：心室筋の興奮過程．ST：QRSからT波の始まりまでの部分で基線と同じレベルにある．T波：心室筋の再分極過程を示し，通常上向き．U波：T波の後のゆるやかな波．

し，心室由来の不整脈は，心室の収縮刺激が直接ポンプ機能の圧出障害に影響を及ぼすため重症化しやすい．

### (1) 期外収縮

本来，洞結節から出る刺激が何らかの原因でほかの場所から出るため，心臓が不規則に収縮するものを期外収縮という．期外収縮には，心房性期外収縮と心室性期外収縮がある．

心房性期外収縮は，洞結節以外の心房筋から発生するもので，心電図上，P波が早期に起こり，QRS波がそれに続く形をとる．

心室性期外収縮は，心室筋やプルキンエ線維から発生するもので，心電図上，QRS波の前にP波はなく，伝導が遅いため幅広いQRS波となる．

期外収縮は，健康な人間であっても，疲労，不眠，過度の飲酒や喫煙などが原因で起こることがある．心房性期外収縮は治療の必要性のないものであるが，心室性期外収縮は，ラウン分類（図2-8）をもとに通常は4-bから治療対象となる．しかし，急性心筋梗塞などの基礎疾患のある場合には，重症不整脈である心室細動に移行することもあるので，3度から治療を開始する．不整脈がある場合は，異常の早期発見のため，24時間のモニター観察が必要となる．現れる期外収縮は同じでも，圧出力の機能障害が存在する場合には，心臓機能すべてに対する影響がより大きくなる．そのため，早期に治療が開始される．

**図2-8 ● ラウン分類による心室性期外収縮の重症度**

| 度 |  |  | 〈心室性期外収縮の心電図〉 |  |
|---|---|---|---|---|
| 1度 | 散　発 |  | 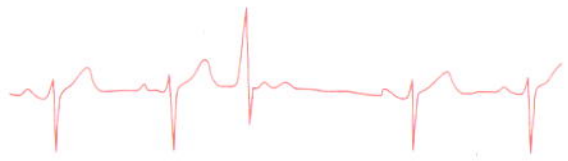  | 1時間29拍以下 |
| 2度 | 頻発型 |  |  | 1時間30拍以上 |
| 3度 | 多源性 |  | 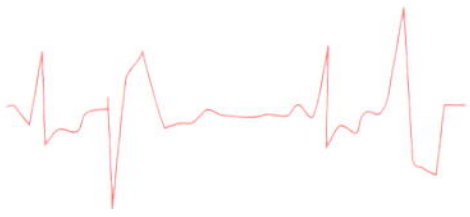  | 2種類以上の異なったQRS波が示される心室性期外収縮を多源性という． |
| 4度 | 4-a | 2連発 | 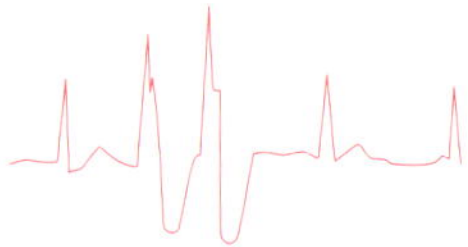  | ショートラン short runは，心室性期外収縮が2拍以上連続する場合をいう． |
|  | 4-b | 3連発以上 | 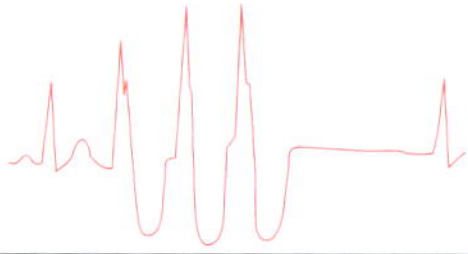  |  |
| 5度 | R on T |  | 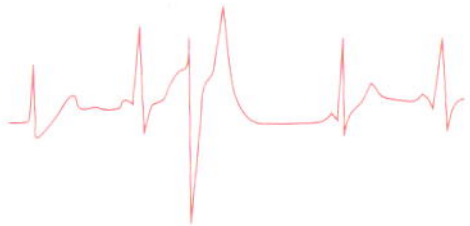  | R on Tは，心室性期外収縮の連結期が短く，先行するQRSのT波の上頂付近に重なった場合をいう． |

(2) **心室頻拍** ventricular tachycardia；VT

心室頻拍は，心電図上で心室性期外収縮が3拍以上連続して出現する頻拍をいい，心拍数120〜250/分となる（図2-9）．

失神発作，悪心・嘔吐，胸部圧迫感，不安感，血圧低下などを起こす．

(3) **心室細動** ventricular fibrillation；VF

心室細動は重症心不全や心筋梗塞などで起こる重症不整脈の一つである．心室は各部位で不規則に電気興奮するため，QRS波，ST部分，T波は識別不能で，150〜400/分の不規則な心室波を示す（図2-10）．心室細動が出現すると血圧は急速に下降し，めまい・意識消失が起こり，3〜4分持続すると脳実質の不可逆的変化を生じ，除細動を行わないと死亡する．

(4) **房室ブロック** AV（atrio-ventricular）block

洞房結節からの刺激が，房室結節，あるいはヒス束以下の刺激伝導系で刺激伝達の障害が起こると房室ブロックが生じる．房室ブロックは，伝達障害の程度により第1度，第2度，第3度（完全）房室ブロックに分けられる．

① 第1度房室ブロック

洞房結節から興奮が房室結節内を伝わる時間（PQ時間）が延長する．

心電図上，PQ時間が0.21秒以上に延長した場合を第1度房室ブロックという（図2-11）．

② 第2度房室ブロック

房室の刺激伝導が時々途切れ，そのとき心室の収縮（脈拍）も途切れるものを第2度房室ブロックといい，モビッツⅠ型（ウェンケバッハ型）とモビッツⅡ型がある．

**図2-9● 単形性心室頻拍**

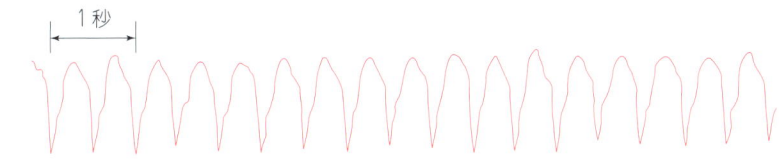

心拍数約120/分のRR間隔の規則正しい頻拍である．

**図2-10● 心室細動**

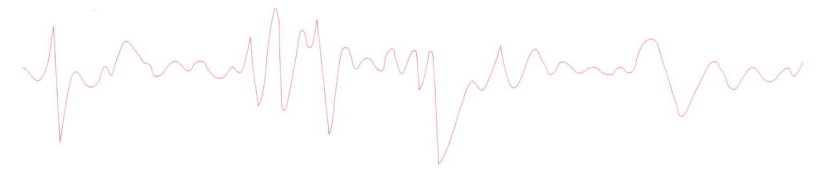

心室が無秩序に興奮を示し，同時に複数の調律が心室内に出現している．

**図2-11●第1度房室ブロック**

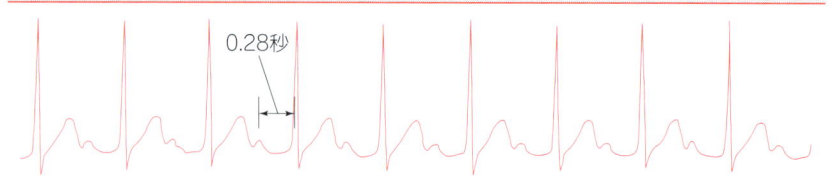

PR時間は0.28秒と延長しているが一定で，P波とQRS波はそれぞれ対応している．

**図2-12●第2度房室ブロック（モビッツⅡ型）**

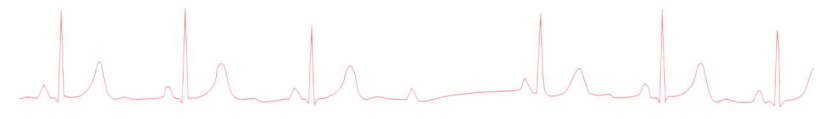

第3拍の後のP波には，追随するQRS波はない．PR時間は一定である．

モビッツⅠ型は，症状のないことが多いので，特に治療の対象ではない．モビッツⅡ型は，心電図上，PQ時間が変化しないで，突然P波に伴うQRS波が脱落するものをいい（図2-12），高度房室ブロックや完全房室ブロックに移行すると重症になるので，心電図の変化とともにめまいなどの症状の観察が必要である．

③ 第3度房室ブロック（完全房室ブロック）

第3度房室ブロックは，心房—心室間の刺激伝導が，完全に途絶した状態をいう．

洞房結節からの刺激でP波が生じるが，刺激伝達の障害のためP波と関係なく第2の歩調とりの房室結節固有のリズムでQRS波が生じてくる．自動能は，洞房結節よりも房室結節のほうが遅くなるため，P波とQRS波はそれぞれ別の調律となる（図2-13）．

徐脈が20〜30/分と極端に少なくなった場合，心臓から拍出する血流が減少して脳への酸素供給不足となり，失神発作（アダムス-ストークス症候群）を起こす．この場合には，一時的ペーシングを行ったり，ペースメーカーを植え込む手術が行われる．

**図2-13●第3度（完全）房室ブロック**

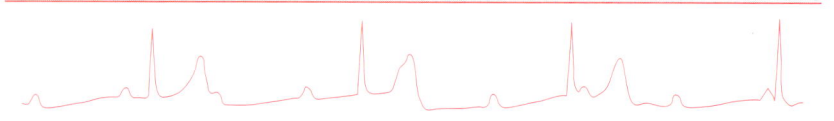

P波もQRS波も規則正しく出ているが，P波とQRS波の関連性はなく，P波は速く，QRS波は遅い固有のリズムを有している．

(5) **心房細動** atrial fibrillation；Af

心房細動は，絶対性不整脈ともよばれ，心電図上P波は同定できず，心房の規則的な興奮を示す基線の振れ（細動波，f波）が認められる（図2-14）．

症状は，ほとんど無自覚の場合が多いが，動悸，息切れ，倦怠感を訴える患者もいる．心房の興奮頻度は400〜600/分で，心房の各部位が不規則に収縮し，心房の収縮能は消失する．心拍数の急激な上昇により圧出が維持されないときは，心不全の状態になるため，薬物治療や電気的除細動の治療対象となる．しかし，心拍数が抑えられ圧出が維持できているうちは，緊急の処置は見送られることもある．

(6) **心房粗動** atrial flutter；AF

心房粗動は，心電図上，速く規則的な心房波形（粗動波，F波）と心室に伝わる規則的なQRS波がみられる（図2-15）．心房の興奮頻度は200〜400/分で，心房細動に比べて規則正しいQRS波がある．しかし，伝導比が1：1（1つに1つ），2：1（2つに1つ）となると，心室の速い収縮により圧出が維持できず，動悸や意識の遠のく感じを訴える患者もいる．心房細動より重症度は高くなり，薬物治療，電気的除細動，カテーテルアブレーションなどの治療の対象となる．

(7) **WPW症候群** Wolf-Parkinson-White syndrome；WPW

WPW症候群は，心電図上，PQ時間の短縮とQRS時間の延長が特徴で，心房と心室の間に副伝導路（多くはケント束）があると，本症候群が起こる．多くは無症状であるため治療の必要はないが，発作性上室頻拍や心房細動による頻拍発作が起これば，治療（薬物・カテーテル）の対象となる．

図2-14 ●心房細動

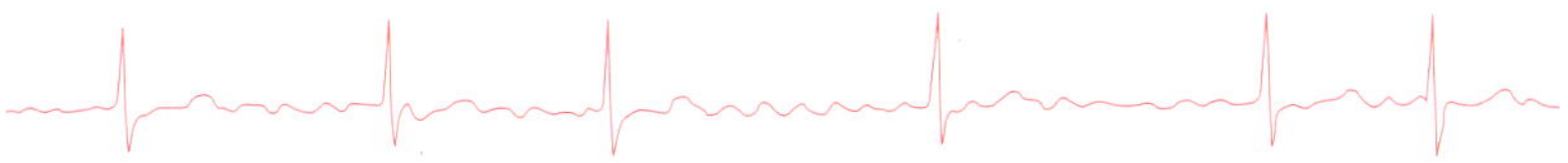

R-R間隔は不規則で，先行するP波はみられず，f波が認められる．

図2-15 ●心房粗動

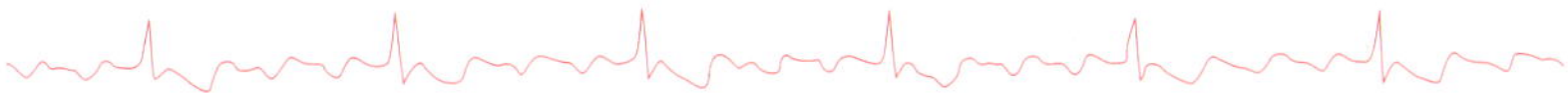

4つのF波が規則正しく続き，それぞれに1つのQRS波が連続して示されている（鋸歯状波）．

## 2 | 不整脈のある人の看護

### 1）救命のための看護

　刺激の生成異常のうち，心室での異常刺激や，重度の刺激伝達の障害は，生命維持や生活に及ぼす影響が特に大きい（図2-16）．したがって，可能な限り障害された部位の確認をし，種類やその程度を明らかにする必要がある．

　障害された部位が判断できたら直ちに抗不整脈薬の投与が行われる．効果と副作用について観察するため，心電図モニターによる持続的な監視を行う．同時に心肺蘇生が行われる場合は特に一刻を争う状態にあるため，早急な対応によって心肺機能の回復を目指す（ショックの看護に準じる）．

　不整脈を起こす原因を早期に取り除くことも必要である．たとえば，心筋梗塞から，心室頻拍や完全房室ブロックが起こったときは，冠動脈を拡張させ，心筋虚血を改善させることで不整脈をコントロールすることができる．また，カリウム，カルシウム，マグネシウムなどの電解質の乱れは不整脈を生じやすくする．血清電解質を確認し補正する．投与量を間違えると生命に影響を与えるため，薬品名，量，単位を2人で確認するのが望ましい．

### 2）苦痛や不安を取り除く看護

　救命時の処置から生じる苦痛としては，心臓マッサージ後に生じる圧痛

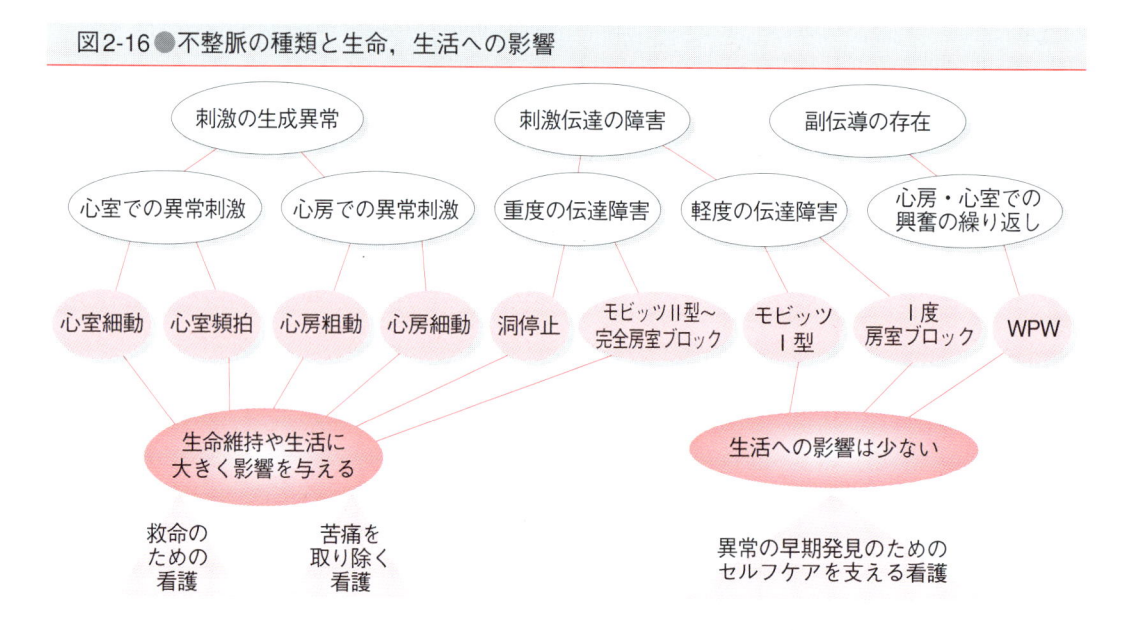

図2-16●不整脈の種類と生命，生活への影響

と，電気的除細動後に生じる皮膚の熱傷がある．苦痛の程度に応じて湿布や熱傷処置を検討する．

不整脈による痛みや不快感などの自覚症状がある場合は，症状による苦痛のほかに命を失うかもしれないという不安から，精神的に不安定になる可能性がある．また，救命のために行われる不整脈の治療は，緊急性が高いために何が行われるのか予測がつかないことがある．そのため検査・治療の際には，患者や家族に目的と内容について説明し了解を得る．了解の得られないときや不安が強いときは，治療の成果など期待できることを医師から説明してもらい患者，家族の話を十分に聞く．

### 3）異常の早期発見のためのセルフケアを支える看護

不整脈のある人は，動悸やめまい，脈拍の変化を自覚することが多い．しかし，自覚しても，一時的であったり，日常生活に影響を与えない程度の症状であれば，不整脈の経過を外来受診でみていけばよい．ただし副伝導の種類によっては，動悸を強く感じる場合があり，定期的な受診と，発作が頻回であれば，カテーテルアブレーションの検討が必要となる．

受診を動機づけるものは，自覚症状の強さと長さ，ならびにそれを正しくモニターできる能力である．医師および看護師は，動悸の起こり方，迫り方，対処方法を，患者の不整脈の症状に合わせて説明する必要がある．症状が出現したときには自己検脈を行うよう指導する．そうすることで患者は症状に合わせて受診行動をとることができる．

# D ショック

ショックはポンプ機能の律動，逆流防止，圧出機能を中心に，酸素を含む血流を全身の臓器に送り出す機能が停止した状態，もしくは機能障害が著しい状態を示す．また，輸送還流機能の導流，分配調節，輸送の担い手の障害に起因する状態である．

ポンプ機能障害では，心原性ショックを生じ，輸送還流機能障害では，出血性ショックやアナフィラキシーショック，敗血症性ショックを生じる（図2-17）．

## 1 ショックの要因（図2-18）

#### (1) 心原性ショック

心筋梗塞による心筋の虚血・壊死と，心筋症による心筋の線維化などの心筋の変性により圧出力が急激に低下したときに心原性ショックを生じる．律動では心室頻拍や心室細動による刺激の生成異常と，洞不全症候群

図2-17 ● ショックの発生

- 心原性ショック
- 出血性ショック
- アナフィラキシーショック
- 敗血症性ショック

ポンプ機能：律動、逆流防止、圧出
輸送還流機能：還流、輸送、導流、分配調節

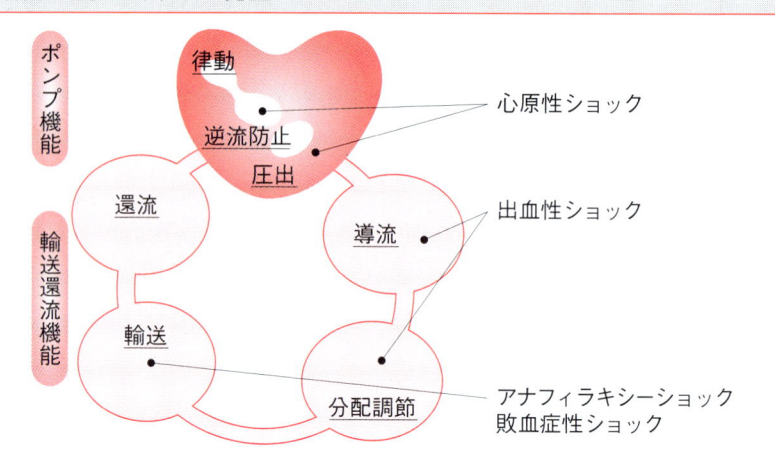

図2-18 ● ショックの要因

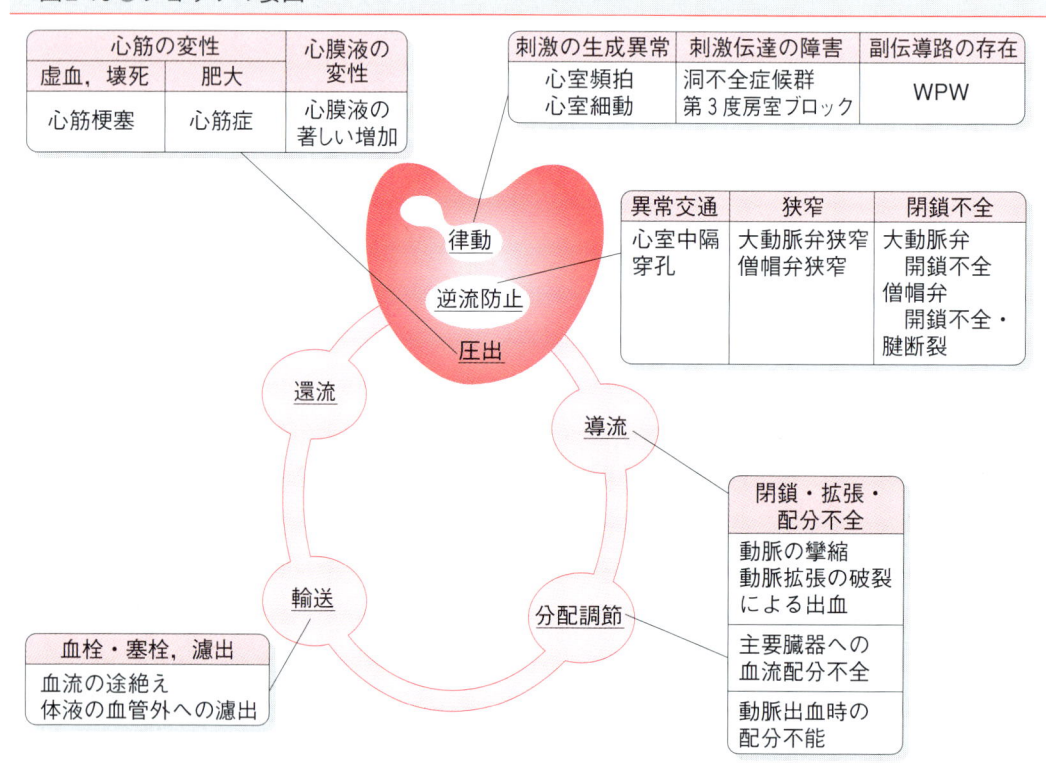

| 心筋の変性 |  | 心膜液の変性 |
|---|---|---|
| 虚血，壊死 | 肥大 | 心膜液の著しい増加 |
| 心筋梗塞 | 心筋症 |  |

| 刺激の生成異常 | 刺激伝達の障害 | 副伝導路の存在 |
|---|---|---|
| 心室頻拍 心室細動 | 洞不全症候群 第3度房室ブロック | WPW |

| 異常交通 | 狭窄 | 閉鎖不全 |
|---|---|---|
| 心室中隔穿孔 | 大動脈弁狭窄 僧帽弁狭窄 | 大動脈弁開鎖不全 僧帽弁開鎖不全・腱断裂 |

閉鎖・拡張・配分不全
- 動脈の攣縮
- 動脈拡張の破裂による出血
- 主要臓器への血流配分不全
- 動脈出血時の配分不能

血栓・塞栓，濾出
- 血流の途絶え
- 体液の血管外への濾出

による刺激伝達の障害により，規則正しい心室の収縮を起こす刺激が得られず心原性ショックを生じる．

(2) **出血性ショック**

動脈の開通性によって成り立つ導流では，動脈硬化が起こると動脈の弾性が低下して，経過とともに，大動脈は拡大し動脈瘤を形成する．突然に

表2-3 ● 発作に伴う症状と検査結果

|  | 症状 | 検査結果 |
|---|---|---|
| 脳梗塞 | 左右どちらかの片麻痺が出現 眼球の変化を伴う（傾視） | CTにて出血像なし |
| 脳出血 |  | CTにて出血像を認める |
| てんかん | 全身を硬直させ痙攣を伴う | 脳波にてんかん特有のスパイクがある |
| 低血糖昏睡 | 冷や汗，全身の脱力感 | 血圧，脈は正常内，血糖が低い |

破裂することがあり，動脈の閉鎖性が保てず，末梢循環への血液不足が急激に生じる．脳を守るための代償が働いても，出血が著しいときは，脳への血流配分が維持できず出血性ショックが生じる．

(3) アナフィラキシーショック

アナフィラキシーショックとは，何らかのアレルゲンの体内への侵入に対する急激なアレルギー反応として生じる．アレルゲンの種類や量によっては体内中の血管から血管外へ血漿が漏出し，虚脱する．そのため，重要臓器への血流が途絶える．

(4) 敗血症性ショック

感染症を含む種々の基礎疾患により，凝固系が活性化され，微小血管に微小血栓が形成される一方，出血傾向を伴う．この凝固の不均衡から生じる血流障害から，敗血症性ショックが生じる．

ショック発生時は脳血流がほとんど維持できず，意識が消失し，転倒を起こして発見されることも多い．その場合，脳梗塞，脳出血，てんかん，低血糖昏睡との鑑別を行わなくてはならず，発作時の随伴症状を知っておくことが必要である（表2-3）．

## 2 ショックにある人のアセスメント

ショックはほとんどの場合，酸素を含む血液を全身の臓器に送り出すことができず，主要臓器への血流も確保できていないことが多い．そのため治療と処置を迅速に行う必要から，原因とショックの程度を確認する必要がある（図2-19）．

## 3 ショックにある人の看護

ショックにある人の看護は，以下のように行われる．

①生命の維持とは，ショック・心不全が起きている原因を，迅速に把握し，症状を取り除くことで，身体に与えるダメージを最小限とする．血流を再開させ，末梢組織（臓器）の保護を目標とする看護が必要で

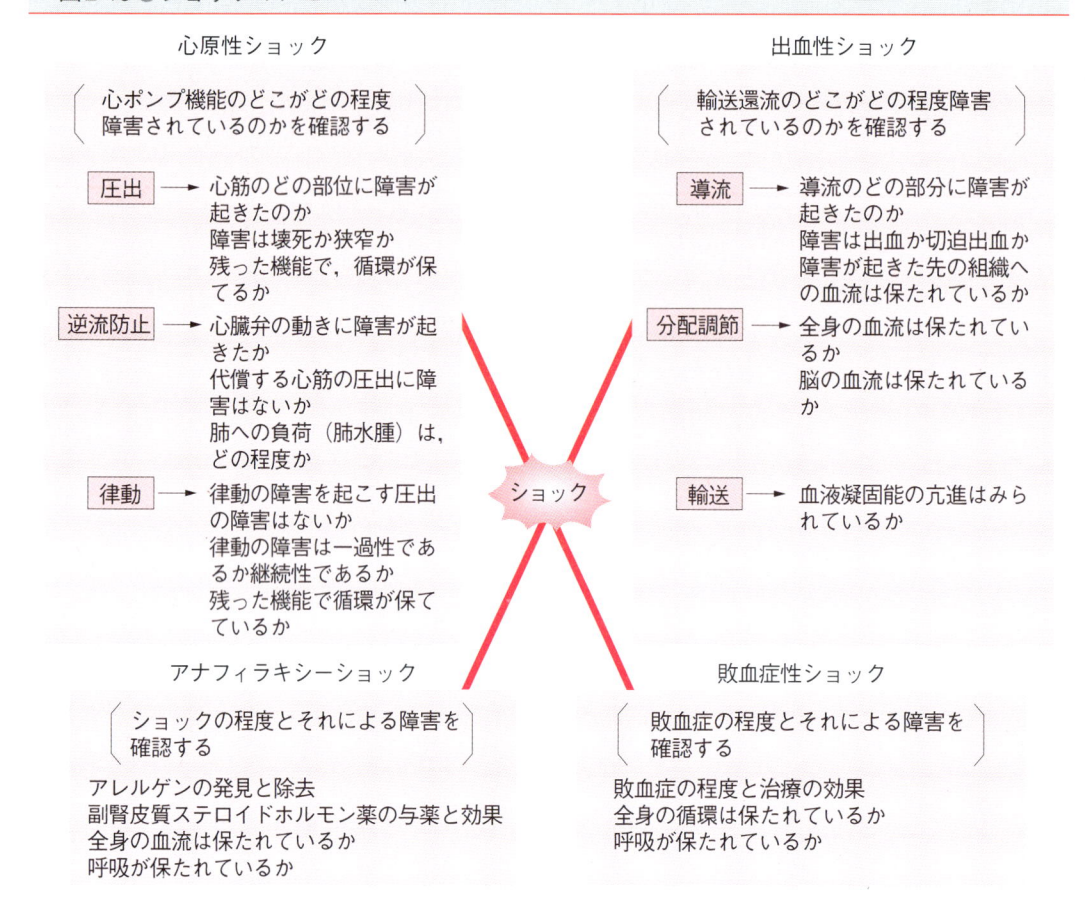

図2-19●ショックのアセスメント

心原性ショック

[心ポンプ機能のどこがどの程度障害されているのかを確認する]

圧出 → 心筋のどの部位に障害が起きたのか
障害は壊死か狭窄か
残った機能で、循環が保てるか

逆流防止 → 心臓弁の動きに障害が起きたか
代償する心筋の圧出に障害はないか
肺への負荷(肺水腫)は、どの程度か

律動 → 律動の障害を起こす圧出の障害はないか
律動の障害は一過性であるか継続性であるか
残った機能で循環が保てているか

出血性ショック

[輸送還流のどこがどの程度障害されているのかを確認する]

導流 → 導流のどの部分に障害が起きたのか
障害は出血か切迫出血か
障害が起きた先の組織への血流は保たれているか

分配調節 → 全身の血流は保たれているか
脳の血流は保たれているか

輸送 → 血液凝固能の亢進はみられているか

ショック

アナフィラキシーショック

[ショックの程度とそれによる障害を確認する]

アレルゲンの発見と除去
副腎皮質ステロイドホルモン薬の与薬と効果
全身の血流は保たれているか
呼吸が保たれているか

敗血症性ショック

[敗血症の程度とそれによる障害を確認する]

敗血症の程度と治療の効果
全身の循環は保たれているか
呼吸が保たれているか

ある.

②ショックを改善する治療方法には身体に侵襲を及ぼす処置が多いので、苦痛を減らすことが必要である.たとえば、胸骨圧迫、電気的除細動、大動脈バルーンパンピングなどがそれである.苦痛が症状を悪化させることもあり、余分な負担・苦痛を与えないことを目標として治療の介助を行う必要がある.

### (1) 生命の維持のための救急看護

心臓ポンプ機能・輸送還流の障害の改善をいち早く行うために、障害の程度を観察し(図2-20)、治療を安全迅速に行えるよう援助する.

心臓ポンプ機能・輸送還流機能障害を改善するための治療は(図2-21)、患者の心の準備のないままいずれも緊急に行われることが多い.場合によっては患者の意識がないまま行われることもある.いずれにしても医療者は、患者が治療を安全に受けられるようにすることを最優先に考える.

たとえば電気的除細動を行うときは、電気的な熱傷から皮膚を保護するためと、律動に対する有効な電気刺激を与えるために伝導パットを貼るこ

図2-20 ● ショック時のポンプ機能と輸送還流機能の障害の観察項目

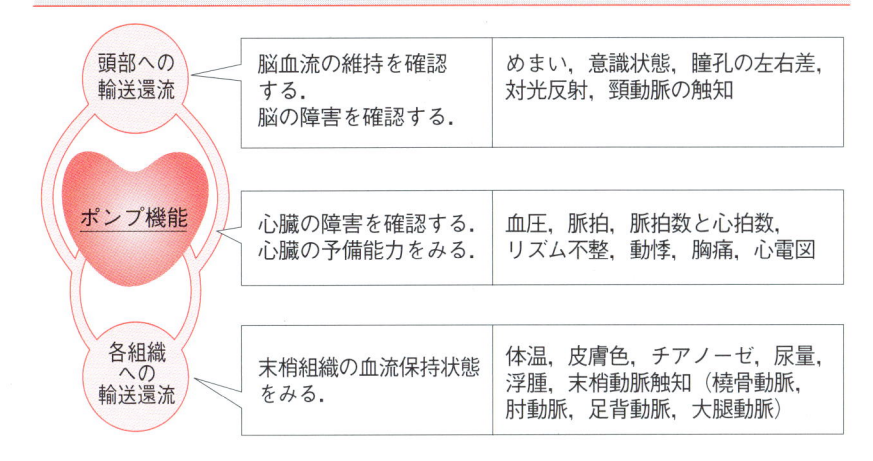

| 部位 | 確認事項 | 観察項目 |
|---|---|---|
| 頭部への輸送還流 | 脳血流の維持を確認する．脳の障害を確認する． | めまい，意識状態，瞳孔の左右差，対光反射，頸動脈の触知 |
| ポンプ機能 | 心臓の障害を確認する．心臓の予備能力をみる． | 血圧，脈拍，脈拍数と心拍数，リズム不整，動悸，胸痛，心電図 |
| 各組織への輸送還流 | 末梢組織の血流保持状態をみる． | 体温，皮膚色，チアノーゼ，尿量，浮腫，末梢動脈触知（橈骨動脈，肘動脈，足背動脈，大腿動脈） |

図2-21 ● ショックの治療

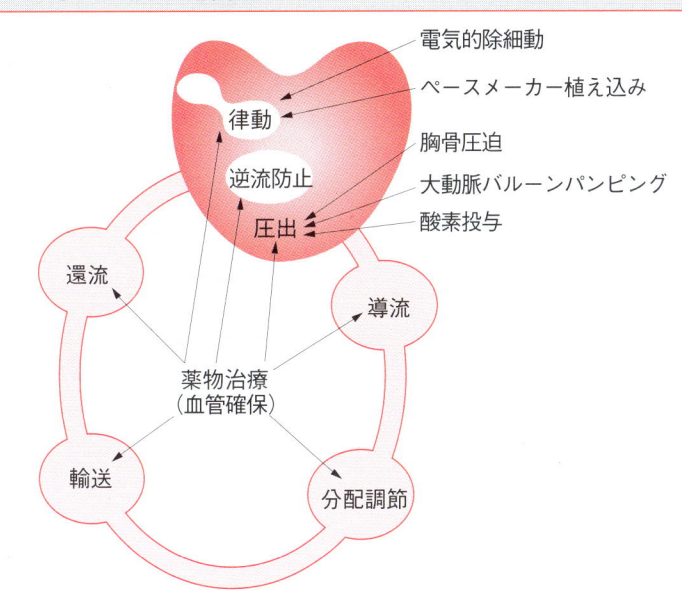

- 律動 — 電気的除細動
- 律動 — ペースメーカー植え込み
- 圧出 — 胸骨圧迫
- 圧出 — 大動脈バルーンパンピング
- 圧出 — 酸素投与
- 逆流防止
- 還流／導流／輸送／分配調節 — 薬物治療（血管確保）

とが必要になる．

　胸骨圧迫を行うときは，体外から加えた圧力が確実に左心室の圧出力となるように患者の背部に固い板を入れる．

　大動脈バルーンパンピングやペースメーカー植え込みは，直接体内に器材を挿入するため，出血性ショックや重症不整脈を起こす可能性が高い．そのため，血圧や心電図モニターをとおしてバイタルサインに異常が生じていないか常に観察する必要がある．そして，救急カート，心電図，除細動器などをすぐに使用できるよう，日頃から整備・点検しておく必要がある．

酸素投与は，ショックにより呼吸不全に陥る場合や呼吸筋の運動さえ心臓への負担になるほどの圧出力の低下が認められるときに，気管挿管で気道を確保し，人工呼吸器で呼吸を管理するものであるため，人工呼吸器装着患者の看護を行うことも必要である（「呼吸機能障害」第3章「呼吸機能障害の検査・治療に伴う看護」参照）．

　血管確保は，治療薬の投与や電解質・栄養の補給のために早期に行い，抜去するまで安全に管理していく必要がある．ポンプ機能と輸送還流機能の改善のための薬剤には，圧出を強めるカテコールアミン製剤と，拍出をスムーズにするための血管拡張薬とポンプにかかる負担を減らす利尿薬とがある．指示された量を正確に投与する．

　ショックは，患者やその家族が予期しないときに突然発生する場合が多い．しかも患者は緊急に処置が必要となり，処置の必要性を説明される間もなく次々と処置は進んでいくことが多い．一般的には，処置が一段落した時点で，医師から現状と治療の方針が家族に対して説明され，患者が家族と面会する．しかし，家族の想像を越える状態の患者が，そこにいることが多い．一家を支える成人期の患者が，突然入院し治療を受ける場合，家族には今後の生活，経済状況，家族役割の変化，社会的役割の変化などに対する様々な思いが交錯し，混乱を生じることが多い．そして医師の説明を理解できなかったり，治療方針にかかわる判断がしにくい状況に陥りやすい．

　看護師は，家族の混乱を把握し，医師の現状説明に合わせ，理解しやすいように補足する必要がある．たとえば，「心臓停止が起こり，胸骨圧迫と除細動で，洞調律に戻ったが，徐脈のため一時的ペーシングを行っている」という説明であれば，「心臓の拍動が止まり，胸骨圧迫などの刺激で，自分の拍動を取り戻すことはできたが，体が必要とする回数にならないため，機械で刺激し拍動の回数を上げています．これを一時的ペーシングといいます」などとわかりやすく言い換えるなどを試み，かつ家族がわからないこと，疑問に思うことなど質問しやすい関係をつくることが大切である．

　治療方針についても同様に，医師の説明を補足する．家族がイメージしやすいよう，家族からの質問を受けながら説明することが必要である．患者自身が，治療方法を選択できない状態のことが多いので，治療方法とその効果について家族が理解できるように説明することは重要である．

### (2) 治療による苦痛の軽減のための看護

　患者はショック状態から脱し，意識が回復すると同時に呼吸困難を自覚したり，治療に伴うカテーテル挿入部の痛みや違和感，モニター類の煩わしさなどを感じる．患者はなぜ自分がこのように管につながれているのか，

なぜ呼吸が苦しいのか，なぜベッドの上で安静にしていなければならないのか，という状況を把握するのが難しい状態にある．

看護師は，なぜこのような状態でいるのか，状況を患者にわかりやすく説明し，苦痛の軽減のための援助を行う．

# E 高血圧

血圧は，血圧調節機構（自律神経系）と動脈の伸展・弾性が担い手となる分配調節機能によって維持され，次の式で表される．

血圧（mmHg）＝心拍出量×末梢血管抵抗

## 1 高血圧の要因

高血圧には，何らかの器質的疾患により血圧が上昇する「2次性高血圧」と，器質的疾患に由来しない「本態性高血圧」とがある．ここでは，循環機能の担い手の障害に起因する高血圧として「本態性高血圧」について説明する．

高血圧は，血圧調節機構（自律神経系）と動脈の伸展・弾性に影響を与える「遺伝的要因」と「環境的要因」の双方が関与し，交感神経，ホルモン，腎臓の働きを介して心拍量の増加，末梢血管抵抗の増大をきたすことにより発症する（図2-22）．高血圧を起こす影響力は，遺伝的要因は60％，環境的要因は40％といわれている．そのため，環境的要因を改善することで降圧する場合もあるが，それだけでは改善されないことも多い．

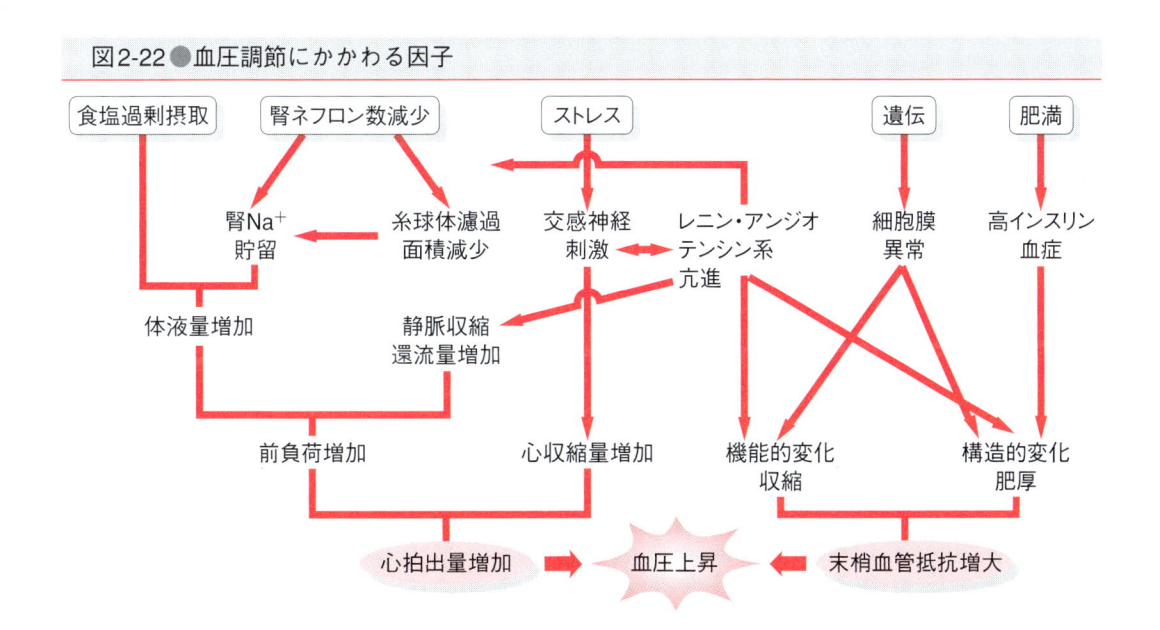

図2-22 ● 血圧調節にかかわる因子

## 2 高血圧にある人のアセスメント

### 1）高血圧の原因と程度の把握

　高血圧を降圧するためには，分配調節機能障害の程度を十分に把握する必要がある．つまりは，その担い手である血圧調節機構（自律神経系）と動脈の伸展・弾性に影響を与える「遺伝的因子」と「環境的因子」の情報収集が必要となる．遺伝的因子では，ナトリウムが蓄積されやすい，交感神経が緊張しやすいなどの既往疾患や家族歴などを把握する．環境的因子では，塩分の摂りすぎ，肥満，喫煙，ストレスなど生活習慣の把握をする．

### 2）生命・生活への影響

　高血圧では，頭痛やめまい，耳鳴りなどの症状が現れる場合もあるが，自覚症状のないことが多い．そのため，見過ごされがちで，やがて動脈硬化（細動脈の硬化と大・中動脈の粥状硬化）を引き起こし，脳血管障害，虚血性心疾患，腎疾患などの合併症が生じ，それに伴う症状が認められるようになる．よって，合併症の有無，その症状の程度を把握することも高血圧の重症度を把握するために必要である．

## 3 高血圧にある人の看護

### 1）環境的素因（生活習慣）改善に向けての看護

　JSH2014では，生活習慣の修正項目について示している（表2-4）．主な生活習慣の改善として，「肥満の解消」，「運動の促進」，「脂肪・塩分の制

#### 表2-4 ●生活習慣の修正項目

①減塩　　6g/日未満
②a．野菜・果物　　野菜・果物の積極的摂取＊
　b．脂質　　コレステロールや飽和脂肪酸の摂取を控える，魚（魚油）の積極的摂取
③減量　　BMI（体重（kg）÷身長（m)$^2$）が25未満
④運動　　心血管病のない高血圧患者が対象で，有酸素運動を中心に定期的に（毎日30分以上を目標に）運動を行う．
⑤節酒　　エタノールで男性20～30ml/日以下，女性10～20ml/日以下
⑥禁煙　　（受動喫煙の防止も含む）

・生活習慣の複合的な修正はより効果的である．

＊重篤な腎障害を伴う患者では高K血症をきたすリスクがあるので，野菜・果物の積極的摂取は推奨しない．糖分の多い果物の過剰な摂取は，肥満者や糖尿病などのエネルギー制限が必要な患者では勧められない．

資料／日本高血圧学会「高血圧治療ガイドライン2014」

限」,「禁煙」,「節酒」,「カリウム,カルシウム,マグネシウムの適量摂取」,「ストレスの緩和」,「規則正しい生活」,「温度差の軽減」などがあげられる.

### (1) 肥満の解消

肥満がある際は,運動療法と食事療法を組み合わせて減量を図る必要がある.

### (2) 運動の促進

運動には,体内の降圧因子を増加させ,血圧上昇につながる物質を減らす働きがある.ウォーキングやサイクリング,ゆっくりとした水泳など,全身を使う有酸素運動を継続すると効果的である.しかし,運動のなかでもいきみなど息をこらえる運動には血圧を上昇させる危険があるため避ける必要がある.

### (3) 脂肪・塩分の制限

食事療法では,脂肪・塩分の摂りすぎに注意する.高脂血症がある場合は,コレステロール・飽和脂肪酸を多く含む食品を制限し,野菜類を積極的に摂取する.塩分の制限では,体内のナトリウム量を減らし水分貯留を予防するため,1日6g未満が望ましい.

### (4) 禁 煙

たばこに含まれるニコチンには,血管収縮,血小板凝集,コレステロール合成促進,血糖上昇作用がある.よって,喫煙そのものが持続的に血圧上昇を起こすことは少ないが,喫煙本数が多くなると動脈硬化につながり,血圧が高くなることが多いため,禁煙の重要性がある.

### (5) 節 酒

大量の飲酒は摂取カロリーを増加させ,コレステロールの逆転送に必要な蛋白の作用を抑制する.日本酒なら1日1合,ビールなら大瓶1本,ウイスキーならシングル3杯未満までなら問題がないとされている.

### (6) カリウム,カルシウム,マグネシウムの適量摂取

カリウム,カルシウム,マグネシウムを十分に摂取することで血圧を下げる効果がある.しかし,利尿薬の種類によっては,カリウムの過剰摂取は注意が必要であり,また,腎不全がある場合にも,カリウムの摂取制限が必要なことがあるため,注意して指導する必要がある.

### (7) ストレスの緩和

ストレスにより血圧が上昇する可能性は高く,適切な対処方法を検討する必要がある.また,軽い運動や趣味をもつこと,自律訓練法などを試みることも有用である.

### (8) 規則正しい生活

疲労・過労を避けて,生活リズムを整える.

(9) 温度差の軽減

　住環境を整える．血管収縮による急激な血圧上昇を避けるため，外気と室内，室内間など温度差をなくすことは重要である．また，入浴では，熱すぎる湯や長湯は避ける必要がある．

## 2）異常の早期発見のためのセルフケアを支える看護

　自覚症状がわかりにくいため，血圧の値だけでなく，合併症の症状も含めて患者自らが異常の早期発見ができるよう指導し，異常を感じた際には早めに医療機関を受診するよう促す．

(1) 血圧の自己測定

　的確な降圧療法を行うためには，定時的な血圧測定が必要となるが，医療機関での測定には限界があるため，家庭での自己測定が推奨されている．家庭用の自動血圧計での正しい血圧測定方法（測定の時間なども含めて），記録の仕方，異常値が測定されたときの対応の仕方などを，患者本人はもちろん家族にも指導する．

(2) 症状の観察

　自覚症状（頭痛，めまい，耳鳴り，肩こりなど）の有無と程度の変化，合併症の症状（むくみ，息切れ，胸痛，背部痛，手足のしびれや冷感など）の有無と程度の変化を観察する．

## 3）継続してセルフケアが図れるための看護

　自覚される症状がないまま進行し，合併症の発症により発見される場合や検診などで指摘されて初めて気づく場合が多い．また，環境的要因を改善しても，なかなか降圧がみられない場合もあるため，途中で治療をやめてしまう人も多い．たとえば，生活習慣を改善し血圧が安定した後，薬物療法を自己判断で中断してしまう場合や，逆に薬物の副作用の苦痛から自己判断で内服を中断してしまう場合も多い．このような場合，患者本人と家族の遺伝的要因を考慮し，生活習慣の改善の理解と継続への援助同様に，薬物療法の必要性，作用，副作用を十分に説明し，それぞれの状態に合った薬剤の選択と内服の継続が図れるように支援することも重要である．つまり，いままでの生活を見直し改善するためには，本人の疾患の理解と治療の必要性の自覚，そして強い意志が必要となり，また継続していくためには家族を含めた援助が必要となる．

# F　浮腫

　浮腫は，ポンプ機能の圧出の障害と輸送還流機能の還流の障害により組

織間液（間質液）が異常に増殖した状態である．

## 1 浮腫の要因

　浮腫には，様々な原因がある（表2-5）．この浮腫を分類すると，全身性に生じる全身性浮腫と局所に生じる局所性浮腫に分けられる．8割程度の浮腫は全身性浮腫であり，なかでも多いのは心性浮腫と腎性浮腫である．

　循環機能障害に起因して生じる心性浮腫の成因には，右心不全などの場合に心臓の拡張の障害により静脈系にうっ血を生じたものと左心不全などの場合に心臓の収縮の障害により心拍出量が減少し腎血流量の低下が生じたために起きるものとがある．このほかにも，腎性浮腫，内分泌性浮腫，栄養障害浮腫などにより低アルブミン血症（栄養代謝機能障害参照）を生じ，血漿コロイド浸透圧の低下により生じる場合や毛細血管壁の透過性亢進により生じることもある．

## 2 浮腫のある人のアセスメント

### 1）浮腫の程度の把握

　心性浮腫は，静脈圧の上昇により生じることが多いため，立位では静脈圧が最も上昇しやすい下肢，臥床では身体の下側，殿部，大腿に現れる．浮腫は，皮膚の圧迫により圧痕が残ることで容易に確認できる．しかし，体重の増加のみで皮膚圧痕が認められない場合もあるため全身の状態を観察する必要がある（表2-6）．

### 2）生命・生活への影響

　浮腫のほかに乏尿，体重増加，歩行時の息切れ，倦怠感の自覚などの症

表2-5 ● 浮腫の原因

| | |
|---|---|
| 全身性浮腫 | ①心性浮腫：うっ血性心不全<br>②腎性浮腫：腎不全，ネフローゼ症候群，急性糸球体腎炎<br>③肝性浮腫：肝硬変，門脈圧亢進症<br>④内分泌性浮腫：甲状腺機能低下症（粘液水腫）<br>⑤栄養障害性浮腫：吸収不良症候群，たんぱく漏出性胃腸症<br>⑥薬剤性浮腫：非ステロイド性抗炎症薬，副腎皮質ステロイド，降圧薬<br>⑦妊娠性浮腫：正常妊娠，妊娠中毒症<br>⑧特発性浮腫 |
| 局所性浮腫 | ①静脈性浮腫：静脈炎，静脈血栓症，圧迫<br>②リンパ性浮腫：リンパ管閉塞，フィラリア症<br>③血管神経性浮腫：クインケ浮腫<br>④外傷性浮腫：打撲，捻挫，骨折 |

出典／島田和幸, 宗村美江子編：成人看護学③循環器〈新体系看護学全書16〉, メヂカルフレンド社, 2007, p.47.

表2-6 ●浮腫の症状

| 部位 | 症状 |
|------|------|
| 顔面の浮腫 | まぶたが開かない．<br>顔がはれる． |
| 上肢の浮腫 | 腕が重い，上がらない．<br>皮膚が薄くなる． |
| 頸部の浮腫 | 顔面紅潮，頭部が重い．<br>呼吸困難，嗄声，嚥下困難． |
| 腹部の浮腫 | 食欲不振<br>皮膚が薄くなる． |
| 下肢の浮腫 | 足が重い．<br>動けない． |

出典／前原澄子監：呼吸機能の障害と看護〈図説新臨床看護学全書7〉，同朋社出版，2000, p.142.

状がある場合は，右心不全を起こしている可能性が高い．右心不全が進行すると，腹水，胸水，消化管浮腫などを生じ，栄養吸収の障害や腸蠕動運動の障害を起こす．さらに，門脈圧が上昇し，うっ血肝となる．また，左心不全の場合は，肺うっ血を生じるために聴診上湿性ラ音を認め，さらに進行すると呼吸困難となり，多量の水様または血性の泡沫痰を喀出することとなる．

浮腫は心不全の初期症状として現れることが多いため，循環機能障害の程度を把握するために，浮腫以外の症状も確認する必要がある．

また，心性浮腫以外の要因もあるため，腎臓や肝臓の機能，たんぱく，アルブミン値，電解質などの血液データも把握しておく必要がある．

### 3｜浮腫のある人の看護

#### 1）循環機能の維持と低下の予防のための看護

静脈圧の上昇を少しでも軽減するために，安静が強いられることになる．自覚症状があまりない場合は，体を動かすことが多くなり，安静の保持を図ることが困難になりやすい．そのため，安静にすることで心拍出量や腎血流量を増加させ尿量を増やすことができ，浮腫の軽減ができることをそのつど，わかりやすく説明する．

体液の増加を防ぐために，水分や塩分を制限する．制限の必要性を十分に理解してもらえるよう説明すると同時に，口渇感を少しでも和らげるような工夫が必要である．

#### 2）苦痛の軽減のための看護

強心薬や利尿薬により尿量を増やし，循環血液量を減少させ，浮腫の軽減を図る．頻回な排泄は倦怠感を増強させ，安静の保持の妨げとなる場合

もあるため，必要時患者と相談し，尿道バルーンカテーテルを留置する．

安静の保持により褥瘡や腰背部痛を生じる場合もあるため，安楽な姿勢や体位を工夫する．また，浮腫の起きている部位を挙上したり，マッサージを行うなど還流を促す援助をする．その際には，浮腫がある場合，皮膚は伸展し脆弱化しているため，摩擦や圧迫により容易に褥瘡などの皮膚トラブルを起こすことを踏まえて援助する．

## G 血　　栓

輸送還流機能の還流の障害と輸送の担い手の障害により血管内に小さな血液の塊が生じた状態を血栓といい，その血管が血栓によって詰まってしまう血行障害を血栓症という．また，血栓が血液中を流れ，動脈硬化などで狭窄した血管内に栓をした状態で生じる血行障害を塞栓症という．塞栓症は，血栓以外にも空気，腫瘍の塊などの塞栓子がある．

### 1 血栓の要因

血栓は，血小板による血液凝固作用が血管内で生じるために形成される．その要因には，動脈硬化による血管壁への粥腫の付着に伴う血管壁の変化，脱水や外傷による血液凝固能の亢進や線溶系の低下，長期臥床，手術，妊娠などによる血流のうっ滞などがあげられる．

血栓症は生活習慣病，特に高脂血症，糖尿病，高血圧と関連がある．高脂血症や糖尿病のために血液の粘性が高まり，血液が流れるたびに血管に損傷を与え，動脈硬化で弾力を失った血管壁に，高血圧による強い圧力が加わり，さらに血管壁が損傷し，血栓の形成に至る．

心臓内にできる血栓の場合，その多くは心房細動や弁疾患などで心臓内の血流がうっ滞して生じる．

加齢に伴って生じる生理的変化では，血管の老化により動脈硬化が進行し，血栓が生じやすい．

### 2 血栓のある人のアセスメント

#### 1）血栓の原因と程度の把握

血栓の進行を予防できるよう要因を把握する必要がある．また，血栓が生じると血管が詰まりやすく，血管が詰まるとそれ以上の血流が途絶え，血行障害となる．血行障害の部位により様々な症状が現れる．これらの症状の観察が輸送機能障害の有無を早期に把握することにつながる（表2-7, 8）．

表2-7 ● 動脈内に血栓が生じていた際の症状

| 血流の異常に起因する症状 | ・脈拍の減弱, 消失（障害部位より末梢部の触診）<br>・血圧の左右差（高血圧か, 低血圧か, 片側性か, 両側性か, 非対称かの把握. 対称的両側性低血圧の場合, ほとんどが他の原因による低血圧症）<br>・上・下肢間の血圧差（特に上肢に比較した下肢の血圧低下） |
|---|---|
| 末梢領域の症状 | ・安静時の痛み, しびれ, 冷感（部位, 広がりの程度）, 浮腫, 潰瘍, 壊死, チアノーゼ, レイノー症状（皮膚の色の変化）, 運動麻痺, 知覚異常（急性動脈閉塞症） |
| 慢性の障害に伴う症状 | ・筋肉や皮膚の萎縮（患肢と健肢の周囲長の計測）<br>・皮膚の脆弱化（皮膚の性質の変化）, 皮膚温の低下（患肢と健肢の比較）<br>・高血圧, 高脂血症, 糖尿病の症状（閉塞性動脈硬化症） |
| 活動に伴う症状 | ・間欠性跛行（身体運動機能の障害などでも跛行が生じるが, その場合は歩行のはじめから歩行困難であり, 休息しても回復しない） |
| 重度の障害に伴う症状 | ・動脈が支配する臓器の虚血症状, 機能不全, 強い痛み |

出典／前原澄子監：呼吸機能の障害と看護〈図説新臨床看護学全書7〉, 同朋社出版, 2000, p.110.

表2-8 ● 静脈内に血栓が生じていた際の症状

| 末梢領域の症状 | ・末梢における血流のうっ滞症状（痛み, しびれ, だるさ, かゆみ, 浮腫, 腫脹） |
|---|---|
| 慢性の障害に伴う症状 | ・こむらがえり, 皮膚の変色, 色素沈着, 硬化, 潰瘍<br>・静脈に沿った炎症, 潰瘍 |
| 活動に伴う症状 | ・長時間の立位や活動後の症状の出現や増悪（浮腫, 皮膚色の変化など） |
| 重度の障害に伴う症状 | ・上大静脈症候群に伴ううっ血症状（脳うっ血症状：頭痛, めまい, 視力障害, 眼球突出）<br>・下大静脈症候群に伴ううっ血症状（肝臓うっ血症状：悪心, 嘔吐, 肝腫大, 腹水, 黄疸） |

出典／前原澄子監：呼吸機能の障害と看護〈図説新臨床看護学全書7〉, 同朋社出版, 2000, p.112.

## 2）生命・生活への影響

輸送機能障害の程度が軽症であれば，冷え性，肩こり，肌荒れ，高血圧，動脈硬化などが生じ，重篤になると，脳梗塞，心筋梗塞，急性動脈閉塞症などが起きる．また，静脈中に生じた血栓により動脈が塞栓されることもある．たとえば，静脈中にできた血栓が心臓から肺動脈に送られ，肺塞栓症を発症させることがある．このように重篤になると生命の危機に直面することになるため，早急な対応が必要である．

血栓の要因が生じていないかを情報収集するとともに，重篤な血栓症や塞栓症を起こしていないか，その症状の早期発見に努める必要がある（表2-9）．

血栓症や塞栓症には苦痛を伴う症状が多いため，苦痛の程度，日常生活動作への影響を十分把握する．

表2-9 ● 重要臓器にかかわる血栓症や塞栓症の症状

| 脳動脈 | 頭痛，意識障害，感覚障害，麻痺，言語障害，痙攣，視野障害など |
| --- | --- |
| 肺動脈 | 胸痛，呼吸困難，チアノーゼなど |
| 冠動脈 | 胸痛，胸部梗塞感，呼吸困難など |
| 肝静脈<br>門　脈 | 門脈圧亢進症状（消化管出血，脾腫，腹水，黄疸）など |
| 腎動脈 | 腹痛，腰痛，尿量減少，嘔吐，発熱など |
| 腎静脈 | 腰痛，腹痛，血尿，発熱，悪心，浮腫など |
| 腸間膜動脈 | 腹痛，イレウス，下痢，嘔吐，下血 |

## 3 血栓のある人の看護

### 1）生命への危険性の早期発見と治療への援助

　重篤な血栓症や塞栓症の場合，緊急に治療を行うことも多い．そのため，起こっている症状を十分に観察し，異常の早期発見に努める．また，治療が決定した際には，患者に，どのような治療がどのように行われるのか，わかりやすく十分な説明が必要である．緊急な場合，患者本人はもとより家族も不安が強いため，家族への説明，援助も重要である．

　手術や経皮的治療を行う場合は，迅速に術前処置を行い，スムーズに治療が行えるよう準備する．また，治療後は出血の危険性が高いため，安静や圧迫固定が必要な場合が多い．患者には，事前に十分に説明をしておく必要がある．逆に，出血の危険性がなくなり安静や圧迫固定が解除されれば，速やかに通常の活動レベルに戻れるよう援助する．活動再開時には，出血，疼痛，呼吸困難など再び血栓による症状が現れていないか十分に観察する．

### 2）血栓予防や治療継続のセルフケアを支えるための看護

　年齢や生活習慣，生活習慣病により血栓形成が進行する．そのため，予防のためのセルフケアは重要となる．血栓予防において，動脈硬化の予防は重要なポイントである．血管壁に過剰な刺激となるような食生活は避け，バランスの良い食事を心がけるよう家族と共に協力して行えるよう指導を行う．たとえば，塩分や脂質の過剰摂取，エネルギーの過剰摂取，大量の飲酒や喫煙などを改善する．また，ストレスも動脈硬化を促進するため，ストレスのコントロール，気分転換などを図れるよう促していく．

　長期臥床や長時間の正座など血液の流れがうっ滞するような状況が続くと血栓が生じやすいため，同一姿勢を避け，状態が許す限り活動を促すことが大切である．臥床時に下肢の筋肉に力を入れる訓練なども血栓予防と

なる．また，活動できる人には，適度な運動を継続するよう促す．

　動脈硬化があったり，血管攣縮の既往がある人，血栓ができやすい生活習慣病などをもっている人が脱水を起こすと血栓ができやすいため，口渇感などの脱水症状の有無にかかわらず，少しずつ水分摂取を行うなど水分の摂り方を工夫する必要がある．

　再発予防のために薬物治療を継続する場合が少なくない．末梢血管拡張薬や血栓溶解薬，抗凝固薬などを使用し，閉塞している血管を広げたり，血液の流れを円滑にするための治療である．併用する薬剤によっては作用を強めたり，弱めたりするため，同時に使用する薬剤は確認しておく必要がある．また，薬剤の副作用が出現する危険性があるため，十分に注意して観察をする．さらに，患者自身の自覚症状によっても，症状の出現や副作用を最小限にとどめることができるため，観察の仕方やセルフケアの方法を十分指導する．

# 第3章

# 循環機能障害の検査・治療に伴う看護

# 1 循環機能の検査に伴う看護

循環機能障害に関する検査は，ポンプ機能と輸送還流機能を同時に把握できる検査と，それぞれの担い手を把握するための監査に分けて考えることができる（図3-1）．

## A ポンプ・輸送還流機能を把握するための検査に伴う看護

### 1 血圧測定

心ポンプで圧出された血液は，各動脈の弾性により，末梢まで送られる．これにより送られた血液の拍出量と末梢血管抵抗により，血圧が生まれる．したがって，血圧測定によって，ポンプ機能と輸送還流機能のどちらの状態も把握することができる．また，用具さえあれば，いつでも，どこでも自分でも測定できる検査である．

血圧が高値に変動する要因として，ストレス，発熱，疼痛，努責などがあり，血圧が低値に変動する要因として，入眠，低栄養などがある．また，輸送還流機能の障害をもっている患者においては，末梢組織まで酸素を含む血液が届くかどうかということが重要になる．それは血管が狭窄，遮断，

図3-1 ● 循環機能障害に関する検査の種類

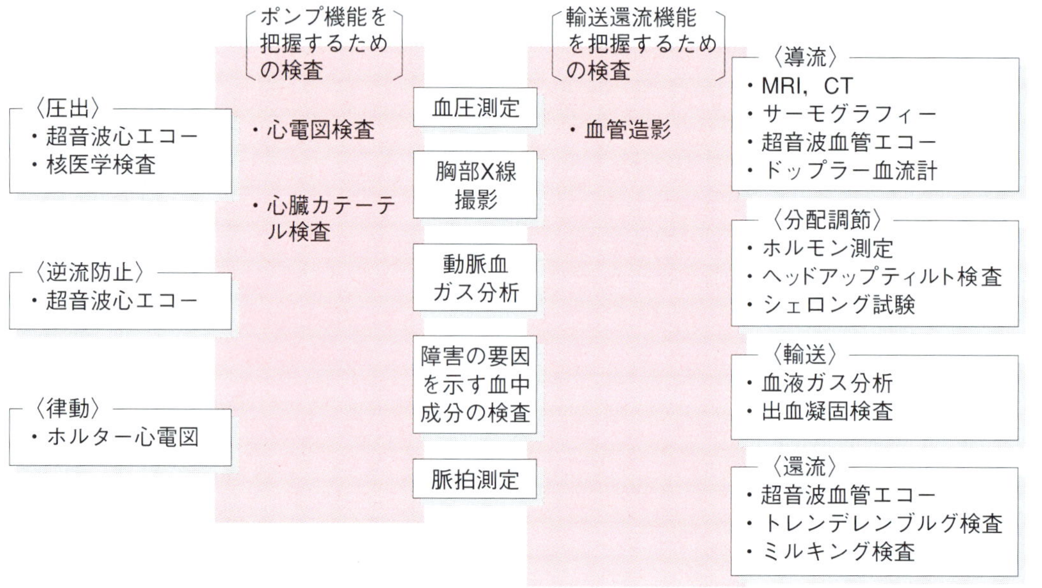

〈圧出〉
・超音波心エコー
・核医学検査

〈逆流防止〉
・超音波心エコー

〈律動〉
・ホルター心電図

ポンプ機能を把握するための検査
・心電図検査
・心臓カテーテル検査
・血圧測定
・胸部X線撮影
・動脈血ガス分析
・障害の要因を示す血中成分の検査
・脈拍測定

輸送還流機能を把握するための検査
・血管造影

〈導流〉
・MRI，CT
・サーモグラフィー
・超音波血管エコー
・ドップラー血流計

〈分配調節〉
・ホルモン測定
・ヘッドアップティルト検査
・シェロング試験

〈輸送〉
・血液ガス分析
・出血凝固検査

〈還流〉
・超音波血管エコー
・トレンデレンブルグ検査
・ミルキング検査

表3-1 ●血管の異常の原因と血圧の変化

| | 原因 | 血圧の変化 |
|---|---|---|
| 狭窄 | 動脈硬化<br>悪性腫瘍<br>妊娠 | 末梢組織に血液を届けようとするため血圧は上昇する． |
| 遮断 | 血栓症<br>塞栓症<br>悪性腫瘍 | |
| 破裂 | 外傷<br>動脈瘤 | 血液の破裂部から出血し，血管抵抗が減少するため，血圧は下降する． |

破裂することで，末梢組織の血液不足やそれによる障害が拡大することになるからである（表3-1）．血圧の変動を頻繁にチェックし，病状の変化の把握と治療の効果を把握することが大切である．

### 1）上腕動脈での血圧測定

①血圧測定の目的を伝え，患者の協力を得る．
②正確な血圧測定が行われるように援助する．

正確な測定のためにリラックスするよう説明する．食後，活動後，精神的興奮の後などは血圧が変動する．これらの要因による血圧変動を把握する目的でない場合は，この時間帯を避ける必要がある．

血圧測定の体位は，マンシェットを巻いた上腕が心臓の高さと水平になるような体位で行う．腕頭動脈や鎖骨下動脈の分岐部付近に狭窄がある場合は，血圧値の左右差があるので，最初の測定時は両上肢の測定値を基準とする．

上着で上腕を締めつけないようにする．必要があれば上着を脱いでもらうが，上着を脱ぐ行為が血圧を変動させる場合があるので，脱いだら少しの間安静にしてから測定する．

上腕動脈に均一に加圧されるように，マンシェットはエアが入る部分を上腕動脈上になるように置いて，指が1～2本入る程度のきつさで，肘関節より1～2cm上に巻く．

脈拍を測定し不整脈や60以下の徐脈のときは，加圧後ネジをゆっくり緩め，水銀柱のスピードを遅くして測定する．1拍に対し水銀柱2目盛り下げるスピードで調整すると，誤差なく測定できる．

③血圧測定が終了したら，患者の身支度を調え，測定した値を患者に伝える．値は自己管理に活用するために，行動や症状と比較できるようメモをとることを指導する．

## 2）特別な血圧測定の方法と看護

循環機能障害の患者に必要な特別な測定方法としては，24時間血圧測定，四肢の血圧測定，動脈圧モニターがある．

①24時間血圧測定は，血圧の日内変動を測定するため自動血圧計を24時間装着して測定する．測定期間はその日の行動と症状を記録することが必要である．患者によっては記録を援助することが必要になる．

②四肢の血圧測定は，四肢の動脈の異常を把握するため両側の上腕動脈だけではなく，両側の大腿動脈での血圧測定を行う．この場合のマンシェットは，幅が広い大腿用のマンシェットを使用する．

③動脈圧モニターは，動脈内（主に橈骨動脈）へカテーテルを留置して，動脈圧を直接測定する方法である．動脈圧をトランスデューサーに伝え，圧を電気信号に変えて波形や数値を画面に表示する．術後や重症心不全など循環動態が不安定なときに連続して正確にモニターが必要な場合に行う．

　カテーテル挿入時には痛みが伴い，24時間挿入部が固定されていることで自由に四肢を動かせないなどの負担がある．また，挿入部からの出血，感染などを起こさないよう観察する必要もある．患者にモニターの目的を伝え，理解し，協力を得る．

## 2 胸部X線撮影

胸部X線撮影では，心臓の大きさ，大血管の大きさ，形態，心陰影肺野など，容易に多くの情報を得ることができる．循環機能は，心拡大の診断，胸水，肺うっ血の診断，心囊水の評価と多種に及ぶ．心臓の大きさは心臓比（心臓と胸郭の比率）で表し，50％以下が正常である．陰影としてとらえるため，心拡大がどのような拡大なのか具体的にとらえにくく，心周期に合わせた撮影は難しい（図3-2）．

①胸部X線撮影検査の目的と方法を伝え，検査についての理解を促し，協力を得る．

②撮影はX線撮影室で行われるが患者の心機能により，検査室までの移動で胸痛や呼吸苦などが出現する場合，移動式の撮影機をベッドサイドに運び，ベッド上で撮影することも可能である．

③撮影時は放射線技師により，息を吸ったり止めたりするなど指示があることを伝え，検査の理解を促し，協力を得る．

心疾患のある患者では，胸水を伴っていることが多く，胸水の有無をみるために症状の悪化のない程度で立位（座位）での撮影が望ましい．

ネックレスや衣類のボタン，ファスナー類，心電図モニターの電極やコ

図3-2 ●胸部X線撮影から得られる情報の模式図

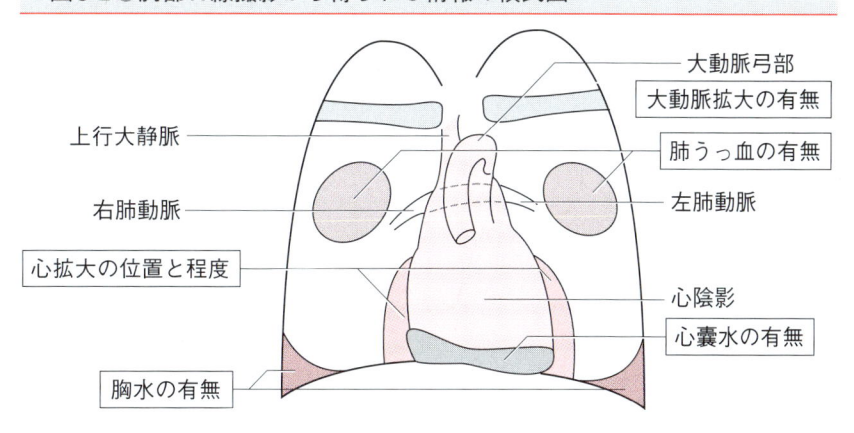

- 上行大静脈
- 右肺動脈
- 心拡大の位置と程度
- 胸水の有無
- 大動脈弓部
- 大動脈拡大の有無
- 肺うっ血の有無
- 左肺動脈
- 心陰影
- 心嚢水の有無

図3-3 ● X線撮影に影響を与えない電極の位置

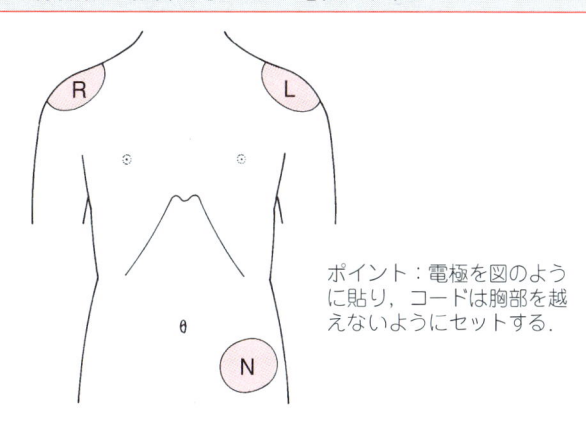

ポイント：電極を図のように貼り，コードは胸部を越えないようにセットする．

ードは，X線を通さないので取りはずす．しかし，X線撮影をする間も心電図でモニターしなければならない重症の患者では，心電図モニターの電極は，撮影部位にかからないような位置に貼り換える（図3-3）．

## 3 動脈血ガス分析

ポンプ機能が障害され，心拍出量が低下すると，今まで得られた血液が供給されないため，末梢組織が酸素不足に陥る．また，輸送還流機能が障害され，循環血液量が増加すると浮腫を生じる．症状として左心不全をきたすようになると，肺胞でのガス交換が低下し，血中酸素飽和度が下がる．

これらを補い，循環機能を維持するために酸素投与が行われる．酸素投与は動脈血ガス分析を行いながら，適切な酸素量を決定する必要がある．

前回のデータと比較・検討しながら，病状の変化の方向性をみたり治療

の効果をみることができる．基準値は，動脈血酸素分圧80～100mmHg，動脈血二酸化炭素分圧35～45mmHgである．

## 4 障害の要因を示す血中成分の検査

### 1) CPK（クレアチンホスホキナーゼ）の検査

CPKは心筋，骨格筋などに依存する逸脱酵素であり，心筋の虚血，壊死，変性などにより血液中に流れ出す．採血により検査することでポンプ機能障害の把握に有効である．特に，心筋梗塞では梗塞部位の程度を把握できる．たとえば，梗塞部位が広範囲であればCPKのピークは5000以上を示す．

CPKは心筋梗塞の発症3～4時間後に上昇しはじめ，約24時間でピークを迎え，3～4日後には正常化するので，発症の時期や経過を知ることができる．ほかに高値を示すものは，心筋炎，開心術などである．基準値は，男性：57～197IU/$l$，女性：32～180IU/$l$である．

### 2) CRP（C反応性たんぱく）の検査

CRPは体内に炎症や組織の壊死があると血液中濃度が高値を示す．基準値は陰性または1μg/m$l$以下である．

ポンプ機能の障害では，心筋梗塞や感染性の心膜の炎症，心筋炎で高値となる．

輸送還流機能の障害では，動脈炎（高安病），バージャー病，静脈炎，解離性大動脈瘤などで高値となる．

### 3) 白血球の検査

白血球は，体内に侵入してきた細菌や異物を捕食する役割を有している．ポンプ機能の障害のうち，炎症，感染が原因である場合，白血球に変化がみられる．

急性心筋梗塞の場合，組織の壊死に伴い発症2時間を過ぎた頃から白血球数が上昇してくる．

### 4) 出血・凝固検査

出血・凝固検査は止血機能を把握するためのものである．ポンプ機能障害の対応の一つである人工弁置換を行った人や，心房細動患者の場合，凝固の元となるフィブリンの生成を防ぐために投与される抗凝固剤によってビタミンK依存性の凝固因子が抑えられている．また輸送・還流機能障害の一つである血栓症などの治療では，血栓となっている血管壁に対して血

小板が集まり凝集することでさらなる血栓の形成の促進を引き起こすため，これを予防する目的で抗血小板剤が投与される．

　これらの薬剤は血栓をつくらないために，血液の凝固を遷延化させる目的がある．しかしこれは出血の危険性と隣り合わせであることを意味するため，これらの治療中は特に止血能として血小板数，凝固能としてプロトロンビン検査や活性化トロンボプラスチン時間，フィブリン分解産物（FDP）などを測定しなければならない．出血傾向にある場合が多いので，採血時の止血には十分注意する必要がある．

### 5）血清カリウムの検査

　血清カリウムはポンプ機能である筋収縮に影響を与える．血清カリウム値は高値でも低値でも心停止を起こしてしまうので，血中内では常に基準値（3.5〜5.0mEq/$l$）を保つ必要がある．

　高カリウムでは，悪心・嘔吐，心電図異常（P波減高，PR延長，テント状T波，QRS幅増大），低カリウムでは脱力，呼吸筋麻痺，心電図異常（T波平低化，U波増大）が症状としてみられるので観察し，予測をする必要がある．

　血清カリウムは腎臓が調整を行っている．体内環境調整機能の腎機能障害をもつ患者に対しては，継続した管理が必要である．また，医療者が誤ってカリウム製剤を体内に急速投与することで，心停止を起こす事故が起きていることも事実である．

## 5｜脈拍測定

### 1）脈拍測定の方法

　心臓から血液が大動脈に駆出されることによって生じる血管の波動が脈拍である．脈拍測定により，ポンプ機能の律動を把握することができる．脈拍測定は用具を用いず，いつでもどこでもできる．

①脈拍測定の目的を伝え，患者の協力を得る．

②脈拍測定の部位は，橈骨動脈，上腕動脈，浅側頭動脈，総頸動脈，大腿動脈，膝窩動脈，後脛骨動脈，足背動脈である．通常は両側の橈骨動脈を同時に触れて左右差を調べ，その後一側での測定を続ける．閉塞性動脈硬化症，大動脈炎症候群などの疾患があり，橈骨動脈が触れにくいときは，総頸動脈で測定する．

③数（速さ），大きさ，遅速，緊張（硬さ），規則性をみながら1分間測定する．脈が触れなかったり，不整であれば，聴診器で心音を聴いて測定する．

- 数（速さ）——頻脈：100/分以上，徐脈：50/分以下
- 大きさ（脈圧）——大脈：収縮期と拡張期の動脈壁の動きが大きい，小脈：収縮期と拡張期の動脈壁の動きが小さい
- 遅速——速脈：脈拍が振幅するときの変化が速い，遅脈：脈拍が振幅するときの変化が遅い
- 緊張（硬さ）——硬脈：動脈の緊張が強い，軟脈：動脈の緊張が弱い
- 規則性——正脈：一定間隔で規則的な脈拍，不整脈：不規則な脈拍（結滞，二段脈）

### 2）脈拍測定の看護

脈拍を測定するとき，多くは橈骨動脈で測定する．測定目的は脈拍数の確認のみならず，上記の方法で述べたように，不整脈や動脈の狭窄や閉塞を把握することができる．通常は時計の針と脈拍に集中しながら測定するが，患者の傍らに腰を下ろして呼吸を確認したり，症状を確認したりしながら，正確に測定できるようになるとよい．

## B ポンプ機能を把握するための検査に伴う看護

### 1 心電図検査

心電図検査は，心拍動に伴う心筋の電気的興奮の経過を心電計を使って記録して，その波形からポンプ機能の障害の把握をする検査である．

心電図は胸痛があったり動悸を感じたりしたときに直ちに記録し，判読しなければならない．

心電図には，12誘導心電図と単誘導心電図がある．

12誘導心電図は，1回の心拍を3つの標準肢誘導，3つの単極誘導，6つの胸部誘導からとらえるもので，安静時心電図と負荷心電図に分けられる．また，単誘導心電図には，モニター心電図とホルター心電図がある．

### 1）安静時心電図

安静状態で12誘導をとり，異常波形の種類により，不整脈，狭心症，心筋梗塞，心房・心室の肥大などのポンプ機能の異常の把握ができる．

①検査の目的と方法を伝え，検査を理解し，不安や緊張で心筋に余分な電気的興奮が生じないように協力を得る．

②安全・安楽に検査が行われるように，心電計，検査室の準備をする．

寒冷は心筋の興奮を引き起こすので，検査する室内の温度を暖かくしておく．

交流波のトラブルを避けるために，アースを取り，ほかの電気器具（電気毛布など）の電源を切る．

臥位になり電極を装着するために上着のボタンをはずし，胸部を出してもらう．羞恥心や寒さは心筋の興奮を引き起こすので，カーテンやスクリーンを使用し，胸部にはバスタオルを掛けておく．

③正確に心電図を記録する．

電極と誘導コードを差し込んでおく．電極には接触抵抗をなるべく小さくする必要があるため，伝導性のよいペースト（ケラチンクリームなど）を皮膚と電極に塗布する．ペーストを塗布する際，看護師の指先が冷たいと心筋の興奮を引き起こすので指先を温め，塗布することを伝えてから実施する．

誘導コードの色を確かめながら患者に四肢に電極を装着することを伝える．患者の四肢に赤の電極（右手），黄（左手），黒（右足），緑（左足）と各手足首より数cm上に皮膚と電極が密着するように装着する．

患者に胸部の電極の装着をすることを伝え，胸部のバスタオルを取り，胸部の誘導部位にペーストを付け，電極をつける（図3-4）．準備ができたらバスタオルで静かに覆う．

心電図を記録することを告げ，呼吸を整えるよう伝えるとともに，四肢の力を抜きリラックスするよう声をかけ，落ち着いた状態になったら記録する．

終了を告げ電極をはずし，皮膚に付いたペーストを拭き取ってから，身支度を整えて終了する．

### 図3-4 ● 胸部の電極の位置

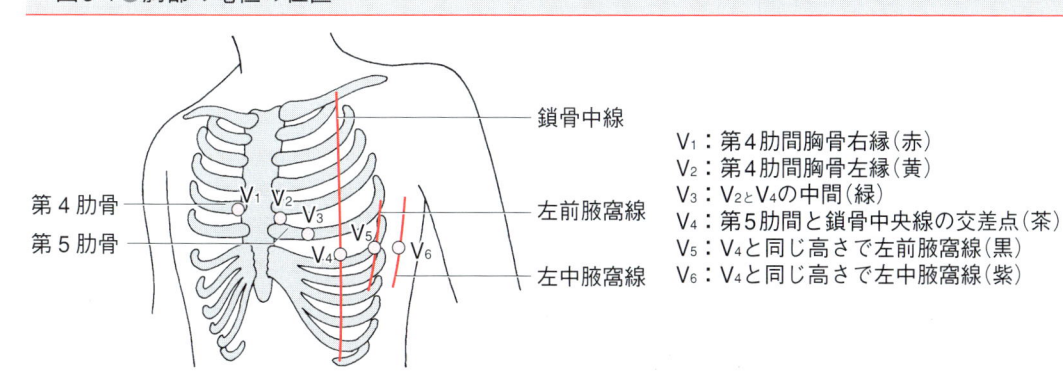

$V_1$：第4肋間胸骨右縁（赤）
$V_2$：第4肋間胸骨左縁（黄）
$V_3$：$V_2$と$V_4$の中間（緑）
$V_4$：第5肋間と鎖骨中央線の交差点（茶）
$V_5$：$V_4$と同じ高さで左前腋窩線（黒）
$V_6$：$V_4$と同じ高さで左中腋窩線（紫）

## 2）負荷心電図

　運動をしたり血圧が上昇することで，心臓には負荷がかかる．そのため心筋は一時的な酸素不足に陥り，心電図に虚血の変化を呈する．負荷量に対する心電図の変化を知ることでポンプ機能の評価ができる．負荷量は日常生活の活動量に置き換えられるので，虚血性心疾患のリハビリテーションの指標になる．心筋に負荷をかける方法には，マスター2階段法，トレッドミル法，エルゴメーター法がある．負荷をかけるので，負荷に耐えられないような重症の疾患や運動機能障害をもつ人にはこの検査は禁忌である．

　**マスター2階段法**：一定の時間に年齢と体重に応じて，定められたリズムで階段の昇り降りを行い，運動終了直後にベッドで仰向きになり，心電図をとる（図3-5①）．

　**トレッドミル法**：ベルトコンベアーの上を，その動きに合わせて歩き，心筋に負荷を加える．ベルトコンベアーの速度や勾配を変えることで負荷量を変えて，心電図をとる（図3-5②）．

　**エルゴメーター**：自転車をある一定の速度でこいで，負荷を加える．自転車の車輪への抵抗を増やすことで負荷量を上げて心電図をとる（図3-5③）．

　①検査の目的と方法を伝え，理解を促し，協力を得る．
　②運動負荷によって発作を誘発する恐れもあるので，検査前のバイタルサインや胸痛，胸部不快の有無を確認する．
　③安全に行うため，服装は運動に適したもので行い，浴衣やサンダルは避けるよう指導する．
　④検査は医師，検査技師により進められることが多いが，検査中に胸部不快などを自覚したらすぐに伝えるようあらかじめ説明しておく必要がある．

## 3）モニター心電図

　基本的には1誘導しか表すことができないため，心房の興奮を示すP波がよくわかり，虚血性心疾患では心筋の虚血を示すST-T波の変化がわかるように装着する．

　異常波形を継続的に監視しながら，変化のあったときには12誘導心電図で，異常の性質を把握する．

　①検査の目的と方法を伝え，協力を得る．
　②長時間電極を装着し続けると，ペーストがかわいて誘導できなくなったり，皮膚のかぶれや瘙痒感が出現する．電極は1日1回は場所をず

図3-5 ● 負荷心電図の種類

① マスター2階段法　② トレッドミル法

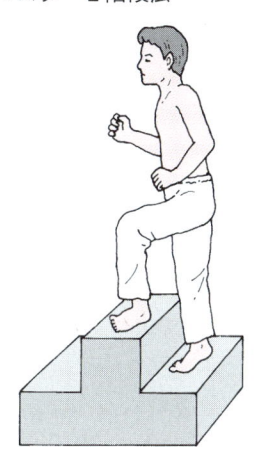

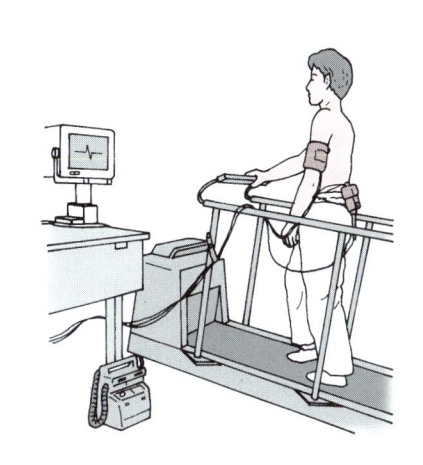

③ エルゴメーター法

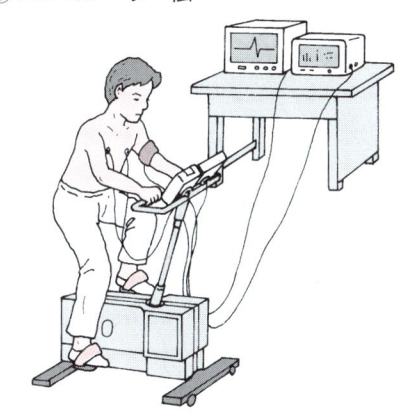

らして貼り換える．

### 4）ホルター心電図

　異常波形を24時間継続して監視ができる．モニター心電図のように電波の届く範囲内の活動にとどまらず，自由に活動しながら心電図をとり，それを記録しておくものである．後に外来に持参してもらい分析される．心拍数の変動，不整脈の種類，出現状況と心筋虚血発作の有無・程度・持続およびそれらと自覚症状との関連を分析できる．しかし，分析がリアルタイムでないため，異常波形に対応するのは遅くなる．

　①検査の目的と方法を伝え，理解を促し，協力を得る．
　②胸部に電極を貼り，はずれないように電極と誘導コードを絆創膏で固定し，レコーダーをセットする．患者が一日の詳細な行動の記録の重

**1** 循環機能の検査に伴う看護　225

要性を理解し，記録できるように指導する．
③日常行動の制限はないが，入浴，水泳はできないことを説明する．電極や誘導コードがはずれないよう衣服の着脱時には気をつけるよう説明する必要がある．

## 2 ｜ 心エコー検査

超音波を心臓に当てて，超音波が心臓から反射して返ってくるまでの時間を測定し，その時間から心臓の各部位までの距離を算出するのが原理である．この計算を何回も繰り返し行い，コンピュータで画像をつくりだす．休みなく収縮と拡張を繰り返す心臓の形態や動きを，瞬時に身体の外から非侵襲的に心血管系の形態とポンプ機能が観察できるのが特徴である．心エコーには経胸壁心エコーと経食道心エコーとがある．リアルタイムで結果が得られるためその場で患者に説明できる．しかし，検査をする者の能力や熟練度に依存する．

心エコー検査の方法には，Bモード，Mモード，ドップラー法があり，それぞれの手法で，心臓の観察ができる．観察目的により手法が分かれ，1回の心エコーではそれぞれの方法を駆使して検査を行う（表3-2）．

①心エコー検査の目的と方法を伝え，検査を理解し，協力を得る．

患者はエコーや超音波という言葉が痛さをイメージさせることがあるので，方法を説明し痛みのないことを伝える．しかし，探触子を当てる加減を痛みととらえる患者がいるので注意する．

胸壁から見えにくい下行大動脈の検査は，食道や胃から見る経食道エコーにおいては探触子を口から飲み込んで検査をするため，軽度の侵襲を受ける．

経胸壁心エコーでは食待ちの必要はない．経食道エコーでは，探触子を食道・胃へ挿入するため食待ちをして検査をする．

②検査室に行けない患者に対しては，ベッドサイドで行うことがある．左側臥位になって行うことを伝え，必要に応じて枕を用いてをみて体位変換を介助する．

表3-2 ● 心エコー検査の種類と目的

| 種類 | 目的 |
| --- | --- |
| Mモード法 | ・心臓弁の動きを観察する．<br>・心室内腔や，心室壁の動きを観察する． |
| Bモード法 | ・心臓や大血管を病理解剖学的に観察する． |
| ドップラー法 | ・心臓・大血管内での血流の方向や速度を観察する．<br>①異常血流の検出（逆流，狭窄，短絡）<br>②狭窄部の圧較圧，心内圧や心拍出量の推定 |

上半身を露出することが多いので，寒さが心筋を興奮させることがないよう室温を保つ．下半身にはタオルケットや毛布を掛け，保温に努める必要がある．
　画像をよりはっきり見分けるため，室内を暗くする．
　③検査中に胸痛や呼吸苦の訴えがあったときは，速やかに医師に伝えるようにあらかじめ説明しておく．
　④検査が終了したら，撮影部位のゼリーと電極装着部位のケラチンクリームを拭き取り，衣服を整えるように伝える．経食道エコーでは咽頭の局所麻酔を使用しているので，飲水時誤嚥しないよう注意を促す．医師から検査結果の説明を受ける時間を設ける．

## 3 ラジオアイソトープ検査

　ラジオアイソトープ（RI，放射性同位元素）を利用して，RIが体内でどう動き，どこに集まるのか心筋シンチグラムを調べることで，心筋の状態を把握することができる検査である．
　心筋シンチグラムの種類には，安静心筋シンチグラムと負荷心筋シンチグラムがある．安静心筋シンチグラムは安静時の心臓の状態を把握する．負荷心筋シンチグラムは運動負荷を加え，心臓に血液不足状態をつくってからRIを注入し，撮影する．4時間後や，24時間後の心臓の状態と比較することで，冠動脈の狭窄部位の診断に活用する．
　使用されるRIは，タリウム（$^{201}$Tl），テクネシウム（$^{99m}$Tc）などである．
　①RI検査の目的と手順，運動負荷の有無と撮影回数の説明をし，協力を得る．
　消化器系臓器へのRI集積を少なくするために絶食になることを説明し，協力を得る．検査により，運動負荷の有無，撮影の回数，食事摂取の可否，薬の変更などが変わる．何度も検査を行っている患者でも，そのときどきの指示に合わせて説明をする必要がある．
　②検査により心仕事量が増加したことで，狭心症や心筋梗塞の患者は検査中に胸痛発作を起こすことがあるので心拍数，血圧，心電図をモニタリングし，症状の有無を確認する必要がある．特に検査のために冠拡張を中断している患者に生じやすい．発作が生じたときは，すぐに救急処置を行う．
　検査に集中でき，あまり過緊張にならないように声をかけていく．
　RIを注入するときは，確実に血管内に注入されているか否かを観察する．
　③RIは腎から排泄されるため，検査後は水分を多く摂るよう説明し，RIが確実に排泄されていることを確認するために尿量を測定する．

## 4　心臓カテーテル検査

　各種心疾患の診断と重症度判定，心機能の評価を行う目的で，心臓カテーテル検査が行われる．心臓カテーテルの検査には様々な種類がある（表3-3）．

　カテーテルは，大腿動脈あるいは上腕動脈などの末梢動脈から，逆行性に大動脈を経て心臓まで到達させる．心臓カテーテル検査は，循環機能障害を把握するためには必須の検査法である．検査前，中，後を通じて，あらゆる時点で看護上の問題が生じる（図3-6）．検査前には，医師から方法と合併症について説明があるが，検査そのものに対して，あるいは検査後のイメージがつかないことでの不安を生じる．検査中では，直接皮膚を穿刺し，血管や心臓にカテーテルを挿入したり，造影剤を多量に使用したりする．そのため検査中は，穿刺の痛みや出血，造影剤などによるショックの出現，狭心発作の可能性があり，継続的な観察が必要となる．検査後は，出血予防のため長時間の床上安静を強いられ，安静に対する患者の苦痛も大きい．

表3-3● 心臓カテーテル検査の種類

| | | |
|---|---|---|
| 左心カテーテル法 | LVG（左室造影法） | 左心室の圧の測定．左室壁の運動状態弁（大動脈弁と僧帽弁）の機能の測定．心腔内の血液酸素含有量の測定などを行い，心機能を把握する． |
| | CAG（冠動脈造影法） | 大動脈から右冠動脈入口（左冠動脈入口）までカテーテルを進入させ，カテーテルを介して造影剤を冠動脈に注入し，X線透視下で，冠動脈の内腔を影として観察する．分岐の起始部に近いほど閉塞後の心筋損傷範囲は広くなる．狭窄の程度は％で示され，完全閉塞は100％となる． |
| | AOG（大動脈造影法） | 大動脈の大きさや，大動脈弁の逆流を把握する． |
| 右心カテーテル法 | S-G（スワン-ガンツ）カテーテル法 | 右心室系の圧（右房圧，右室圧，肺動脈楔入圧）を測定することができる．冷水を注入し，その温度が変化することから心拍出量を計測し，そこから心係数を出す．心不全の評価に活用する． |
| | EPS（心内心電図） | 心筋の電気的興奮（心電図）を記録し，異常伝導（房室ブロック，洞不全症候群，発作性上室性頻拍，心房細動，心房粗動，心室頻拍）の把握を行う． |

図3-6● 心臓カテーテル検査に伴う看護上の問題

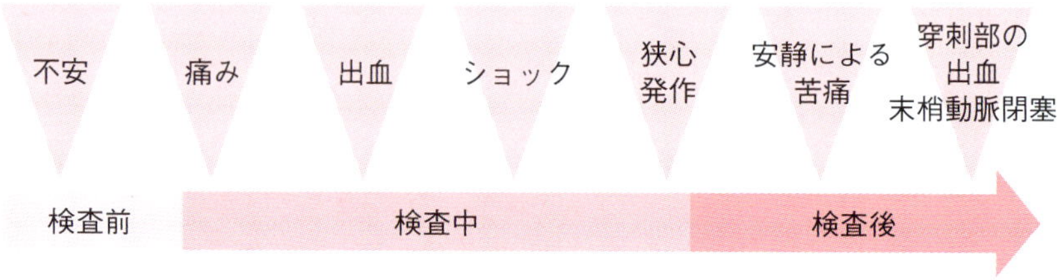

不安　痛み　出血　ショック　狭心発作　安静による苦痛　穿刺部の出血　末梢動脈閉塞

検査前　検査中　検査後

①心臓カテーテル検査の目的と方法を伝え，理解し，患者が検査に協力できるよう援助する．

医師から検査の目的，方法，合併症などの説明が行われる．看護師はできるだけ同席し，患者や家族の言動から検査に対する理解の程度や不安の程度を把握する．

安全・安楽に検査が行われるように，検査前の準備と検査中や検査後の協力について，検査の日時が決まったら患者にオリエンテーションを行う（表3-4）．患者が検査をイメージしやすいように説明するため，オリエンテーション用のパンフレットを用いるとよい．

画一的なオリエンテーションだけでなく，実際に検査を受けた患者の体験談を聞く，検査場所を見学する，検査後の臥位での食事や排泄を経験してみる，という方法をとることができる．また，担当する検査室看護師による訪問が行われる．担当看護師と顔見知りになることで，検査中に訴えがしやすくなったり，不安の軽減につながることがある．

直接動脈を穿刺して，カテーテルを心臓まで進めるという侵襲を伴う検査なので，患者の検査に対する不安や恐怖心が強い．検査に対する強い不安や恐怖心は狭心症発作や頻脈性不整脈の誘因となる．発作により生命の危機状態に陥ると，生命維持への処置を行わなくてはならないため，検査を中止する場合もある．患者の表情や言動，睡眠状態などを観察し，何についての不安や恐怖があるのか，不安や恐怖によってどのような問題が生じているか明確にする．不安や恐怖で不眠がある場合は睡眠薬を使用することもある．

②穿刺部の除毛とその周囲の除毛

検査前日に穿刺部の感染予防と，検査後の止血のために貼る固定用粘着テープをはがすときの痛みを軽減するために，穿刺部とその周囲の皮膚の除毛を行う．

③不安軽減のための声かけと，狭心症発作予防のための保温

検査当日の前処置では，発作を起こさないよう，不安を軽減させるための声かけを行う．また，寒さの刺激が血圧，脈拍に影響を与え狭心症発作

**表3-4 ● オリエンテーションに必要な項目**

① 検査の日時
② 必要物品：T字帯，吸い呑みかストローなど
③ 検査前の各種テスト：抗生物質テスト，造影剤アレルギーテストなど
④ 検査前の除毛
⑤ 検査前の飲食の不可と内服薬
⑥ 検査後の安静と床上排泄方法

など

を誘発するため，保温に注意する．

狭心症発作や頻脈性不整脈の徴候や誘因はないか，検査前後には血圧と脈拍の観察を行い，検査中では心電図モニター，動脈圧モニター，呼吸状態，気分不快の観察も行う．

飲食の中止と内服薬の中止が確実に行われているかを確認する．ただし，症状により内服の指示が出ているものは確実に内服したか否かを確認する．

排尿や排便を我慢することは狭心症発作の誘因となったり，排尿のために検査が中断されたりするので，検査前に必ず済ませるよう促す．

術衣に着換え，T字帯を着けたら寒くならないよう掛け物で保温する．

緊張を緩和するため，指示された精神安定薬の投与を行う．

検査室に入ると患者の緊張がさらに高まるので，処置に対して一つひとつ声かけをして対応し，音楽を流して，リラックスできるよう配慮する．

④検査中は安全安楽に検査が進むよう援助する

カテーテルを動かしたときに穿孔する危険があるので，ガイドワイヤーが進むときの自覚症状を確認する必要がある．

造影剤を注入したときのアナフィラキシーショックを起こしやすいため，血圧，脈拍，意識の低下がないか確認する．出血性ショックでは，血圧は低下し，脈拍は上昇するので確認する．ショックなどを生じた場合は，影響を最小限にとどめるよう緊急処置を行う．

カテーテルを動かしたときに不整脈が起こる可能性があるので，常に心電図モニターに注目し，不整脈が現れたら声を出して確認する．

検査のための体位を保持してもらうため，手台を用意し，本人には力を入れすぎないよう話す．検査中は緊張のあまり訴えたいことがあっても，我慢してしまう患者が多い．起こりうる苦痛を予測し，配慮する．検査中でも排泄や飲水はできることを説明し，尿意や口渇を我慢しないよう指導しておく必要がある．保温についても配慮し，バスタオルをかけ，寒いという訴えがあれば，温枕などを使用する．

⑤検査後は穿刺部の出血・末梢動脈閉鎖などの合併症を起こさないための援助をする

検査中，カテーテルに血栓が形成されないよう，抗凝固薬が使用されるため，抜針後は，出血傾向にある．穿刺部の固定がきちんとされているかを確認し，出血や内出血がないか観察することが必要である．

出血があれば直ちに圧迫止血を行い，医師を呼ぶ．内出血はマーキングをして拡大はないか経時的に観察する．患者には穿刺部の痛み，出血があればすぐに伝えるよう説明し，協力を得る．

止血の処置は，医師により行われる．看護師は止血の状態と周囲の内出血の有無，末梢動脈閉塞の有無などをともに確認し，必要に応じて継続し

観察していく．

　検査後は血栓が形成されやすく，末梢の動脈が詰まったり，止血のための圧迫で末梢への導流障害が生じる可能性があるので末梢動脈の血流を確認する．穿刺部位が肘動脈の場合はその先の末梢部の動脈である橈骨動脈を，大腿動脈の場合は足背動脈の触知を確認する．脈拍は強弱，左右差がないかをみる．穿刺部より末梢の手足の指関節を時々動かして，しびれや痛みの有無を確認し，痛みがあれば早期に対処する必要があることから報告するよう伝える．

　検査後の合併症（穿刺部からの出血，末梢動脈閉塞など）予防のための注意点を患者が理解し，実行できるよう援助することが大切である．

　排尿は起き上がらずに尿器，便器を使用する．尿器は手元にセッティングし，穿刺部を固定したまま排泄できるか確認し，必要であれば介助する．

　状態が落ち着けば飲水はすぐに可能となるので，造影剤の排泄のためできるだけ飲むよう説明し，臥位でも飲みやすいよう飲水の準備を整える．心不全を起こしやすい患者については，医師に飲水量の確認をし，尿量と比較しながら飲水を勧めていく必要がある．

　食事はバイタルサインが安定していれば1時間後より可能であることを伝える．

　安静の必要性について説明し，安楽に過ごせるよう協力を得る．安静は穿刺部の出血を予防するのが目的であるため，穿刺部により活動範囲が異なる．活動してもよい範囲を穿刺部位別に具体的に説明する．

　大腿動脈：穿刺した側の膝は曲げてはいけない．腰を大きく動かしてはいけない．介助で寝返りは可能である．

　肘動脈：穿刺した側の肘を曲げてはいけない．歩行は可能である．食事は肘を曲げる動作をとるため，食べやすいよう援助する．

　動かしてはいけないとなると，神経質になる場合も多い．看護師が手を添えて，活動範囲内の動きを実際に行うだけでも，安心感を与えることができる．痛み止めの使用や体位変換のケアについても，患者が遠慮をする可能性があるので，看護師から声をかける必要がある．

　腰痛に対しては，体位変換と鎮痛薬の使用ができることを伝え，我慢せず希望を言ってよいことを伝える．

　前日のオリエンテーションから不安と緊張を重ねてきた患者は疲労が生じている．ねぎらいながら精神的に支えるよう援助する．

## C 輸送還流機能検査に伴う看護

　輸送還流機能の障害は，即座に生命の危機をもたらすことがある．障害

のある患者に対しては，できるだけ早期に輸送還流機能障害の程度を把握し，ショックなどの生命にかかわる状態から脱するようにしなければならない．

## 1 血管造影法（DSA）

血管造影法は，カテーテルから造影剤を注入し，X線で撮影するために鮮明な血管像が得られ，血管の閉塞・狭窄の状態や側副血行路などを観察するのに最適である．しかし，造影剤の注入やカテーテルの挿入など，身体に及ぼす侵襲も大きいことから，コンピュータで情報を処理して画像化するデジタル・サブトラクション・アンギオグラフィー（DSA）が行われることが多い．

DSAの利点は，①造影剤の量が少なくて済み，造影剤による身体への影響（アレルギー，腎機能低下）を少なくできる，②静脈から造影剤を注入するだけで，動脈の撮影ができ，検査後の穿刺部の止血のための安静時間が短縮できる．

検査に伴う看護は，心臓カテーテル検査に準じる．

## 2 MRI, CT

障害された血管の部位や形状を確認し，診断を確定するには，画像診断を行う必要がある．MRIやCTは，比較的容易に行え，身体に及ぼす侵襲も少ない．

### 1) MRI

MRIには，造影剤を使用せずに血流の動きが撮影できるスピンエコー法（SP）や，MRアンギオグラフィー（MRA）などがある．より精度の高い分解能の撮影には造影剤を用い，造影3次元MRAが行われる．

### 2) CT

単純CTや造影CTが行われ，ヘリカル（ラセン）CTの3次元表示法や，これに造影剤を併用したCTアンギオグラフィーも行われている．CTは非侵襲的であり，緊急時も短時間で信頼度の高い情報が得られる．血管の構造や解離・破裂などを生じた血管の状態も画像化し，診断の確定に役立っている．

## 3 サーモグラフィー検査

血液には熱を運ぶ役目があるため導流の障害があると，患肢の皮膚温が低下する．

健康肢と患肢の温度を測定して比較すれば，閉塞部位の予測ができる．サーモグラフィーは，その温度差を色（高温は赤色，低温は青〜黒色）で表示し，重症度も把握できる．身体に及ぼす侵襲は少なく，検査による制限も生じない．

## 4 ドップラー血流計検査

通常は聴診器により，動脈硬化に伴う血管雑音が観察できる．血管雑音は，頸動脈，腋窩動脈，大腿動脈などでよく聴取されるが，動脈がより末梢であったり，動脈硬化に伴い導流が機能していないときは，脈拍を触知することも難しくなってくる．動脈触知をより正確に把握するためにドップラー血流計は用いられる．スイッチを入れ，ジェルを塗布し，動脈に当てるだけで血流を把握できる．最近は軽量化されたことで，ベッドサイドで容易に測定できる．

ドップラー血流計は動脈だけでなく静脈の血流も把握できる．立位をとって下肢にドップラー血流計をあて，次に臥位で下肢にドップラー血流計をあてる．このような測定により，大伏在静脈の血流に逆流があるかどうか容易に確認できる．

## 5 超音波血管エコー検査

動脈，静脈において，血管内と血流の状態を把握するために，超音波を用いることがある．超音波血管エコーは，非侵襲的な検査であり，動脈，静脈の把握ができ，血管壁と血流について病理解剖学的に観察することができる．ベッドサイドまで機械を持ち込めるため，輸送還流を把握するために重要な検査となっている．

デュプレックス法は，超音波検査とドップラー法を組み合わせ，血管の形状と血流の動きを同時に画像化する．カラードップラー法は，デュプレックス法で得られた血流の速さをカラー化したものである．血管内超音波法は，血管内腔の形状を明確に把握できる．

## 6 トレンデレンブルグ検査，ミルキング検査

トレンデレンブルグ検査とミルキング検査は，下肢静脈瘤のある患者の大伏在静脈弁機能や交通弁の状態などを把握するために行われる．

### 1）トレンデレンブルグ検査 (図3-7)

①検査の目的・方法を伝え，大腿を駆血するので多少痛みがあることへの理解を促し，協力を得る．
②仰臥位で，患肢を挙上してもらう．患肢挙上時に静脈瘤が消失しなけ

図3-7 ● トレンデレンブルグ検査

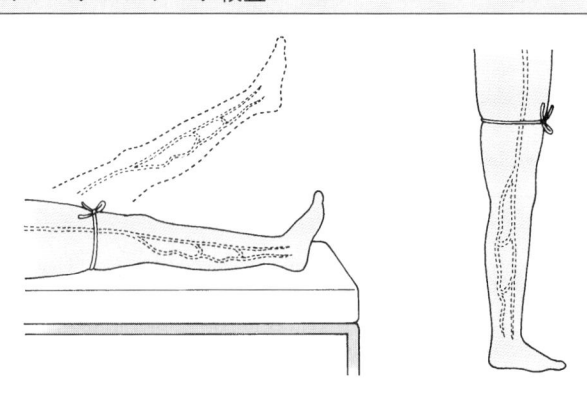

れば深部静脈の閉塞を疑う．次いで挙上したまま大腿を駆血帯で圧迫し，表在静脈を遮断する．
③そのまま立位となり，直ちに静脈瘤に血液が充満してくれば，ゴムより末梢穿通枝に弁の不全があることを意味する．静脈瘤の拡張がなければ，大伏在静脈の弁不全による静脈瘤と診断される．
④検査後は，すぐに駆血帯をはずし，圧迫を除く．

### 2）ミルキング検査

①検査の目的・方法を伝え，大腿を駆血するので多少痛みがあることへの理解を促し，協力を得る．
②静脈瘤を挟んだ上・下2か所を駆血帯で圧迫し，静脈瘤を術者の手で圧迫して，瘤内の血液を排除する．駆血帯を解除し，すぐに静脈瘤が拡張すれば，2か所の駆血帯に挟まれた範囲に不全穿通枝があることを意味している．
③検査後は，すぐに駆血帯をはずし，圧迫を除く．

## 7 ホーマンズ徴候検査

深部静脈血栓症の検査には，ホーマンズ徴候をみる必要がある（図3-8）．患肢を伸ばし，術者が足関節を強く背屈させる．このとき，膝窩部に痛みが生じれば陽性で，深部静脈血栓が疑われる．

## 8 ヘッドアップティルト検査

血管迷走神経性失神の検査に，ヘッドアップティルト（head-up tilt）検査がある．
30〜45分間の受動的立位（tilt）により，悪心・嘔吐，眼前暗黒感，めまい，失神などを伴う血圧低下を認めた場合を陽性とする．血圧低下の基

図3-8 ●ホーマンズ徴候

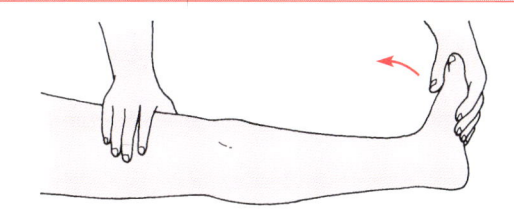

準は定まっておらず，tilt後の収縮期血圧60〜70mmHg以下，またはtilt 1分目から20mmHg以上の低下を陽性とすることが多い．血圧低下を予測できるような病歴がある場合には，症状に対応するため静脈点滴を確保し，検査に臨むこともある．

### 9 シェロング検査

起立による循環動態の変動を脈拍と血圧の両面から検査する方法にシェロング検査がある．

安静臥床時の血圧を計測し，次に10分間の起立時の血圧を1分ごとに計測する．起立時の収縮期血圧が20mmHg以上の低下を陽性とする．

# 2 循環機能障害の治療に伴う看護

循環機能障害の治療は，機能障害と輸送還流機能障害に分けて考えることができる（図3-9）．ポンプ機能を維持するための治療には，カテーテル法による治療と手術による治療がある．輸送還流を維持するための治療には，カテーテルによる治療と手術による治療とそのほかの治療がある．

## A ポンプ機能障害・輸送還流機能障害の治療に伴う看護

### 1 薬物治療

ポンプ機能と輸送還流機能の障害を治療するために，主となるのは薬物治療である（図3-10）．

ポンプ機能と輸送還流機能は互いに影響し合っているので，治療は全体として循環機能を維持できることを目的に行われる．

ポンプ機能の障害に対する薬物治療は，治療のなかでも重要な位置を占める．

圧出の機能障害には，主に強心薬，亜硝酸薬，$\beta$遮断薬，Ca拮抗薬，

図3-9 ● 循環機能障害の治療法

〔ポンプ機能を維持するための治療〕

〈カテーテル法による治療〉
- 〈圧出〉経皮的冠動脈拡張術
- 〈逆流防止〉経皮的僧帽弁拡張術
- 〈律動〉電気的心筋焼灼術

〈外科的手術法による治療〉
- 冠動脈バイパス術　手術移植
- 弁形成術　人工弁置換術　心房中隔（心室中隔）パッチ術
- 永久ペースメーカー植え込み術　植え込み型除細動器植え込み術

薬物治療
酸素投与による治療

〔輸送還流を維持するための治療〕

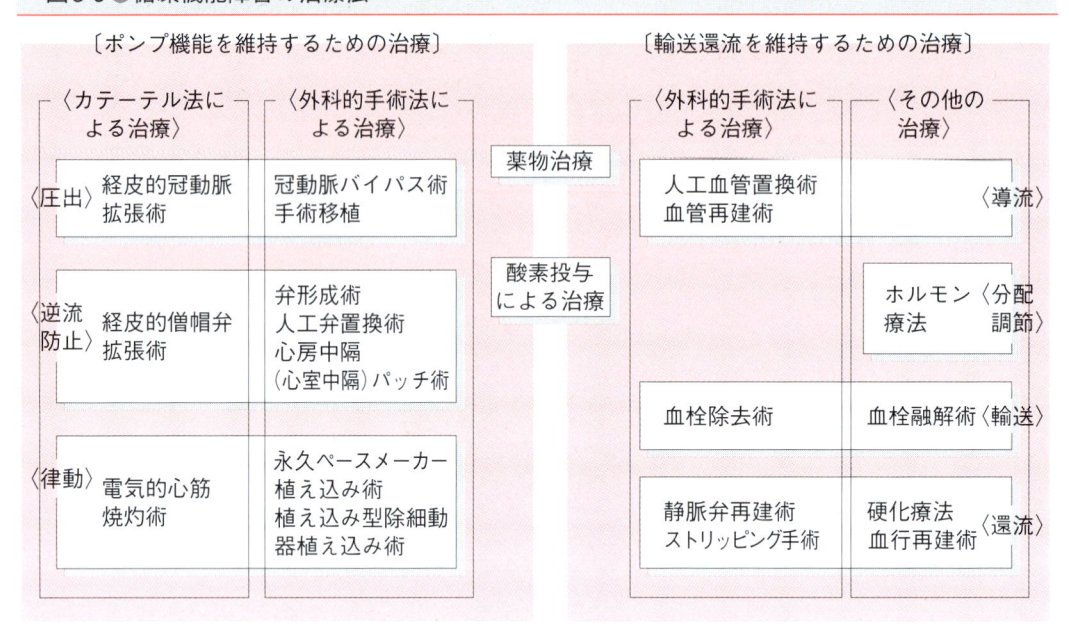

〈外科的手術法による治療〉
- 人工血管置換術　血管再建術
- 血栓除去術
- 静脈弁再建術　ストリッピング手術

〈その他の治療〉
- 〈導流〉
- ホルモン療法　〈分配調節〉
- 血栓融解術　〈輸送〉
- 硬化療法　血行再建術　〈還流〉

図3-10 ● 循環機能障害に対する薬物治療

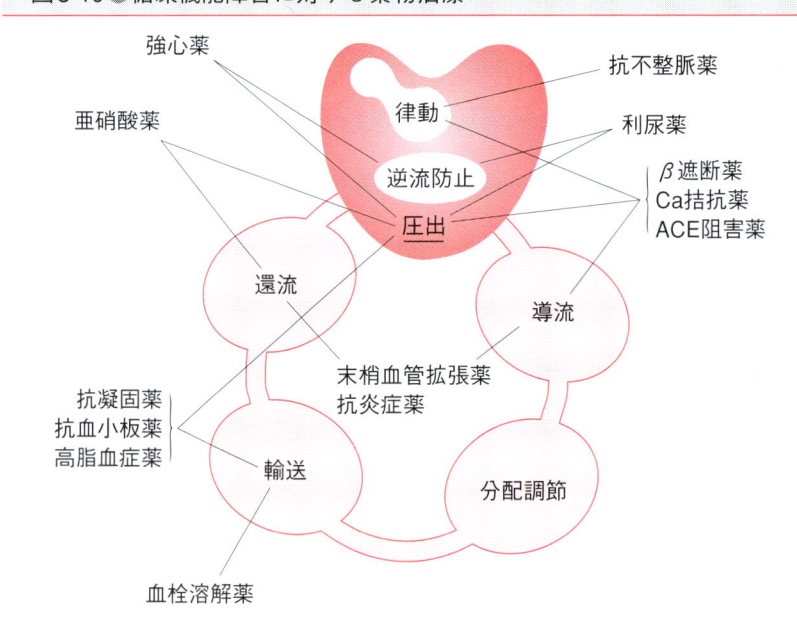

- 強心薬 — 律動
- 亜硝酸薬 — 逆流防止／圧出
- 抗不整脈薬
- 利尿薬
- β遮断薬／Ca拮抗薬／ACE阻害薬
- 還流
- 導流
- 末梢血管拡張薬　抗炎症薬
- 抗凝固薬／抗血小板薬／高脂血症薬 — 輸送
- 分配調節
- 血栓溶解薬

　ACE阻害薬，利尿薬，狭心症や心筋梗塞を引き起こす原因となる血栓の形成を防止する抗血小板薬，抗凝固薬などが用いられる．律動の機能障害には抗不整脈薬が用いられる．
　輸送還流機能の障害に対する薬物治療には，血流を回復させるための治

療と，血流を維持するための治療がある．

血流を回復させるための薬物には，血栓溶解薬，抗凝固薬がある．

血流を維持するための薬物には，血管拡張薬，抗血小板薬，降圧薬，高脂血症治療薬，抗炎症薬（ステロイド系），副交感神経遮断薬，自律神経調整薬などがある（表3-5）．

### (1) 安心して薬物治療を受けるための援助

薬物の作用，副作用，投与方法，生活への影響などを説明し，理解を得ることが大切である．

### (2) 安全に薬物治療を行うための援助

薬物の作用，副作用の出現の観察をし，副作用は早期発見に努めなければならない．

投与量，投与時間を厳密に守らないと，症状の悪化や再発作が起こる可能性が高いので必ず守る．内服の自己管理をしている患者には危険性を認識し，内服できるよう指導することが大切である．

## 2 | 酸素投与

心臓自体が酸素不足に陥ると，ポンプ機能が低下し，圧出力が低下するために末梢の組織にも酸素不足が生じる．酸素は，心臓自身の酸素不足を補うとともに，末梢組織の酸素供給量を充実させる．したがって，酸素療法の目的は，適切な酸素投与を行うことにより，心臓の負担を軽減させることにある．

酸素療法の種類には，鼻腔カニューレ法，酸素マスク法，経鼻カテーテル法，テント法，在宅酸素療法（HOT）がある．

①患者・家族に酸素投与の目的と方法，取り扱い，注意点について説明し，協力を得る．

②安全に酸素の投与が行われるために呼吸・脈拍・体温などの状態，酸素飽和度，チアノーゼの有無，意識状態などを観察する．異常所見を見つけたら，直ちに医師に連絡し，指示を受ける．

③安全に酸素の投与が行われるための援助をする．酸素マスクやカニューレは慣れるまで違和感や不快感があり，睡眠の妨げとなるので患者がはずしてしまうときには，なぜはずしてしまうのかを確認し，固定のゴムのきつさを変えたり，圧迫感のないようにマスクのサイズを変え，患者の希望に合わせる．

④酸素チューブの装着により活動が制限される．ストレスがたまりやすいので，気分転換などを勧めていく．

表3-5 ● 各種薬物の作用・副作用・薬品名

| | | 作用 | 主な副作用 | 代表的な薬 |
|---|---|---|---|---|
| ポンプ機能障害に対する治療薬 | 強心薬 | 心筋の収縮力を強め，脈拍を調節して心臓のポンプ作用を高める． | 心臓性症状<br>消化器，神経，眼症状 | ジギタリス　塩酸ドブタミン<br>塩酸ドパミン<br>ノルエピネフリン |
| | 抗不整脈薬 | 不整脈を抑える | 過敏反応，消化器症状，心臓性症状 | 塩酸リドカイン<br>リン酸ジソピラミド<br>塩酸ピルジカイニド<br>塩酸ニフェカラント |
| | 利尿薬 | 体内に貯留したナトリウムや水分を排出し，血圧を下げ心臓の負担を軽くすると同時に肺や肝臓のうっ血を防ぐ | 低ナトリウム血症<br>低カリウム血症<br>高カリウム血症<br>高尿酸血症 | フロセミド<br>スピロノラクトン<br>トリクロルメチアジド<br>ヒドロクロロジアミド<br>ブメタニド |
| ポンプ機能障害と輸送還流機能障害に対する治療薬 | 亜硝酸薬 | 冠動脈や末梢血管を拡張させて心筋の虚血状態を改善 | 頭痛，顔面紅潮，めまい，動悸，頻脈 | 硝酸イソソルビド<br>一硝酸イソソルビド<br>硝酸イソソルビド徐放薬 |
| | Ca拮抗薬 | 冠動脈の収縮を抑え，緊張を和らげて冠動脈の血流を改善 | 頭痛，動悸，顔面紅潮，脱力，便秘，眠気，浮腫，過敏症 | 塩酸ジルチアゼム<br>ベシル酸アムロジピン<br>ニフェジピン<br>塩酸ニカルジピン |
| | β遮断薬 | 心筋の拍動や収縮を抑え，心筋の酸素需要を減少させ，心筋の虚血状態を改善 | 頭痛，顔面紅潮，めまい | 塩酸セリプロロール<br>ピンドロール　アテノロール<br>酒石酸メトプロロール<br>フマル酸ビソプロロール<br>塩酸プロプラノロール |
| | 血管拡張薬<br>ACE阻害薬 | 血管を直接拡張させて血圧を下げる | 高カリウム血症<br>頭痛，動悸，顔面紅潮，脱力 | 塩酸イミダプリル<br>マレイン酸エナラプリル<br>カプトプリル　インヒベース<br>ペリンドプリルエルブミン<br>リシノプリル |
| | 抗血小板薬 | 血小板の止血作用を阻害し血栓を予防する | 出血傾向 | 塩酸チクロピジン<br>アスピリン　シロスタゾール |
| | 抗凝固薬 | 凝固因子を抑制し，凝固能を低下させる | 出血傾向 | ヘパリンナトリウム<br>ワルファリンカリウム<br>ノイアート<br>ダルテパリンナトリウム |
| 輸送還流機能障害に対する治療薬 | 血栓溶解薬 | 線溶系を活性化させて血栓の溶解を促進させる | 出血傾向 | ウロキナーゼ　グルトパ |
| | 末梢血管拡張薬 | 血管の平滑筋の拡張により血流を増加させる | 静脈炎，血管痛，動悸，頭痛 | プロスタグランジン製剤 |
| | 高脂血症治療薬 | コレステロールの合成抑制，血清トリグリセリドの代謝促進などで動脈硬化を予防する | 腎機能障害<br>横紋筋融解症<br>肝機能障害 | プラバスタチンナトリウム<br>シンバスタチン<br>ベザフィブラート<br>イコサペント酸エチル |
| | 抗炎症薬<br>（ステロイド系） | 血管の炎症を抑える | 免疫低下，長期使用後の反跳現象，離脱症状 | プレドニゾロン<br>コハク酸ヒドロコルチゾンナトリウム<br>コハク酸メチルプレドニゾロンナトリウム<br>サクシゾン |

# B　ポンプ機能障害の治療に伴う看護

## 1　心臓カテーテル法

　心臓カテーテル法による治療には，心筋に酸素を再供給するための冠動脈の開通性を回復させる治療，弁の機能を取り戻す治療，正常な律動を取り戻す治療として大きく分けて3つの治療法がある．

　心筋に酸素を再供給するための冠動脈の開通性を回復させる治療には，血栓溶解法，経皮的冠動脈形成術，ステント留置がある．

　①血栓溶解法は，発症4～6時間以内の急性心筋梗塞時に，閉塞した冠動脈に線維素溶解薬（ウロキナーゼ）を注入し，閉塞した冠動脈を再交通させる治療である．

　②経皮的冠動脈形成術は，冠動脈の狭窄部を有効に広げるために行われ，以下の方法がある．

　　PTCA：狭窄部に圧をかけて冠動脈の内腔を押し広げる．

　　レーザー：狭窄部にレーザーを当て，粥状組織を除去し，冠動脈の内腔を広げる．

　　カッティングバルーン：バルーン上の3～4枚の刃で，粥状組織を切開しながら狭窄部を拡大する．

　　ロータブレーター：カテーテル先端のダイヤモンドが高速回転することで，冠動脈を狭窄している病変を切除する．

　　血栓吸引：冠動脈内の血栓を専用カテーテルによって吸引してくる．

　③冠動脈の支持は，冠動脈の狭窄部を内側から支える治療である．

　　ステント留置：ステンレスセッタンテルム製の円筒を冠動脈の病変部に挿入し，内側から冠動脈を支える．

　弁の機能を取り戻す治療には，僧帽弁狭窄症に対しての経皮経静脈的僧帽弁切開術（PTMC）がある．

　PTMCは，僧帽弁にひょうたん型の風船を挿入し圧をかけることで僧帽弁の癒着した交連部を裂開させる治療である．

　正常な律動を取り戻す治療には，カテーテル焼灼術（カテーテルアブレーション）とペースメーカー植え込み術がある．

　①カテーテルアブレーションは，心臓内の異常な副伝導路に熱をかけて切断する．

　②ペースメーカー植え込み術は正常な洞調律や房室の伝導を正常に近づけるよう心筋に対しペーシングを行い，心室収縮を確保する．緊急処置として対応する体外式ペースメーカーと植え込み式ペースメーカー

がある．植え込み式ペースメーカーの種類として，永久ペースメーカー，両室ペースメーカー，植え込み式除細動器がある．それぞれに目的が異なるため，2種類の器械が挿入されることもある．単純に律動の障害で徐脈になったときは永久ペースメーカーの植え込み術を行う．ポンプ機能障害で心拍出量が維持できず，慢性的な心不全状態を改善させるために，両室ペースメーカーの植え込み術を行う．心室頻拍による突然死を防ぐために植え込み式除細動器の植え込み術を行う．

### (1) PTCA＋ステント留置による治療に対する準備のための援助

ポンプ機能障害のある患者は，心臓カテーテル治療に対する不安感や恐怖心を抱くことが多いので，治療の必要性に対する患者の疑問に答えるとともに，このような不安や恐怖の解消に努めるよう準備を進める必要がある．

①PTCA＋ステント留置する治療全体のイメージをもってもらうために，治療のオリエンテーションとともに，治療前日の処置（保清と除毛），当日の食事止め，薬の変更，治療後の予定（食事，排泄，更衣など）について説明する．

②治療後の安静時間をできるだけ安楽に過ごせるように，食事や好みの体位など援助方法について打ち合わせを行う．

治療終了後すぐにでも再狭窄の危険があるため，食事はすぐには摂取できないので，必要性を説明し，理解を得る．

施設によって，管を挿入したまま帰室するところもある．穿刺部とともにシースの有無で安静度の変更が生じることを伝える．

ベッド上安静が長くなるため，排泄方法を説明し，練習しておくとよい．

### (2) 安全に治療を受け，苦痛を最小にする援助

治療に当たっては，様々な合併症に対する観察と術後の安静による苦痛を最小にすることが重要となってくる．苦痛は個人差が大きいため，その人に合わせて援助を選んでいく（治療前の処置については本章-①-B-4「心臓カテーテル検査」の項を参照）．

治療中は以下の点に注意する．

①スムーズに治療が進行するように医師に協力をする．

②患者に，治療の進行を知らせ協力を得る．

　治療には時間がかかり，身体に生じる症状も多くなる．治療の進行を患者に知らせ症状を確かめることで，異常の早期発見に患者の協力が得られやすくなる．

③異常の早期発見に努める．

カテーテルを動かしたときに生じる不整脈をモニターで観察し，不整脈が出たら直ちに医師に報告する．

治療前に冠拡張薬を使用するので一時的に冠動脈が閉鎖されてしまうことがあるので，治療中の発作の誘発に注意する．

治療のとき，冠動脈を傷つけたり，ステントなどで閉栓してしまうことがあるので，心電図のST変化と患者の胸痛などの自覚症状で確認し，変化がみられた場合は冠拡張薬を与薬する．

**(3) 治療の効果の観察と治療後の新たな生活管理方法の理解への援助**

治療が終了したら目的が達成されたと思っている患者も多い．その治療効果を維持するための生活管理方法を理解し，実施できるよう援助していく必要がある．

治療後に，今までと同じ生活を繰り返していると，再狭窄する可能性があることを説明する（治療直後の看護については，本章-①-B-4「心臓カテーテル検査」の項を参照）．

今までの生活について一緒に振り返り，再狭窄を予防するために今後の生活について，共に考える．すなわち，日常生活や仕事のなかで，重い物を持ち上げたり，汗をかくほどの労働はあるか，生活活動のなかで，水分補給をどのように行い，どのくらい水分を摂っているか，薬物の内服の自己管理はできているか，などを具体的に聞く．

ステント留置後は，一般のPTCAに比べて異物が血管内に入るため，再狭窄しやすい．薬を確実に内服し，術後1か月間は汗をかく労働を控えて，水分を補充することが大切である．現代の社会では，夜間の仕事に携っている患者も多いため，活動に合わせた服薬指導が必要である．

治療後の結果に悪い影響を与える生活行動はないかを検討することも必要である（飲酒，喫煙，食事）．家事や仕事のことを振り返る必要がある．

## 2 外科的手術による治療（冠動脈バイパス術）

ポンプ機能障害をもつ患者に対する手術は，ほかの治療では，通常の日常生活を営むには障害の起こる可能性のある人が適応となることが多い．手術前は身体的・精神的準備を，手術後は合併症の予防，回復期にはセルフケア不足の援助や退院後の健康管理に焦点を絞ってかかわっていく．

手術には，次の方法がある．

① 心筋に酸素を再供給する手術

冠動脈バイパス術（CABG）（手術のリスク軽減のため，人工心肺を使用しなかったり，また，輸血をしないで冠動脈バイパス術を行う術式が増えてきている．）

② 心筋の収縮力を高める手術

大動脈バルーンパンピング・ドール手術

③ 心臓内血流の逆流防止機能を取り戻す手術

弁置換術，弁形成術：僧帽弁置換術，僧帽弁後連切開術，大動脈弁置換術，三尖弁置換術，肺動脈弁置換術

中隔パッチ術：心室中隔パッチ術，心房中隔パッチ術

④ 正常な律動を取り戻す手術

永久ペースメーカー植え込み術，植え込み型除細動器植え込み術

⑤ 心臓移植術

### (1) CABGに対する準備を整え，手術の心構えを支える援助

手術前の不安には，漠然とした不安と，知識不足による不安がある．術前の看護では，必要な術前処置を行いながら，患者の精神面にも目を向け，手術を受容できるようかかわっていく．

患者は胸を開くことに対して不安を抱くので，手術や術後の経過を理解し，精神的に安定した状態で手術に臨めるよう援助する．

全身麻酔と開心術による侵襲，あるいは合併症の恐れがあることを患者に説明し，患者が納得して手術が受けられるよう援助する．

### (2) 手術後の機能改善の観察と再発作予防のための生活管理方法の体得への援助

再発作の誘因を考え，発作をできるだけ少なくするため，患者自身がセルフケアできるように指導する．具体的には，血管の急激な収縮，血圧の上昇，胸腔内圧の上昇，血管の狭窄，閉塞，急激な心筋の酸素消費を引き起こす行動を避けることである．

## C 輸送還流機能障害の治療に伴う看護

輸送還流の障害では，様々な原因がからみ合い，悪循環を生んでいく．このため，原因とその影響を把握し，障害の拡大を最小にとどめることが必要である．輸送還流の障害が後遺症を残さず回復に至るためには，できるだけ迅速に治療が行われる必要があり，看護師は治療が安全に速やかに行われるよう援助する．また，輸送還流の障害発生のリスクに対し，患者自らが管理できるよう指導を行いながら，いつ障害が発生するかわからない不安を抱えて生活する患者の心理的苦痛を緩和する援助も重要である．

### 1 人工血管置換術

病変となっている血管を切除し，その部分に人工的に造った血管を使用

し，正常血管と縫合することで血流を再建する．

　真性大動脈瘤の場合には瘤を切除して，人工血管と置換する外挿法，瘤を切開して，大動脈内で人工血管を縫着する内挿法，および人工血管を用いたパッチ法がある．選択のポイントは止血の難易度による．

　大動脈解離では，ド=ベーキーⅡ型以外は大動脈弁に解離が広がる可能性があるため早急に解離入口部（エントリー）周辺の大動脈を人工血管で置換する．大動脈断端は，壁が脆弱であるため，テフロンフェルトを使用して3層に補強する．

　入院し，手術を待つ間でも，患者はいつ動脈瘤が破裂するかもしれないという恐怖や不安が大きい．手術は緊急であることも多く，緊急手術の場合は，患者は自分の状況が十分理解できず，不安なまま手術に臨む場合も多い．

　看護師は，不安を緩和するための看護，術後の合併症を早期発見するための看護，順調に行動拡大が進むための看護，退院時指導を行う．

(1) 不安を緩和するための援助

①患者が不安を抱いていることに理解を示し，思いを傾聴していく．

②現在の病状，今後の見通しについて，どのように理解しているかを確認し，イメージができるように説明をする．

③手術を待つ間に，動脈瘤が破裂するのではないかという不安が大きいことも多いため，その気持ちを傾聴する．また，血圧を最低1日3回は測定し，目標収縮期血圧が保たれているかについて患者と共に確認することで，身体状況が安定していることを知らせ，安心できるようにする．

④緊急入院，緊急手術の場合，家族が同伴していないこともある．そのような場合には，患者に代わって速やかに家族と連絡を取り，患者が安心できるように手配する．

(2) 異常の早期発見のための援助

①痛みの程度や部位，動脈の圧迫による合併症の有無を確認する．

②血圧の変動に注意し，血圧上昇時に痛みが強いときは，破裂を疑い，速やかに手術前の準備をしてもらう．

(3) 手術後の合併症を早期発見するための援助

①脈拍，呼吸状態が安定しているか観察する．

②特に血圧が目標収縮期血圧にコントロールされているかを観察する（不安定な血圧は，人工血管吻合部からの出血の原因となる）．

③水分出納のバランスが保たれているかを観察する．

④胸部・背部・腰・腹部痛など縫合不全や感染の疑いとなる症状の有無

を確認する．

### (4) 順調に行動拡大が図れるための援助
①創部痛に対しては鎮痛薬を使用して，出血が治まっていれば行動拡大を図る．
②行動拡大に伴う血圧の変動に注意し，運動時でも目標収縮期血圧にコントロールされているか否かを観察する．起立性低血圧を起こすこともあるので，行動の前後には血圧を測定する．
③患者の状態に合わせて，ベッド上座位からベッドサイド立位，ベッド周囲歩行，室内歩行，病棟内歩行と徐々に行動範囲を拡大する．特に腹部大動脈瘤の手術の場合には，手術処置の手順上，腸を1度体外に出すために，腸蠕動運動の回復が遅れやすく，術後イレウスの可能性がある．そのため，出血がなければ術後の行動拡大を積極的に促していき，腸蠕動運動回復のための刺激を与えていくことが大切である．
④歩行や排便などの負荷をかけた後には，バイタルサインを測定し，安定していることを患者とともに確認しながら行動拡大を進める．

### (5) 退院時指導
①疾病についてどのように理解したのかを確認する．
②手術によって病変部位は除去されたが，血管全体の動脈硬化は改善されておらず，急な血圧の上昇などで別の部位に瘤ができる可能性があることを説明する．そのため血圧のコントロールや，患者によっては高脂血症，糖尿病のコントロールが必要なことを説明する．
③疾病の発生に動脈硬化症が関与していることを説明し，今後新たに瘤が形成されないように生活の振り返りを行い，禁煙，飲酒を控える，塩分制限，脂肪を摂り過ぎないなど改善点を一緒に考える．
④退院後は大動脈瘤破裂を引き起こすような重労働はしない．家事は可能だが疲れない程度とし，家族の協力を得るように勧める．
⑤降圧薬，利尿薬，ワルファリンカリウムなどの抗凝固薬の作用が理解できて内服が継続できるよう，飲み忘れない方法を一緒に考える．
⑥人工血管を使用したことによる血栓の予防目的で，ワルファリンカリウムなどの抗凝固薬の内服の継続が半永久的に必要となるので，納豆，ほうれん草，クロレラなどワルファリンカリウムに拮抗作用をもつ食物について説明し，摂取を避けてもらう．
⑦出血が起こると止血しにくくなるので，傷をつくらないことや，打撲，転倒をしないように注意する．
⑧腹圧を避けるために，ベルトや帯で腹部をきつく締める服装は避ける（腹部大動脈瘤の場合）．
⑨腹部に力を入れる動作は避ける（急に重い荷物を持ち上げない，排便

時にいきまない，腹部大動脈瘤の場合）．
⑩腹部を強く打たない（腹部大動脈瘤の場合）．
⑪異常時の連絡先を伝える．

## 2 ストリッピング術（静脈抜去術）

　下肢静脈瘤に対する従来からの治療法である．弁不全を起こしている大伏在静脈を，末梢側（内果）を切開してストリッパーとよばれる金属ワイヤーを挿入し，逆流起点である中枢側（鼠径部）も切開して，このワイヤーを引き出す．中枢側のワイヤーの先端に弾丸様の金属頭を装着して，末梢方向に牽引し，伏在静脈を抜去する（図3-11）．

　全身麻酔あるいは腰椎麻酔で行う．まれに術後ぴりぴりする，正座したときのような感じが残る，歩行がなんとなく困難などといった神経障害が起こることがある．症状は半年程度で軽減する．

　ストリッピング術に伴う看護においては，異常の早期発見のための援助と不安の緩和のための援助がある．

### (1) 異常の早期発見のための援助

①手術後は，出血（創，皮下），感染，血栓，遊離血栓による塞栓などの合併症が起こる可能性があるので，血圧や脈拍，痛みの有無を観察する．手術後の出血の危険がなくなったら，下肢の運動により血流改善と血栓予防を図る．
②術後，止血目的で弾性包帯を強めに巻く場合でも，下肢の血流を確保するため術後2～3時間後に巻き直す．
③皮下にガーゼを誘導パッキングする場合には，止血ドレナージとなるので，ストリッピング部位の圧迫は不要となる．
④手術後1日目から歩行開始とし，血流改善と血栓予防を図る．

図3-11●大伏在静脈のストリッピング手術

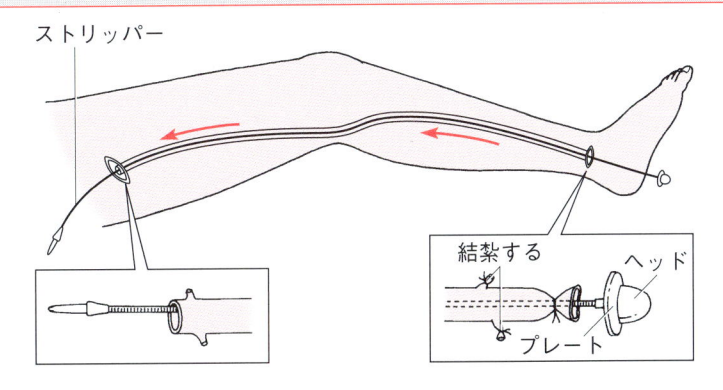

⑤患者には神経障害症状は半年くらいで消失することが多いことを伝えるが，定期受診時に，症状の変化を医師に伝えるように説明する．神経障害症状の有無と程度を確認し，症状がある場合には医師に伝える．術後2～3か月間は，弾性ストッキングを着用するか，弾性包帯を巻くように伝える．弾性包帯を使用する場合には，巻き方を指導する．

(2) 不安の緩和のための援助

①ストリッピング術について説明し，イメージができているかを確認する．

②術後，痛みがある場合には，鎮痛薬を用いて除痛を図る．

## 3 下肢静脈瘤硬化療法

下肢の表在性静脈瘤に対して，病変のある静脈に直接硬化剤を注入し，瘤をつぶす，または詰めるという治療である．血管を外部から枕子乾綿と弾性ストッキングを用いて圧迫し，静脈に注入された硬化剤によって静脈の内腔同士を張り合わせたり，さらに皮膚の上から枕子で圧迫することで，静脈の内腔をつぶす方法である（図3-12）．圧迫が不十分な場合には，大きな血栓が生じて静脈瘤が再発したり，色素沈着が生じることがある．

治療の手順は以下のとおりである．

①患者を立位にして静脈を怒張させる．

②硬化療法用の翼状針を刺し，ベッドに移動して，仰臥位または腹臥位になってもらう．

③下肢を心臓より高く挙上させ，二酸化炭素を注入して，余分な血液を血管腔から追い出すとともに，翼状針が正確に静脈内に入っていることを確認する．二酸化炭素は静脈還流に入るとすぐに溶けるので，空気塞栓の心配はない．

④静脈に硬化剤（コンクライトNa）を1か所につき約0.5～1.0mlずつ注入する．高張食塩水が交通枝や深部静脈に流れても，薄まれば生理

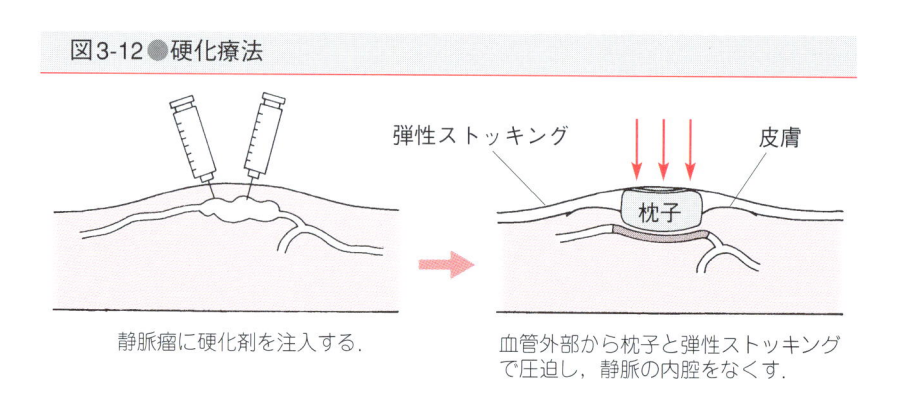

図3-12 ● 硬化療法

静脈瘤に硬化剤を注入する．

血管外部から枕子と弾性ストッキングで圧迫し，静脈の内腔をなくす．

食塩水となり，無害である．高張食塩水のままとどまらないように，注入後は積極的に下肢を動かしてもらい，静脈を還流する．
⑤その後，医師がすばやく乾綿（枕子）を血管の走行に沿って置き，注射部位を圧迫する．
⑥その上からすぐに弾性ストッキングまたは弾性包帯を，足から下腿，大腿にかけて巻き付ける．
⑦注射部位を中心に下肢をマッサージする．マッサージにより硬化剤を分散させ，皮膚壊死を予防する．
⑧20～30分，歩行または足踏みをしてもらう．静脈の筋ポンプ作用を利用して，還流をよくして，深部静脈血栓の予防と疼痛緩和のために行う．
⑨治療後2晩3日は，夜間，就寝時に弾性ストッキングを履かせる．
⑩3日目の夜には，枕子をはずす．
⑪4日目以降は，昼間だけ最低1か月は弾性ストッキングを着用する．
⑫静脈瘤が残るようであれば，硬化療法を繰り返す．

硬化療法時の看護は治療が正確に行われるための援助，不安の緩和のための援助，異常の早期発見のための援助が行われる．

### (1) 安全に治療を受けられるための援助

硬化療法のために翼状針を刺した後で，膝を曲げずに仰臥位になるのは難しいので，術前に何度か動作の練習をして，コツをつかんでもらうようにする．また，看護師がどのように介助するのかについても説明する．

### (2) 治療の効果を上げることに患者が協力できるための援助

①硬化療法後は，術後の圧迫が非常に大切であり，圧迫が弱いと治療の効果が得られにくいので，弾性ストッキングは中圧（足関節の圧迫力が30～40mmHg）以上を用いる．しかし，圧が強いためかなり履きにくいストッキングなので，術前から使用してもらい慣れてもらうようにする．
②弾性ストッキングのサイズやタイプがいろいろあるので，圧が同じでも，患者に合ったストッキングを患者が選ぶことができるように，ストッキングの種類やメーカーを紹介する．

### (3) 不安の緩和のための援助

①治療の順序を説明し，今何をしているのか，どのくらいかかるのかなどの見通しを説明する．
②痛みがないか，心配なことはないかを声をかけて聞く．

### (4) 異常の早期発見のための援助

①硬化剤を注入する針を刺すときには声をかけ，顔色を注意深く観察す

る（立位で刺すため，緊張から迷走神経反射を起こし，転倒の危険がある）．
② 緊張が強い場合には，座位や臥位で治療を行うこともあるので，立位で安全に針を刺せるか否かを判断し，体位について医師と相談する．
③ 針を刺した後，ベッドに移動する場合には，針がずれないように患肢を支える必要がある．からだ全体を抱えるようにして，移動するとずれにくい．
④ 硬化剤が漏れないように患肢を支える．
⑤ 痛みの有無について確認することが大切である．ポリドカノールを硬化剤に使用した後で痛みがあるときには，硬化剤が血管外に漏れたと考えられるので医師に伝える．コンクライトナトリウムを硬化剤に使用した場合には，注入直後には痛みがあるが，数分後には消失するので，痛みが続く場合には血管外への漏れが考えられる．

### (5) 異常の早期発見のための援助（治療後）

① 皮膚の状態を頻繁に観察し，色の変化，浮腫，水疱の形成の有無をチェックする．枕子が固い場合には，皮膚に傷や水疱ができやすい．患者にも患肢を観察してもらい，変化があれば伝えてもらうように説明する．
② ごくまれに深部静脈血栓症や肺塞栓症を生じることがあるので，症状があればすぐに受診してもらうように説明する（深部静脈血栓症では，通常の硬化療法後とは逆で，歩くと痛みが強くなる）．
③ 肺塞栓症では，頑固な咳，血痰，疼痛などが生じる．

### (6) 不安の緩和のための援助（治療後）

しばらくの間，治療した部位に索状のしこりが触れるが，自然に吸収されて消失するので，心配ないことを伝える．

### (7) 治療の効果を上げることに患者が協力できるための援助（治療後）

① 治療後は，患肢の圧迫が弾性ストッキングや弾性包帯によって保たれているか否かを確認する．
② 患者が治療後最低1か月は，弾性ストッキングや弾性包帯によって圧迫を継続できるように励ましていく．

# 第4章 循環機能障害のある患者の看護

ここでは，循環機能障害としてポンプ機能や輸送還流機能の障害が生じる心筋梗塞患者の看護，ポンプ機能の律動の障害として生じた不整脈の治療を受けたペースメーカー植え込み患者の看護，ポンプ機能の逆流防止の障害が生じる弁疾患者の看護，輸送還流機能の導流の障害が生じる大動脈解離患者の看護，輸送還流機能の環流の障害が生じる下肢血栓患者の看護を取り上げる．

## A 心筋梗塞（ポンプ機能障害／輸送還流機能障害）患者の看護

心筋梗塞は，冠動脈の閉塞から心筋虚血が起こり，心筋が壊死することで起こる．冠動脈は大きく分けて，3本の枝に分かれている．冠動脈の心筋の支配領域が異なっているため，どの冠動脈が閉塞したかにより症状や合併症に差が生じる．

右冠動脈は，冠動脈全体の20〜25％を占め，右心室全域・左心室の下壁や洞結節・房室結節を支配している．左前下行枝は，全体の50％を占め左心室の前面や心室中隔を支配している．左回旋枝は，全体の25〜30％を占め左心室の側壁，後壁を支配している．心臓のどの部分がどの程度壊死するかによって，合併症から予後まで変わってくる（図4-1）．

虚血の程度は，冠動脈の閉塞の仕方の違いで主に3種類ある．閉塞の仕方により症状の出方は異なるため，その症状から梗塞部位の早期発見が可能となる（表4-1）．

さらに，合併症は早期に出現するものと，1週間を過ぎた頃から出現するものとがあるので，このことを念頭に置いて発病後の合併症の管理を実

### 図4-1 ● 支配領域と起こりうる合併症

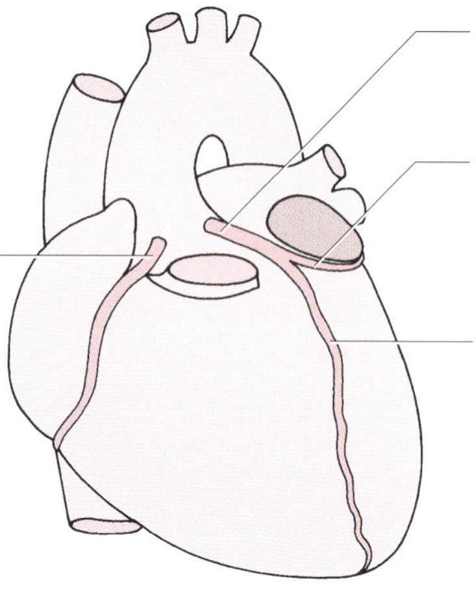

左冠動脈

左回旋枝
**左心室側壁**
・急性左心不全
・心室性不整脈

右冠動脈

**右心室，洞結節，房室結節**
・右室梗塞
・洞停止
・房室ブロック
・右心不全

左前下行枝
**左心室前壁，心室中隔**
・急性左心不全
・心室中隔穿孔
・僧帽弁腱索断裂
・心室性不整脈
・心破裂

表4-1 ●心筋梗塞の成り立ちのタイプと症状

| 名称 | （貫通性）心筋梗塞 | 心内膜下梗塞 | 冠攣縮性心筋梗塞 |
|---|---|---|---|
| 閉塞のタイプ | 血栓が詰まる完全閉塞（99〜100％） | 血栓が詰まる完全閉塞ではない（90〜99％） | 器質的な閉塞ではない．血管が攣縮する．攣縮時は100％閉塞．自然に戻る場合と戻らない場合がある． |
| 成り立ち | 冠動脈が完全閉塞し，その先の心筋に壊死が生じる． | 冠動脈の血流が急激に減少し，冠動脈のより細い心内膜のみに限極して，心筋壊死が生じる． | 冠動脈の血液が一時的に止まることで心筋壊死が生じるが，血流が回復することもある． |
| 症状・所見 | 前胸部の締めつけられるような激しい痛み<br>悪心，冷汗<br>心電図上：ST上昇<br>心エコー上：壁の動き不動 | 前胸部の痛み<br>心電図上：ST下降<br>心エコー上：壁の動き低下 | 前胸部の激しい痛み<br>数分で落ち着くこともある<br>心電図上：ST上昇 |

施する（表4-2）．

　心筋梗塞が発症した患者に必要な看護としては，生命危機状態からの離脱と再梗塞の予防である（図4-2）．

　心筋梗塞は，急に生じるわけではなく，生活習慣病やストレスが発生因子となることが多い．したがって，それらの因子を調整することが重要になってくる．

表4-2 ●発症の経過に伴う合併症の時期

| 発症〜3日 | 4〜7日 | 7日〜1か月 | それ以降 |
|---|---|---|---|
| ・重症不整脈<br>・急性心不全<br>・心破裂 | ・心タンポナーデ<br>・心膜炎<br>・心破裂 | ・心不全<br>・狭心症発作<br>→再梗塞 | ・心不全<br>・狭心症発作 |

図4-2 ●心筋梗塞の経過と看護の視点

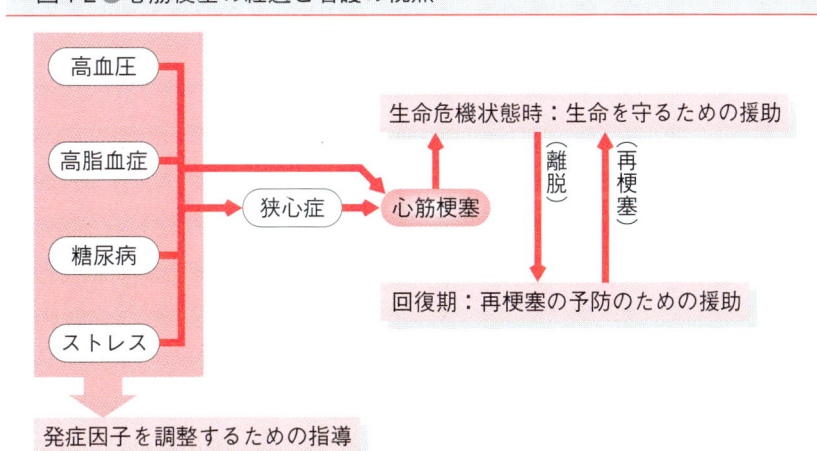

## 1 | 生命危機状態時の看護

### 1）アセスメントの視点と情報収集

　心筋梗塞患者の看護では，病状と経過についての情報を早期に把握する必要がある．急性心筋梗塞は，死亡率の高い虚血性心疾患であり，発症のごく早期には不整脈を起こしやすく，梗塞部が拡大すると，心不全により死亡することが多い．

　心筋梗塞患者に発作がある場合には，生命の危険性の程度，緊急の対処の必要性をアセスメントするために胸痛の程度，不安，治療方針とその効果について情報を収集する．

　胸痛のたびに起こる不安は再発作を引き起こす要因となるので，患者の苦痛の内容および患者・家族の不安の内容をアセスメントする．

(1) **生命の危機状態から離脱するために必要な心筋梗塞の症状の把握**
①梗塞が起きると，激しい胸部痛が起こるので，どの部位に，どのような性質の痛みが，どのくらいの頻度で，どのくらい持続して起こるか患者から聞く．激しい痛みで意識が消失している場合は，家族や発見者から情報収集する．

②梗塞によるポンプ機能の低下で循環不全が起こるので，血圧の低下，呼吸状態，心電図上の異常波形，皮膚のチアノーゼや冷感の有無，血中の心筋逸脱酵素（CPK）の値などを早期に把握する．

　さらに，梗塞の範囲が広い場合には重症不整脈，心不全，心原性ショックに陥る場合もあるため，意識状態の低下，尿量の低下，不整脈の出現などの症状はないか，情報収集を行う必要がある．

③既往歴として，高血圧，高脂血症，糖尿病，ストレスなどの発症因子の有無について，患者や家族から聞く．

(2) **患者・家族の不安や死への恐怖を軽減するために必要な情報収集**
①医師の説明内容とそれに対する患者・家族の理解や受け止め方を聞く．

②このまま心臓が止まってしまうのではないかなどの死への恐怖，活動制限，絶食，水分制限，様々な管の挿入に伴う制限など治療に対する苦痛や不安が生じるため，患者・家族の訴えをよく聞く．訴えられない場合は，不眠や不穏などの症状に現れるので注意して観察する．

### 2）生じやすい看護上の問題

　急性期は症状が不安定であり，身体に留置するチューブ類も多いため，感染の予防に注意しなければならない．また，カテーテル治療や手術に伴

う侵襲により不整脈，心膜炎，心不全などの合併症が生じやすい時期でもある．この時期の問題点は以下のとおりである．

①循環機能障害に伴う生命の危機のおそれがある．
②胸痛，処置からくる痛み，行動制限からくる苦痛など身体の苦痛がある．
③患者・家族の治療に対する不安や死への恐怖がある．

### 3）目標と看護

(1) 生命の危機状態から離脱するために必要な観察とポンプ機能安定への援助

① 生命の危機状態を判断するためにモニタリングを行う

血圧，脈拍，体温，尿量，肺音，$O_2SAT$，末梢動脈触知，胸痛，呼吸苦，肺水腫の有無などを観察し，血液データ，胸部X線所見，心エコー所見，心電図所見などの検査結果を把握する．

看護師に知らせてほしい症状（胸痛，動悸，呼吸苦，めまい，手足のしびれ）について患者に説明し，症状出現時はナースコールを押すことを伝える．

治療によっては，様々なチューブ類が体内に留置されるので，感染予防に注意し，管理を確実に行う必要がある．

大動脈バルーンパンピングは，冠動脈と脳への血流の促進と心臓にかかる負担を軽減するための治療である．症状のモニタリングは確実に行う．血圧，動脈圧，尿量，心電図モニター，呼吸状態を経時的に観察することでポンプ機能の把握をする．

大動脈バルーンパンピングの管は，屈曲すると有効な圧がかけられなくなるため，刺入部の下肢は安静とする．

スワン-ガンツ・カテーテルでのモニタリングは，治療に対する効果を測定・評価するために行う．右室圧（PA：基準値17〜35／1〜7 mmHg），右房圧（PA：基準値5／0 mmHg），肺動脈楔入圧（PCWP：基準値12 mmHg以下），心拍出量（CO：基準値4〜6 $l$／分），心係数（CI：基準値2.8〜4.2$l$／分／m²）を経時的に観察しながら治療の効果を把握する．

スワン-ガンツ・カテーテルは，大腿静脈や鎖骨下静脈から直接穿刺し，挿入される．末梢循環不全の有無を把握するために足背動脈の触知や左右差，血栓症の有無を把握する．また，血栓症の早期発見のため血液成分の凝固系の値を確認する必要もある．

このように心臓の検査・治療では，心臓に直接到達するカテーテルが多い．また，ほとんどの患者が抗凝固療法を行っているため，出血の危険は高い．訪室のたびに刺入部など，出血の有無を必ず確認する．

薬物による点滴管理の際には，指示どおりの正確な輸液管理を行うため，点滴の内容と速度，薬の種類と量を正確に確認する必要がある．

酸素による治療ではマスク，カニューレの装着の確認と酸素量の確実な投与を行う必要がある．

② 合併症の早期発見に努め対処していく

不整脈，心不全，心原性ショックなどの合併症が生じた場合は，心電図に何らかの徴候がある．左室のポンプ機能を司る前下行枝が閉塞すると，これらの合併症が起こりやすい．心電図モニターの持続監視を行い脈拍数，期外収縮，ST上昇などの心電図の変化を注意して観察し，不整脈を早期に発見する．

喘鳴を伴う呼吸によって左心不全の有無を観察したり，浮腫の有無によって右心不全の有無を早期に発見する．

持続的なCPKとCRPの上昇などの採血結果，心膜が薄くなっているなどの心エコー所見が確認されたときは，心破裂を予防するため，厳重な血圧のコントロールと心身の安静を保持し，心臓に負荷を与えないように努める必要がある．

(2) 身体の苦痛を取り除く援助

① 病状から生じる苦痛を取り除く

心筋梗塞発生時には，激しい胸痛が生じる．ニトログリセリンではほとんど効果がないため，塩酸モルヒネなどの麻薬で鎮静を図る．

心筋梗塞の発生部位により，急性左心不全に伴う呼吸困難が生じる．酸素投与と吸引による気道の確保を行う．医師の許可を得てからセミファーラー位など，安楽に呼吸ができる体位の保持などの援助をする．

夜間十分な睡眠が得られるように光や音などの環境整備に努め，必要であれば，不眠に対する治療を検討してもらえるよう医師へ報告する．

② 処置から生じる苦痛を取り除く

心電図を頻回にチェックすることで，身体の露出によるプライバシーの侵害の可能性や皮膚のトラブルが生じる．貼りつけて使用できるシール型の電極を利用することで，苦痛を軽減することもできるが，電極シールによる皮膚トラブルも生じやすいため，患者の皮膚の状態を観察しながら使用する．

痛みを与える処置や検査の際は，抗不安薬を使用するとともに，局所麻酔も十分に使用する必要がある．

ポンプ機能の把握のために排尿量を測定する．男性は尿道が長く前立腺があるため尿管の違和感が強く，女性は尿道が短いため尿路感染が多い．違和感が強いときは，尿管の固定位置を変えたり，外用の局所麻酔薬のゼリーを塗布したりして，軽減を図る．尿路感染は，尿の性状と検温で早期

発見に努める．どちらの症状も尿管を抜去することで解決できるため，医師に治療方針を確認しながら1日でも早い抜去を目指す．

### ③ 行動制限によりもたらされる苦痛を取り除く

安静臥床の体位により，重心が腰にかかり腰痛を起こしやすい．体交枕を使用し，看護師の介助で体位変換を行う．安静に伴う腰背部痛に対しては，血圧や脈に影響を与えない限り鎮痛薬を使用する．

上肢に点滴が挿入されることが多く，わずらわしさとともに緊張する人が多い．点滴の滴下を確認しながら動いてよい範囲を示していく．

末梢循環障害のために手足にしびれが生じる可能性がある．手や足の指関節を末梢循環維持のために，冷感が伴う場合は保温を行い，また，患者自身に適宜動かしてもらうとよい．しびれが生じたときには，報告してもらう．

### (3) 病状・治療に対する不安や死への恐怖を緩和する援助

### ① 不安を表出できるようにかかわる

突然の発症に対し，このまま死んでしまうのではないかという恐怖を感じたり，疾患や治療に対する不安を抱く患者は多い．一つひとつ気になることや思いを十分に聞いていく．

患者だけでなく，家族の訴えも十分に聞く必要がある．

### ② 心筋梗塞の症状，経過，治療の流れ，合併症について説明する

心筋梗塞の症状，経過については医師から説明されるが，どのように理解しているのかを確認し，不十分な場合は補足する．

治療の流れを説明することで，身体に装着されたチューブ，ルート類の必要性を理解してもらう．

合併症について説明し，異常の早期発見ができるよう患者自身にも症状が現れた際には，報告してもらうなど協力を得る．

現状を受け止め適応することで症状への不安が軽減できるよう，検査や処置を行うときには必ず説明をし，理解を得る．患者・家族の希望を聞き，家族との面会時間がもてるよう調整する．

## 2 回復期の看護

### 1) アセスメントの視点と情報収集

生命の危機状態を脱した後，患者の日常生活への援助とともに，生活習慣の改善に向けての援助が重要となる．ここで大切なのは，「もう二度と，あの苦しい思いはしたくない」と，患者自身に思ってもらうことである．そのため，生命の危機状況における治療を患者はどのような思いで受け止め，経過とともに病状の認識がどのように変化してきているのかを把握す

る必要性がある．
　生活習慣はなかなか変えられるものではなく，動機づけと，強い意志が必要になる．患者を支え励まし，生活習慣の改善に向けての患者の努力を理解することが大切である．

①血管内腔を狭くする因子（動脈硬化，高血圧，高脂血症，糖尿病，血栓症，脱水）の有無を把握する．
　また，これらの因子に対する薬物治療，食事療法（エネルギー，塩分，油分），水分摂取の状況を把握する．
②血管を収縮させる生活習慣（便秘，熱い湯や長時間の入浴，喫煙，精神的ストレスが多い，温度差のある環境，塩分の多い食事，エネルギーの過剰摂取など）の有無を把握する．
③再梗塞の予防への取り組みを判断するため，疾患の理解や受け止め方，生活改善への意欲などを把握する．
④ポンプ機能の回復に合わせた生活行動をセルフコントロールできているか把握する．

## 2）生じやすい看護上の問題

①ポンプ機能の回復に合わない生活行動に伴い心臓の過剰負担の恐れがある．
②病状，治療方針，生活の拡大方法が理解されない場合，生活習慣の改善が進まない可能性がある．

## 3）目標と看護

### (1) ポンプ機能の回復に応じて，安全に行動範囲を拡大するための援助

#### ① 心筋梗塞後の生活の拡大を理解し，安全に実施できるよう援助する

　ポンプ機能の回復に見合った日常生活活動の必要性について患者に十分説明し，理解が得られたうえで実践に向けた援助を行う（図4-3）．
　治療により自覚症状が大きく改善された患者ほど「治った」という感覚をもつ．このような患者は，医師の説明を自分なりに解釈し，治ったという感覚をもってしまい，回復の程度を超えるような行動をとってしまうことがある．これには「自分でできる」という過信や他者の手をわずらわせて「申しわけない」という遠慮も関係している．
　そのため，ポンプ機能を上回る活動をする患者に対しては，なぜ，そのような行動をとるのかを十分に聞き，そのうえで回復程度に見合った生活行動の必要性を説明し理解を促す必要がある．
　逆に自覚症状から死の恐怖を強く感じたり，身内が心疾患で亡くなって

図4-3 ●ポンプ機能の回復に合わせた生活の拡大と治療・検査の一例

| | 受傷初日 | 1日目 | 2日目 | 3日目 | 4日目 | 5〜6 | 7〜8 | 9〜10 | 11〜12 | 13日 | 14日 |
|---|---|---|---|---|---|---|---|---|---|---|---|
| 生活の拡大 | 絶対安静 | | ベッド上座位 | | 立位 | 室内歩行 | 病棟内歩行 | 院内歩行 | | フリー | |
| | 水のみ可 | | 減塩，低エネルギー食 | | 基本食ただし，高血圧，高脂血症，糖尿病などの疾患があれば各疾患の治療食にする | | | | | | |
| | 尿道カテーテル留置 | | 床上排泄かポータブルトイレ | | | | トイレ歩行 | | | | |
| | 介助で洗面 | | 介助で清拭，洗髪 | | | | 自分でシャワー浴，入浴 | | | | |
| 治療・検査 | カテーテル治療 | | | | | | | | 心機能評価のための心臓カテーテル検査 | | |
| | 酸素投与 | | | | | | | | | | |
| | | | | 薬物治療 | | | | | | | |
| | | ECG モニター | | | | | | | | | |

いる患者は，不安が強く，回復に見合った行動範囲まで拡大できないことがある．新しく行動を拡大するときには，その前後で血圧，脈拍，心電図を測定し，行動を拡大しても心臓への過剰負荷にならないことを確認する．そして，行動を拡大するときには，その確認している内容を伝え，自信をもってもらえるよう声をかけ，不安の軽減を図りながら進めることが大切である．

(2) 生活習慣を改善することの必要性を理解し，再梗塞予防のための行動に取り組むための援助

① 血管を広げ，心臓への還流を保つための援助（高血圧に対する生活指導）

発病までの生活で，血圧を上昇させ，血管抵抗を増やすような行動パターンがないか確認し，あれば改善のための指導をする．たとえば家の構造により気温の差が大きいときは，小型のヒーターで室温を調節したり，入浴習慣で熱い湯が好みであるときには，血圧に影響を与えない半身浴などを勧める．

塩分を控える食事療法の例を示し，実践できるよう指導する．まず今までの食事を振り返り，成分表などを見ながら塩分を計算してみる．高血圧に対する治療食としては，6 g/日以下が望ましい．だし汁や酢，薬味を利用し，塩分を控えるよう勧めてみる．味覚は少しずつ変化することや，塩分を控えることで食品の素材のおいしさが実感できるようになることを伝えて励ますことも大切である．

内服薬に対する指導を行い，病院の内服処方どおりで生活のリズムに合

うか確認する（飲み忘れを防止する）．飲み間違い，飲み忘れを生じる場合は，薬を単包化して管理してもらう工夫も必要である．

胸痛発作時の対処方法を，実際の生活の場を想定して指導する．仮に胸痛発作が排泄中や入浴後，あるいは入眠後2～3時間たってから起こるなど，発作の起こる状況がいつも同じであれば，ニトログリセリンをすぐ舌下できるようにトイレや脱衣所，寝室など，すぐ飲めるところに置いておくことが必要である．

② アテロームや動脈硬化などの血管の変化を予防し，血管の狭窄を防ぐ生活への援助（高脂血症，糖尿病に対する指導）

発病までの生活で，血管の狭窄を促すような行動パターンがないかよく話を聞き，あれば改善のための指導をする必要がある．

エネルギー摂取を抑える食事療法の具体的な例を示し，実践できるように指導する．たとえば茶わんを小さいものに替え，よく噛んで食べるように指導する．また，副食は大皿に盛らずに，家族がそれぞれに取り分けておくと摂取量が控えられる．

脂肪を控える食事療法の具体的な例を示し，実践できるように指導する．

喫煙，飲酒などの嗜好に関する習慣は，本人の意志がその中止や継続を決める要素が多い．長い期間の習慣であり，なかなか止める決心がつきにくいのが実情である．また，喫煙については，病院での禁煙パッチなどの処方が可能となったが，心臓疾患患者の場合はニコチンが含有されているため適さないことを伝え，医師，看護師，患者本人，家族と相談し，よりよい方法を検討していく必要がある．

# B 弁膜症（ポンプ機能障害）患者の看護

弁膜症とは，弁の狭窄ないし閉鎖不全により，弁膜を通過する血流の逆流防止の障害が生じ，ポンプ機能の障害を起こすものである．右心系には三尖弁，肺動脈弁があり，左心系には僧房弁，大動脈弁がある．右心系の弁は右心系に，左心系の弁は左心系に負荷がかかり，心不全症状を呈しやすい．弁膜症の代表的な自覚症状は息切れ，呼吸困難，動悸などと心不全症状である．軽症の場合は，労作時のみの症状だが，重症化すると安静時にも出現するようになる．

弁膜症では，様々な不整脈が合併することが多い．特に，僧帽弁疾患では，心房細動が代表的である．さらに，不整脈が生じると血栓を形成しやすく塞栓症を引き起こしやすい．

弁膜を通過する血流の障害に伴い感染性心内膜炎を合併することも少な

くない.

　弁膜症の治療としては，薬物療法を主とする内科的治療と手術による外科的治療がある．治療の選択は，弁膜症の重症度や患者の年齢，合併症の有無などを考慮して行われる．高度な弁膜症は，外科的治療が第1選択となるが，そこに至るまでの内科的治療も重要である．

　内科的治療を行う患者の看護のポイントとしては，合併症として起きやすい心不全や不整脈，感染性心内膜炎の早期発見とその予防のためのセルフケアが重要となる．また，外科的治療を行う患者の看護のポイントとしては，手術による侵襲に伴う術後合併症の予防と手術を受けることに伴う身体的な苦痛や不安，死への恐怖など精神的な苦痛の緩和を目指すことが重要である．

## 1 内科的治療を受ける患者の看護

### 1）アセスメントの視点と情報収集

　①心機能の把握をするとともに，治療に伴うリスクについてどのようなことが問題となるかについて情報収集し，アセスメントする．
　②普段の日課について，食事の回数や内容，1日の水分摂取量と尿の回数・量，1日の食事摂取量と便の回数，仕事や趣味などの活動内容などについて情報収集し，これまでの生活習慣をアセスメントする．
　③セルフコントロールに向けて急な治療・処置に対する受け止め方，内服治療継続の意欲とその理解，今後の生活に対する思い，これまでの病気に対する受け止め方と今後のセルフケアの方法の知識などについて情報収集する．

### 2）生じやすい看護上の問題

　①セルフケア（活動制限，食事制限，水分制限など）が十分に行えないことによりポンプ機能障害に伴う心不全症状や不整脈に伴う塞栓症を生じるおそれがある．
　②弁膜症のためのセルフケアの実施に際し，日常生活や社会的役割に対する不安や制約を感じている．
　③内服治療に伴う副作用が起きるおそれがある．

### 3）目標と看護

#### (1) ポンプ機能の改善に向けての援助

　弁膜症の治療を受ける人は，心不全などの合併症の予防のため活動，食事，水分に多くの制限が必要な場合が多い．その必要性をよく説明し，守

れるよう指導する．活動制限は，酸素消費量を減少させ心臓の仕事量を減らすために行うことであることを説明し，様々な制限があることをよく理解してもらうことが大切である．

弁膜症が重症化し，心不全症状が安静時にも起きているような場合には，ベッド上の環境を整え，動かなくても必要なものが手元に揃えられるようにする．ベッド上以外の活動は車椅子で移動する必要がある．

また，起座呼吸の症状が出ているような状態の患者は，自分で体位を整えることができない．そのため，ずり落ちて呼吸がしづらい体位にならないよう，体位を整える援助が必要になる．

食事制限は，塩分摂取量を減らすことにより水の再吸収を防ぎ，循環血液量を増やさないために行う（第2章B「心不全」を参照）．

水分制限は，循環血液量を減らすことにより心臓の仕事量を減らすために行う．

1日に認められた水分量をポットなどに準備し，そこからだけ飲んでもらう．希望の飲み物（お茶やコーヒー）に対しては，できる限り対応し，セットされた水分から差し引いて準備する．看護師が行っているこれらの配慮についてはその必要性を説明し，納得してもらうとともに，自分で水分制限を実施する動機づけとなるような援助をすることが大切である．

### (2) ポンプ機能の維持に向けてセルフケアを実践できるようになるための援助

①循環血液量を増加させないために，必要な項目について生活習慣に関する情報収集を踏まえて，改善策を検討し，納得したうえでセルフケアを実践できるように指導する必要がある．

食生活習慣は主に塩分を控えるよう見直す．病院食同様，減塩を心がけ塩分6 g/日を目指し努力できるよう家族とも相談し，協力を得る．

水分摂取量は心機能に合わせ1000〜1200m$l$が指示される．お茶などの習慣も踏まえてどのように水分摂取したらよいかを指導する．

活動量は息切れ，動悸のあるときは座って休息し，続けて動かないように指導する．

熱いお湯での入浴は禁止し（41℃以下），半身浴を勧める．沐浴剤などを利用し，ぬるめのお湯でも保温効果を得られるように工夫してみるよう指導する．

急な体重の増加は，循環血液量の増加を招き，心臓の仕事量を増やす．できるだけ，心臓への負担を早期に発見するため，毎日同じ時間に体重測定を行う必要があることを指導する．また，循環血液量が急に増加し，心臓の仕事量が増加したことを早期に発見できる指標として，むくみ（浮腫）の有無の確認も重要である（図4-4）．

図4-4●浮腫の評価

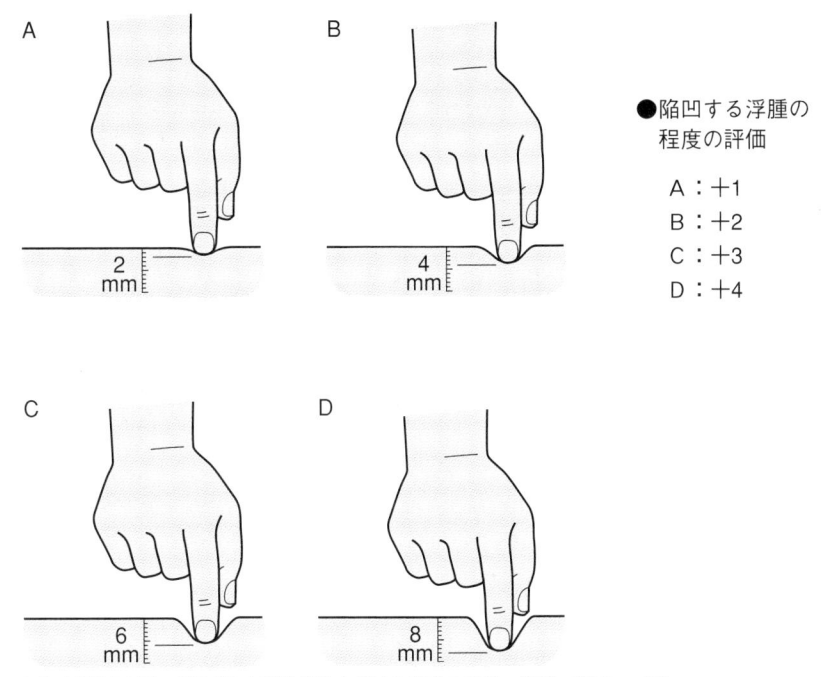

●陥凹する浮腫の程度の評価
A：＋1
B：＋2
C：＋3
D：＋4

出典／磯部文子監：改訂版 内科的療法を受ける患者の看護，学研，1999, p.103．

　安心できる環境で性生活が過ごせるように，呼吸困難，むくみなどの症状があるときは性行動は避けるよう必要に応じて指導する．

　かぜによる炎症は心仕事量増加に心臓が耐えられなくなり，心不全を引き起こしたり，悪化を招く要因となる．かぜを予防するためにうがい，手洗いを勧め，保温に注意するよう指導する．

　喫煙は息切れの強いときは，禁煙する．通常もできるだけ控えられるとよい．

　②心機能を低下させないために以下のことに注意する．

　内服薬を継続していく際の予測される生活上の困難を考慮した指導も重要である．利尿薬の内服後は，薬効により尿量が増加し，頻尿となることが予測される．利尿薬の内服後は，頻尿となるため仕事をもつ人や，外に出かけることが多い人はトイレのある場所をあらかじめ調べ，早め早めに排尿するよう指導したり，就寝前の内服は避けるなど患者の生活パターンの情報収集を行い，内服が継続できるよう援助する．

　また，治療薬の服用を指示どおり行うとともに，治療薬にはそれぞれ注意すべき副作用等があるので，注意するよう指導する．強心薬の，特にジゴキシン中毒（悪心，消化器症状，徐脈など）に注意する．

　血管拡張薬の使用に際しては，低血圧に注意する．

　抗凝固薬の，特にワルファリンカリウムでは，ビタミンKを腸内で発生

させる納豆やビタミンKを多く含む緑黄色野菜を控えるよう指導する．さらに，抗凝固薬の副作用として出血傾向が強くなる可能性があるため，出血の有無の観察，出血時の対応，歯科診療時の対応などの指導を行う．

心不全症状の自覚と緊急受診の指導も大切である．動悸，息切れ，呼吸困難，起座呼吸，浮腫があったら受診するよう本人と家族に指導する．

## 2 外科的治療（人工弁置換術）を受ける患者の看護

### 1）アセスメントの視点と情報収集

①術前は，手術や麻酔の侵襲に伴うリスク（術後合併症）についてどのようなことが問題となるかについて情報収集し，アセスメントする（表4-3）．

②手術に対する不安を十分に考慮し，術前オリエンテーションの理解度，術前訓練（呼吸法，排痰法など）の習得状況を把握する（「呼吸機能障害」第3，4章参照）．

③術後は，手術や麻酔の侵襲に伴うリスク（術後合併症）の早期発見のための観察を十分に行い，身体的な苦痛と合併症予防行動の有無と程度の観察をする．

### 2）生じやすい看護上の問題

①手術に対する不安，死の恐怖を感じている．
②開心術に伴う術後循環機能障害（ポンプ機能障害による低心拍出量症候群や心タンポナーデ，ポンプ機能の律動の障害による不整脈）を起こすおそれがある．
③治療環境に伴うストレスや術後痛など苦痛を感じている．
④退院に向けての不安がある．

表4-3 ● 術後出血傾向のアセスメントに必要な情報

- 手術の術式
- 人工心肺の使用時間（特に5時間以上）
- 体温管理状況（低体温，特に20℃以下）
- 術中出血量
- 輸血や血液製剤，薬剤の使用状況
- 手術終了時の止血状況
- 血液一般・凝固系の採血データ
- 術後出血のリスクファクターの有無
  高齢，術前の抗血栓療法，心臓外科手術の既往，心臓の外傷や大動脈瘤破裂の既往，腎機能障害，肝機能障害，血小板異常の既往，出血性疾患の合併，術後異常出血の既往

## 3）目標と看護

### (1) 術後合併症を回避するために必要な観察と安全に早期離床を促すための援助

術前では，患者の術後のイメージ化ができるよう術後の状態を説明し，疼痛，苦痛が生じた際の対処方法の理解を促しておく必要がある．

術後は術後出血や低心拍出量症候群，心虚血，術後不整脈などが生じやすいため，血圧，脈拍，中心静脈圧などのモニタリングシステムを活用し術後循環機能障害による循環動態の把握を十分に行う（表4-4）．この他にも術後循環機能障害以外の合併症の早期発見のために，呼吸状態，意識レベル，感染徴候などの観察を行う（表4-5）．また点滴管理，水分出納管理，肺理学療法の実施も重要である．

循環動態が安定したら，末梢循環不全の予防や術後循環機能障害以外の合併症の予防のために徐々に離床を促す．離床の妨げとなりやすい要因として術後痛や不眠などがある．術創部だけでなく，多数のチューブ・カテーテル類の留置に伴っても疼痛は生じる．効果的な除痛を図る必要がある．疼痛だけでなく，術直後はアラーム音などのある特殊な環境におかれているため，ストレスが高まりやすく不眠などを生じやすい（図4-5）．環境調整や精神的支援が必要である．

### (2) 術後の循環機能の回復に見合うリハビリテーションと循環機能の維持に向けてのセルフケアを行うための援助

急な活動量の増加は，心臓の仕事量を増やし，術後の循環機能障害を生じさせるリスクがあるため，循環動態に注意しながら，無理のない範囲で，リハビリテーションを行う．退院後，患者がどのような生活行動を行うのか，どのくらい動けるようになると安心できるのかを患者，家族と共に考えながら，少しずつ活動量や範囲を拡大させる（表4-6，図4-6）．

人工弁置換術後に起こりうる人工弁に関連した合併症は，アメリカ胸部外科学会で提唱されたガイドラインでは，①人工弁自体の変性，破壊による弁機能不全，②人工弁そのものの異常を伴わない弁機能不全，③血栓弁，血栓塞栓症，④出血，⑤人工弁感染性心内膜炎に分類される．これらの合併症が生じることで，弁膜症を再発させ，心不全症状がみられ，再手術が

**表4-4 ● 低心拍出量症候群の徴候**

①血圧低下：収縮期圧80〜90mmHg以下
②心係数：2.2 $l$/分/m² 以下
③尿量減少：利尿薬に反応しない
④末梢循環不全による症状：四肢冷感，顔面蒼白，チアノーゼ，冷汗など
⑤体温：中枢温度と末梢温度の較差3℃以上

**表4-5 ● 弁置換術直後の観察項目**

| | |
|---|---|
| 循環動態 | ・循環モニター：動脈圧，右心房圧，肺動脈圧，肺動脈楔入圧，混合静脈血酸素飽和度，心拍出量，心係数<br>・心電図モニター：不整脈の有無，心拍数，リズム，ST変化，ペースメーカー使用時は設定・作動，自己心拍の確認<br>・12誘導心電図：術後1日目までは8時間に1回，その後は1回/日<br>・体温：中枢温，末梢温，末梢冷感の有無<br>・1時間ごとの水分出納<br>・尿の量と性状，皮膚の状態，浮腫の有無<br>・ドレーンからの出血量と性状，エアリークの有無<br>・抗凝固療法の把握：プロトロンビン時間（PT）や国際基準値（INR）<br>・出血，血栓塞栓症状<br>・人工弁機能不全症状：心雑音，溶血所見，貧血，心不全症状<br>・自覚症状の有無<br>・体重の変化<br>・胸部X線所見：CTR，肺うっ血の有無など |
| 呼吸 | ・自発呼吸の有無，呼吸様式，回数，呼吸音，吸気の状態<br>・気道内分泌物の性状と量，自己喀痰の有無<br>・人工呼吸器の換気条件，作動状況，気管チューブの位置，カフ圧の確認<br>・酸素投与量の確認：酸素マスク，経鼻カニューレ<br>・経皮的動脈血酸素飽和度<br>・動脈血ガス分析<br>・胸部X線所見：無気肺，肺うっ血などの有無 |
| 意識 | ・意識レベル（ラムゼースコア，3-3-9度），麻酔からの覚醒状況，シバリング（悪寒）の有無，四肢の動き<br>・瞳孔の大きさと左右差，対光反射の有無 |
| 感染徴候 | ・切開創の状態：発赤の有無，腫脹の有無，熱感の有無，疼痛の有無，滲出液の有無<br>・発熱の有無<br>・チューブ・カテーテル類の挿入部の状態：発赤の有無，腫脹の有無，熱感の有無，疼痛の有無<br>・ドレーン排液の性状：白濁・混濁の有無<br>・尿の性状，浮遊物の有無<br>・検査所見の把握：白血球数，CRP，細菌培養検査 |
| その他 | ・検査所見の把握：臨床化学検査，血液検査，電解質，血糖，凝固，線溶系，尿検査<br>・消化器症状：胃管からの排液量と性状，腸蠕動音の有無，悪心・嘔吐の有無<br>・栄養状態，食欲，食事摂取量<br>・排便の有無と性状，緩下剤の使用の有無<br>・皮膚トラブルの有無：仙骨部，殿部，背部，踵部，頭部など<br>・口腔内の清潔状態<br>・安静度の把握<br>・術後痛の有無と程度，鎮痛薬の使用状況<br>・精神状態，言動，表情，睡眠状態<br>・説明に対する反応，理解度 |

必要になる場合も多いため，十分な予防に向けてのセルフケアが必要となる．セルフケアのポイントは，①循環機能の維持のための生活習慣の改善，②血栓塞栓症の予防（A，B-1「内科的治療を受ける患者の看護」参照），③感染性心内膜炎の予防である．もともと弁膜症の症状に伴う苦痛を感じていた患者が弁置換術を受けているため，注意事項のみの説明を行うと

図4-5 ● 身体的・精神的苦痛の要因と影響

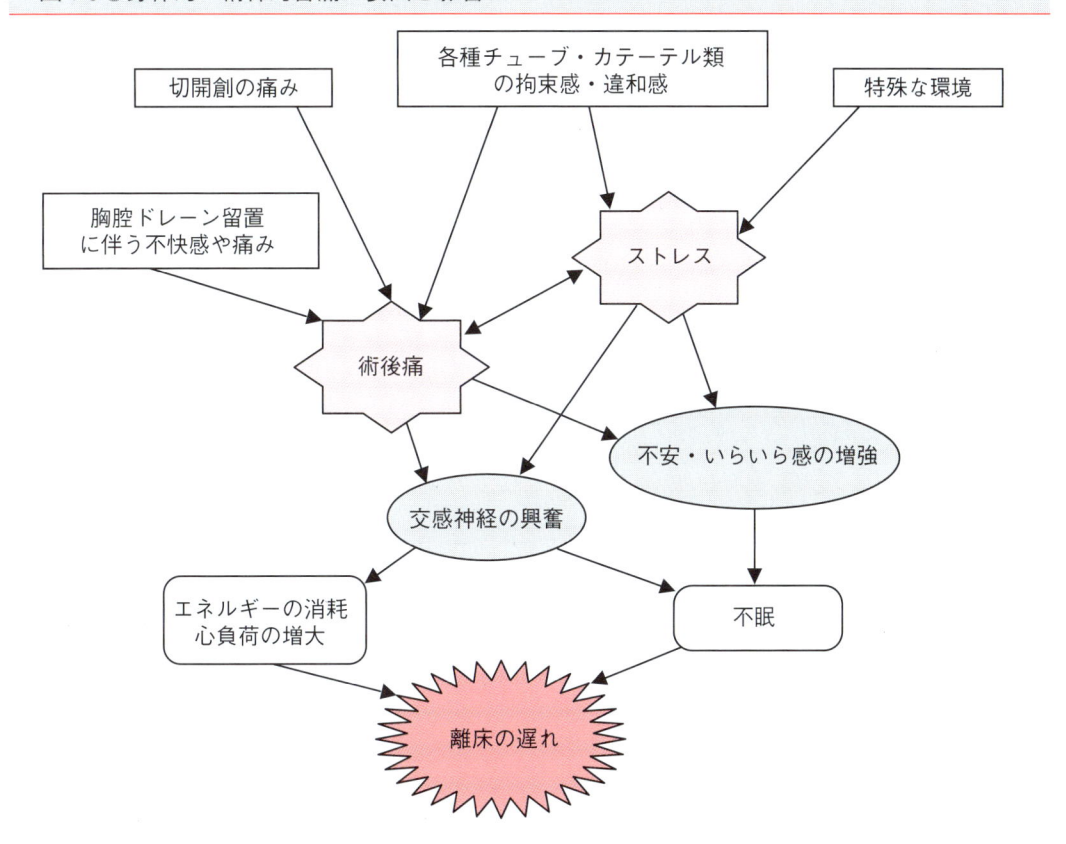

```
切開創の痛み        各種チューブ・カテーテル類      特殊な環境
                    の拘束感・違和感
        ↓                ↓                    ↓
胸腔ドレーン留置                            ストレス
に伴う不快感や痛み                              │
        ↓        ↓        ↓              ↓
              術後痛                    不安・いらいら感の増強
            ↓        ↓                     ↓
      交感神経の興奮
    ↓                    ↓
エネルギーの消耗              不眠
心負荷の増大
        ↓        ↓        ↓
              離床の遅れ
```

表4-6 ● 弁置換術後患者のリハビリテーションプログラム

| 対象 | ●弁置換術後で経過が順調であり，早期の活動拡大が可能と判断された患者.<br>●術後の経過に問題のある患者や術前の心機能，全身状態に問題のある患者は，医師と相談のうえ，慎重にプログラムの運営を決定する. |
|---|---|
| 運動開始基準 | ①ドレーン類が抜去されており，自力歩行が可能である.<br>②カテコールアミンを使用していない. |
| 方法 | ①ドレーン抜去翌日に200m歩行（3分以内を目標に）負荷を行う.<br>●歩行前・直後・3分後の血圧，心拍数，呼吸回数，自覚症状を観察，記録する.<br>●歩行時は看護師が付き添い，負荷試験中のモニター監視を行う.<br>●歩行時間の目安は3分以内であるが，患者のペースに合わせて行う.<br>●負荷試験中に不整脈が出現するなどの異常があれば，直ちに中止して医師に報告する.<br>●血圧，心拍数，呼吸数の変化，自覚症状が3分後も改善しなければ，改善するまで観察を行う.<br>②200m負荷後2日目に階段昇降（3階分を1分30秒を目標に）負荷を行う.<br>●200m負荷と同様に看護師が付き添い，負荷試験を行う.<br>●患者の下肢の筋力低下がある場合などは，患者の日常生活のレベルに合わせて昇降数を決定する.<br>●所要時間の目安は1分30秒であるが，患者のペースに合わせて行う.<br>③負荷試験後，適宜，歩行距離，階段昇降を拡大していく. |
| 負荷中止判定基準 | ①自覚症状：胸痛，呼吸困難，ふらつき感，全身倦怠感，下肢脱力感<br>②他覚症状：チアノーゼ，冷汗，顔色不良，運動失調<br>③心拍数：心拍数≧140/分（または60以上の増加がない）<br>④不整脈：上室性頻拍，心室性期外収縮の増加，連発など |

図4-6 ● 弁置換術後のクリニカルパス

| | 入院 | 手術当日 | 手術翌日 | 2日目 | 3日目 | 4〜7日目 | 8〜13日目 | 2週間以降 |
|---|---|---|---|---|---|---|---|---|
| 病棟 | 一般病棟 | ICU | ICU | ICUまたは一般病棟 | | | | |
| 循環管理 | 心不全状態確認 | 集学的モニタリング | | 簡易モニタリング,ペーシング | | | モニタリング中止 | |
| 呼吸管理 | 呼吸訓練 | 抜管 | | O₂ナザール | | | | |
| ライン | | | | 転棟前にAライン,スワン-ガンツ・カテーテル抜去 | 体重×2ml/日以下でドレーン抜去 | | | |
| 安静度 | 状況に応じる | ベッド上 | 座位 | 歩行 | | 病棟フリー | | |
| 清潔 | 病状に応じ入浴 | | | | 洗髪 | | シャワー | シャワー |
| 排泄 | | 尿（バルーン） | 尿（バルーン） | ポータブルトイレ | 病棟トイレへ | | | |
| 食事 | 蛋白コントロール食 | 抜管6時間後より水分 | 食事開始 | | | | | |
| 内服 | 中止薬の確認（ワーファリン®,ジゴキシン®2日前に中止） | | 内服開始（ラシックス®,ワーファリン®,抗潰瘍薬など） | | | | | |
| 採血 | 術前検査 | ○ | ○ | ○ | ○ | ○ | 隔日（特にPT・NRチェック） | 隔日（特にPT・NRチェック） |
| X線 | 術前検査 | ○ | ○ | ○ | ○ | ○ | 隔日 | 2回/週 |
| 心電図 | 術前検査 | ○ | ○ | | ○ | 7日目 | | |
| 心エコー | 術前検査 | | | | | 7日目 | | |
| 心血管造影 | 術前検査 | | | | | | | |
| その他 | 歯科受診 自己血採血 | | | | | | | |
| 注意事項 | | 心不全,不整脈,出血 | | | | PT-INRの値 | | |

「もうあんな思いはしたくない」と神経質になってしまうことも少なくない．そのため，どのように工夫し注意していけば，患者・家族が本来望んでいた生活を送れるかを一緒に考えていくことが重要である．

## C ペースメーカー植え込み（ポンプ機能障害）患者の看護

ペースメーカーとは，循環血液量を維持する目的で，人為的に心臓に電気刺激を与えて心拍動を起こさせる装置をいう．

ポンプ機能のうち律動の障害から徐脈となる疾患をもつ人が対象であ

り，めまいや失神などの症状の有無・程度によって，ペースメーカー植え込みが決定される．

ペースメーカーの適応は，緊急時（心停止）や手術後の心拍出量の維持，心臓カテーテル検査時の予防的手段として行われる一時的ペーシング（体外式ペースメーカー）と，自発的な心拍出量が得られない場合は，永久的ペースメーカー（体内植え込み式ペースメーカー）植え込み術がある．

### 1）アセスメントの視点と情報収集

ペースメーカー植え込みが適応となる患者は，徐脈をはじめとする不整脈のために失神やめまい，意識消失動作を起こしやすい．

安全にペースメーカー植え込みを受けられるよう，情報収集を行いアセスメントを行う．

### 2）生じやすい看護上の問題

①手術に対する知識不足や，ボディイメージの変化による不安を感じている．
②ペースメーカー作動不全が起こる危険性がある．

### 3）目標と看護

#### (1) ペースメーカーへの不安の軽減と必要性の理解への支援

① 手術やペースメーカーに対する思いを知る

ペースメーカーが適応と診断されればペースメーカー植え込み術についての説明がなされるが，その際には，ペースメーカーに対する思いを知るためにここに至るまでの過程を確認する．内容としては，AVブロックの受診歴や身近にペースメーカーの手術を受けた人の有無，ペースメーカーに対する知識などである．

ペースメーカーについてもともともっている知識やイメージにより，よいことも不都合なことも知っている人は多い．生活に影響が出たり，身体障害者に対する悪いイメージがぬぐいきれない人もいる．主治医と相談し，術式を含めて納得して選択ができるよう橋渡しをする．

② 正確な作動をモニタリングするための援助

トラブルには，ペースメーカーのトラブル（作動異常），モニター電極やテープによる皮膚のトラブル，感染，出血があり，経時的に観察し，適切な対処を行う．

手術後3日間は，ペースメーカー本体からの刺激を伝えるコードが心筋からはずれやすく，作動異常を起こしやすい．心電図モニターを装着し観察する．心電図モニターで判断できない波形の場合は12誘導心電図をと

る．

皮膚のトラブルは消毒のたびに観察する．皮膚が弱かったり，テープにかぶれやすい人は，水疱を形成することがある．術前にパッチテストを行い，皮膚のトラブルが懸念される場合には，テープを貼る前に術野に皮膚保護剤を塗布するなどの援助をする．

ペースメーカー挿入部の感染徴候の有無を観察する．また，感染予防のための挿入部の消毒と抗生物質の投与を行う．

挿入部位からの出血を予防するために腫脹の有無や採血結果（ヘモグロビン，ヘマトクリットなど）を観察し，抗凝固薬による影響がないかどうか観察する．

(2) ペースメーカー作動不全による症状を起こさずに過ごすための援助

① 作動異常を生じるおそれのある生活行動の検討

家庭での活動状況や仕事内容（電磁波の有無），携帯電話の使用頻度を確認する．作動異常が生じると思われる行動があれば医師に相談し，必要であれば24時間心電図（ホルター心電図）を装着し，その行動をしてもらい，ペースメーカーに異常を与えているかどうか確認できる．

めまい，失神，目前暗黒感，ショックなど作動異常が生じたときの症状と対処方法について説明する．

ペースメーカーの電池交換の必要性や作動異常を判断するために，症状が現れたらすぐに脈拍を測定し，ペースメーカーの設定を下回っていないか確認し，下回っていたらできるだけ早く病院を受診することを説明する．

② ペースメーカーとともに生活するために必要な援助

全国規模の患者会として「ペースメーカーの会」があり，情報交換の場として利用できることを知らせる．

治療上必要なペースメーカーの装着は身体障害者の1級と認定されることを説明する．各市町村によって受けられるサービスが異なるため，患者が居住する市町村の情報を提供する．

趣味や生きがいなどの活動について聞き，患者の望む生活が少しでも送れるように援助する．日常生活は術後どのくらいから始められるのか，どの程度ならできるのかを具体的に医師を交えて調整するとよい．

# D 大動脈解離（輸送還流機能障害）患者の看護

大動脈解離は，大動脈壁の内膜に亀裂が生じて，内膜と中膜との間に血流が流れ込み，その結果，剥離が広がるタイプの動脈瘤である．原因はま

だ判明していないが、高血圧症、マルファン症候群、妊娠、外傷などの特定の疾患に合併して発生することが知られている。好発部位は胸部大動脈が多い。大動脈解離の分類は、解離の度合いに基づいてド＝ベーキー（De Bakey）分類とスタンフォード（Stanford）分類がある（図4-7）.

症状は胸内苦悶、悪心、胸痛、背部痛、腰痛であり、解離に伴って激痛（解離痛）があるのが特徴である（図4-8）. 疼痛は1日から1週間続き、軽度の発熱や冷汗、頭部や上肢下肢の乏血症状が出現することもある. 発症時には収縮期血圧150mmHg以上の高血圧を認めることが多い.

大動脈解離には、解離の亀裂が、心臓の方向に向けて広がるときは心タンポナーデ、脳血管障害、心筋梗塞、大動脈弁閉鎖不全、腹部や下肢の方向に向けて広がるときは消化管穿孔、下腿壊死などの合併症が生じる. 通常、エントリー（内膜亀裂部）から流入した血液は、血流方向に解離腔を広げ腹腔内の血流不足による障害を生じるが、時には逆方向に解離腔が広がる場合もある. 心臓側に向かう逆行性解離が、大動脈弁輪部まで及ぶと大動脈弁閉鎖不全を起こす. さらに冠動脈分枝部まで及ぶと冠動脈の血行障害を起こし、ポンプ機能も低下し生命の危機に直結する.

胸部上行大動脈に解離の存在するド＝ベーキーのⅠ型、Ⅱ型、またはス

### 図4-7 ●解離性大動脈瘤のタイプと治療方針

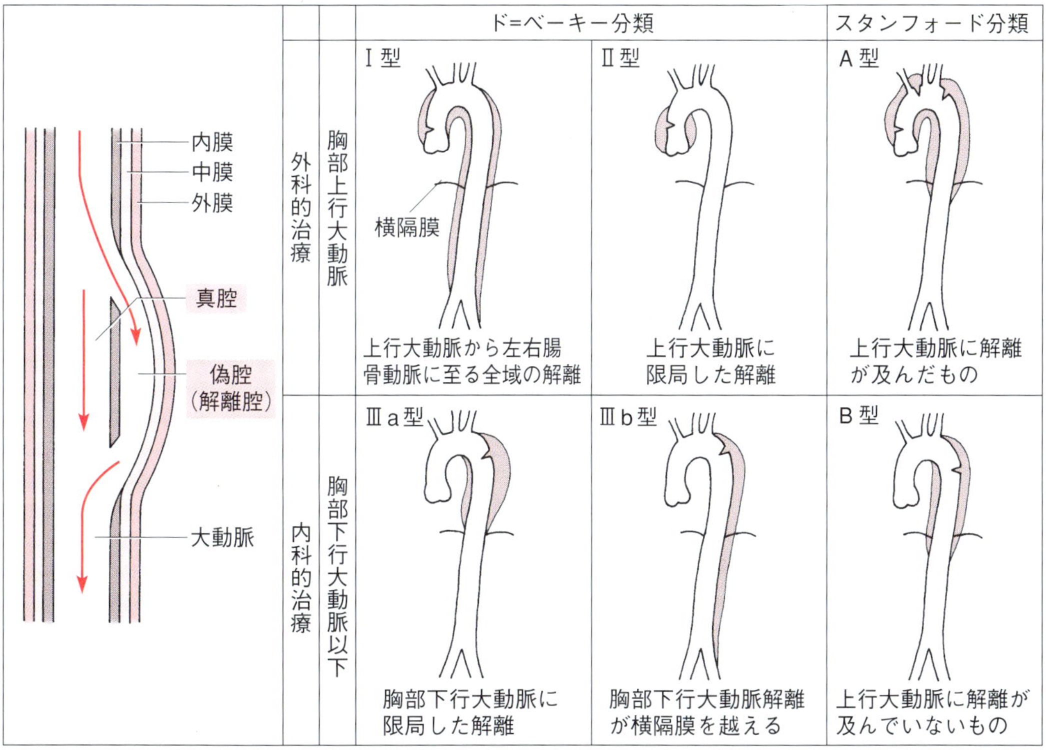

|  |  | ド＝ベーキー分類 |  |  | スタンフォード分類 |
|---|---|---|---|---|---|
|  |  | Ⅰ型 | Ⅱ型 |  | A型 |
| 外科的治療 | 胸部上行大動脈 | 上行大動脈から左右腸骨動脈に至る全域の解離 | 上行大動脈に限局した解離 |  | 上行大動脈に解離が及んだもの |
|  |  | Ⅲa型 | Ⅲb型 |  | B型 |
| 内科的治療 | 胸部下行大動脈以下 | 胸部下行大動脈に限局した解離 | 胸部下行大動脈解離が横隔膜を越える |  | 上行大動脈に解離が及んでいないもの |

（左図ラベル：内膜／中膜／外膜／真腔／偽腔（解離腔）／大動脈／横隔膜）

図4-8 ● 大動脈解離の症状

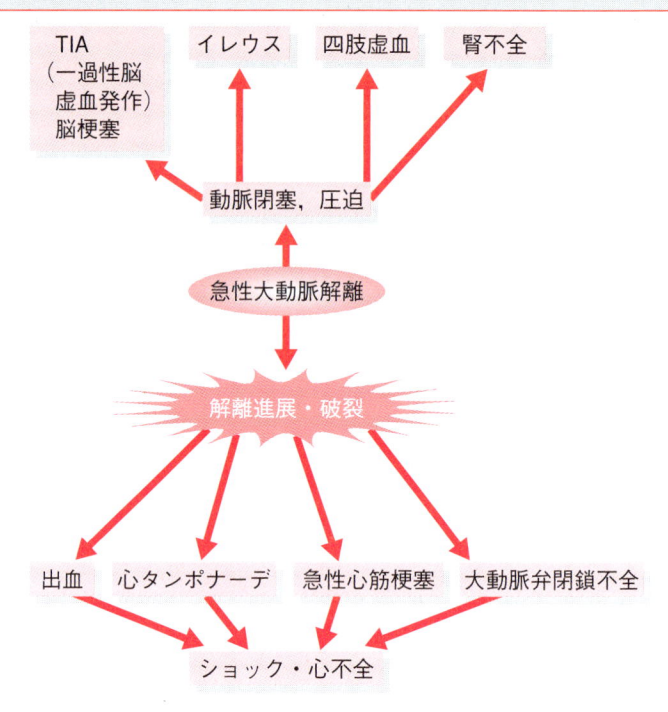

```
TIA          イレウス  四肢虚血  腎不全
(一過性脳
虚血発作)
脳梗塞
   ↑         ↑       ↑       ↑
       動脈閉塞，圧迫
            ↑
       急性大動脈解離
            ↓
       解離進展・破裂
     ↙   ↙    ↓    ↘    ↘
   出血 心タンポナーデ 急性心筋梗塞 大動脈弁閉鎖不全
            ↓
         ショック・心不全
```

タンフォードのA型は緊急手術の適応となる．手術はエントリー（内膜亀裂部）部の大動脈を切除し，解離腔を含めて拡大した大動脈の人工血管置換術を行う．

胸部下行大動脈以下の病変部位が存在するド＝ベーキーⅢa型，Ⅲb型，スタンフォードB型では，破裂か分枝の血行障害をきたさない限り，急性期に手術は必要ない．収縮期血圧110〜130mmHgの範囲での血圧コントロールと安静で経過を観察し，内膜と中膜の壁の間の解離腔（偽腔とよばれる）に貯留した血液が凝固するのを待つ．偽腔が固まるまでに約2〜3週間かかる．経過観察している最中に解離が広がったり破裂したりするなど，腹腔内臓器の血流が維持できなくなったときは，緊急手術が必要となる場合もある．

## 1）アセスメントの視点と情報収集

看護師は，急性大動脈解離が発症した患者を看護するときに，病態を理解し治療方針に沿った看護を行う必要がある（図4-9）．

急性期や手術前後の看護は，生命の維持と異常の早期発見を目的とした観察が看護の中心となる．しかし，病態が安定する経過を確認しながら，安全に行動拡大を行う援助に変化する．そして今後の生活を見据えて生活習慣の情報収集を行い，退院後の生活を視野に入れ，不安となっている事

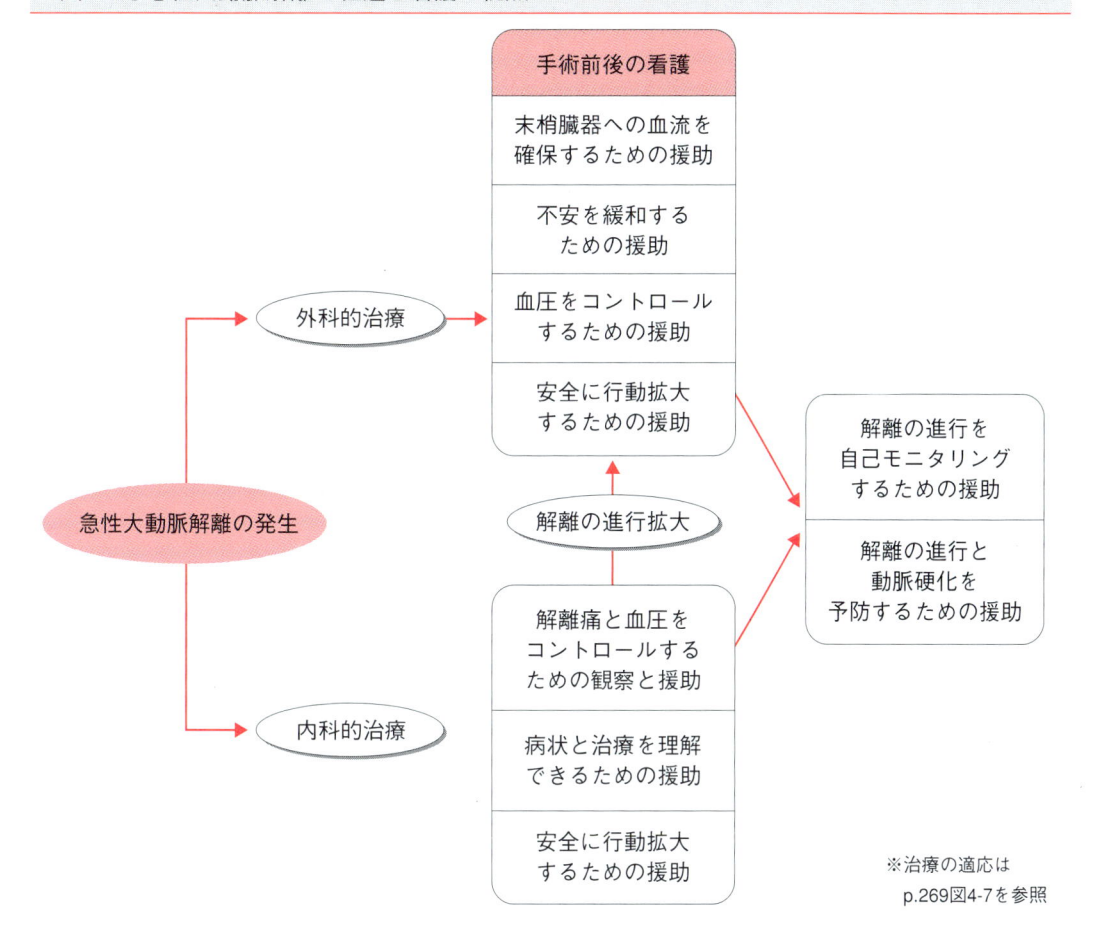

図4-9 ● 急性大動脈解離の経過と看護の視点

```
                              ┌─────────────────┐
                              │  手術前後の看護  │
                              ├─────────────────┤
                              │ 末梢臓器への血流を │
                              │ 確保するための援助 │
                              ├─────────────────┤
                              │ 不安を緩和する   │
                              │   ための援助     │
                  外科的治療  ├─────────────────┤
                ─────→       │ 血圧をコントロール │     ┌─────────────────┐
               ╱              │ するための援助   │     │ 解離の進行を     │
              ╱               ├─────────────────┤     │ 自己モニタリング │
             ╱                │ 安全に行動拡大   │ →   │ するための援助   │
  急性大動脈解離の発生         │ するための援助   │     ├─────────────────┤
             ╲                └─────────────────┘     │ 解離の進行と     │
              ╲                    解離の進行拡大      │ 動脈硬化を       │
               ╲              ┌─────────────────┐    │ 予防するための援助│
                ─────→       │ 解離痛と血圧を   │ →   └─────────────────┘
                  内科的治療  │ コントロールする │
                              │ための観察と援助 │
                              ├─────────────────┤
                              │ 病状と治療を理解 │
                              │ できるための援助 │
                              ├─────────────────┤
                              │ 安全に行動拡大   │
                              │ するための援助   │
                              └─────────────────┘
                                        ※治療の適応は
                                        p.269図4-7を参照
```

柄や自己管理の援助に必要なアセスメントを行う．

## 2）生じやすい看護上の問題

### (1) 外科的治療を行ったとき

①緊急手術では十分に疾病の理解，受け止めができないまま治療に進むため不安が大きい．

②解離の進行を防ぐことができず，激痛や生命の危機に陥る可能性がある．

③手術後，急激な変化を受け入れることができず，治療に合わない行動をとる．

④生活習慣により解離の進行や動脈硬化を引き起こす可能性がある．

### (2) 内科的治療を行ったとき

①緊急入院のため疾病に対する不安が強くなり，安心して治療に専念できない．

②解離の進行を防ぐことができず，激痛や生命の危機に陥る可能性がある．
③大動脈の線維化と偽腔の血流停止に合わせた活動拡大を行う必要がある．
④生活習慣により解離の進行や動脈硬化を引き起こす可能性がある．

### 3）目標と看護

外科手術が適応となった患者の目標は，臓器虚血を最小限にして手術に臨むことが第一に行われる．手術室に向かう時間を最小限にし，血圧を維持できるよう輸液と輸血を調整する．この短い時間のなかで，患者と家族の手術に対する決定を支援し，準備を進めなければならない．手術後は末梢臓器への血流を確保するための援助と，異常の早期発見への観察が行われる．傷の安定と血圧の安定によって，行動拡大への援助と退院に向けての自己モニタリングへの指導が行われる．

内科的治療が適応となった患者の目標は，疼痛と血圧のコントロールが第一に行われる．そのなかでも解離が進行するようであれば，外科的治療に切り替わることもある．入院後2～3日で疼痛と血圧のコントロールがつくように，薬は点滴で投与される．コントロールがついた点滴を内服薬に切り替えるのに，約1週間を目安とする．そのなかで看護師は，病状と治療を理解するための援助を行い，安全に行動拡大するための援助を行う．さらに退院に向けての自己モニタリングへの指導が行われる．

外科的治療と内科的治療のどちらを選択されても，患者と家族にとっては緊急入院であり，生命の危機状態であることは間違いない．どのような状況でも大動脈解離を悪化させず，自己実現ができるように援助する．しかし，危機状態の患者にとって，急性期の治療や安静は苦痛にしかならない．解離痛は激痛であり，塩酸モルヒネを使用し鎮痛を図る．患者の痛みや恐怖に対し看護師は理解し，安楽に安心して入院生活を送れるようにすることが重要である．

多くの患者は急な環境の変化に戸惑うことが多く，血圧を急激に低下させるため脳血流の変化が生じる．様々なことが重なることで，患者はベッドから起きあがったり立とうとするなど，不隠状態になることがある．そのような患者を見て，家族は人格が変わったようだと驚き悲しむことが多い．看護師は，家族に対し患者が痛みや病気と闘っていることを伝え，見守るように励ます必要がある．また，現状を把握できていない患者が，転倒，転落事故を起こさないように，安全を確保する．

(1) **病状，治療方針を正しく理解し，安心して治療に取り組むために必要な援助**

病状，治療方針のとらえ方について患者に確認し，現状の理解が不十分であれば説明する．

経過観察でよい理由として解離部位が脳へつながる血管や大動脈弁，冠動脈へつながる血管を巻き込んでいないことを説明し，今後の見通しについて確認する．

### (2) 病状，治療方針を理解し，安心して手術を受けるために必要な援助

手術をせず経過観察のみであることに対して，どのように感じているかを確認し，不安な思いを傾聴する．

解離の進行を予防する具体的な方法を説明する．解離のサインとなる症状について説明し，患者自身が体験した解離痛についてどのような痛みがあったのか一緒に振り返る．

痛みへの恐怖，不安に対して，除痛をすることを保証する．

（手術を受ける患者の看護については，第3章-②-C-1「人工血管置換術」参照．）

### (3) 解離痛と血圧をコントロールするための援助

発症直後は収縮期血圧が200mmHgを超えることも珍しくない．収縮期の血圧を通常の血圧に戻すために，経静脈的に薬剤が投与される．輸液ポンプやシリンジポンプを使用して，正確で確実な薬剤の投与を行う必要がある．薬剤の効果が急激に現れる患者もいるため血圧を1時間ごとにチェックし，変動を確認する．

解離痛は発症後数日持続する．痛みによって安静が守られなかったり，血圧が上昇したりする．痛みは麻薬の塩酸モルヒネを使用し，確実に抑えるように調整する．また，安静によって，腰部や背部の疼痛を示すことがある．解離痛との鑑別を医師と共に行い，安静による痛みについても，体位の工夫，湿布の選定，薬剤により，軽減を図ることが重要である．

### (4) 末梢臓器への血流を確保するための援助

大動脈の解離によって，その血管で栄養される臓器が虚血になり，障害を受けることがある．CT検査で解離の状況を把握し，影響を受けると想定される臓器の観察を行う．観察は適正な動き（対光反射，四肢筋，腸グル音など）と，血中成分の検査がある．

血流を確保するためには，解離を広げてはならない．厳重な血圧コントロールが必要となる．解離が広がる危険が高い時期は，定期的な血圧測定に加え，活動前後や症状が出現したときに，血圧を測定することが重要となる．

急な血圧降下は，脳血流の低下や腎血流の低下をきたすことがある．脳梗塞の既往や糖尿病や腎不全の既往がある患者に対しては，慎重な投与と

血圧の観察が必要となる．看護師は血圧や解離痛と同時に，脳血流の観察としての意識レベルや麻痺の有無，腎不全の観察としての時間尿測定が必要となる．

### (5) 安全に行動拡大するための援助

解離した大動脈の線維化や偽腔の血流と，血圧のコントロール状況を医師が判断し，活動量が拡大する．約2週間の安静治療後の活動は，筋力の低下と圧受容体の位置変化から，血圧が変化しやすい．特に起立性低血圧や起立性高血圧がある．収縮期血圧の20mmHg以上の大きな変動は，解離した大動脈に負荷となりうる．再解離を起こさないために，活動とともに血圧のモニタリングが必要となる．

治療による安静は筋力にも影響を及ぼす．多くの患者は自分の予想以上に筋力が低下していることに驚くことが多い．転倒，転落を予防することが必要となる．また，焦りを生じたときは，必要以上に活動量を上げる患者もいる．入院の経過と治療の経過を説明し，確実に体力を回復させる方法を患者と共に調整する．必要があれば，理学療法士にリハビリテーションを依頼する．

### (6) 解離の進行を自己モニタリングするための援助

解離が発症した直後の症状，痛みの部位，痛み方について，患者と共に振り返る．同じ症状や悪心，胸内苦悶の症状が併発したときは，緊急に受診することを指導する．痛みは解離した部位によって変化するため，解離痛の性質について説明し，異常を感じたときの受診方法を確認しておく．

自宅でも血圧を測定できる準備があれば，症状出現時に血圧を測定し，解離の状況を判断することができる．しかし，大動脈解離の急性期にはショック状態を呈することも多く，緊急の処置を施す必要が出てくる．このことは患者のみならず，家族にも指導する必要があり，緊急時はいつでも病院が対応することを伝えて，安心してもらう．

### (7) 解離の進行と動脈硬化を予防するための援助

手術の有無にかかわらず，病変の進行や新たな動脈解離を防ぐために，生活習慣を改善する必要がある．血管内圧上昇を誘発する因子，血管にかかる外圧を避ける生活習慣を見直し，血圧を維持できるように改善する．

血管内圧を上昇させないために，塩分摂取を控える，内服薬の確実な服用，適度な運動，肥満の改善，努責，ストレスの除去などがあげられる．血管にかかる外圧を避ける生活習慣としては，排便コントロール，腹部に圧迫が加わる行為，スポーツの検討を行う．

しかし，長年の生活習慣を変容させることは難しい．家族と協力しながら努力していることを認めて，励まして指導していくことが大切である．

# E 下肢静脈瘤（輸送還流機能障害）患者の看護

　下肢静脈瘤とは，心臓に戻る血液が逆流して下肢に停滞し，下肢の静脈が拡張，蛇行する疾患である．静脈瘤には1次性静脈瘤と2次性静脈瘤がある．

　1次性静脈瘤は，表在静脈（特に大伏在静脈と小伏在静脈）の弁機能不全が原因である．長時間の立ち仕事や妊娠，出産，遺伝などで機能不全が引き起こされる．そのほかの原因として，静脈壁あるいは周囲支持組織の脆弱化，A-Vシャント説などが指摘されている．

　2次性静脈瘤は，深部静脈血栓症のために，迂回路として表在静脈が膨らんだ結果，発症した静脈瘤である．この場合，血栓が肺に到達し肺梗塞となる危険性がある．2次性静脈瘤の場合には，1次性静脈瘤に対して行われる硬化療法，圧迫療法などの治療を行うと，下肢が静脈血を還流させる経路を失うことになり，下肢全体への血流が低下するため禁忌である．治療を行う前にトレンデレンブルグ検査や，ミルキングテストなどの検査によって1次性静脈瘤と2次性静脈瘤を鑑別することが大切である．

　1次性静脈瘤の症状は，慢性静脈不全の臨床症状に沿い，無症状期，筋症状期，皮膚症状期の3期に分けて考えることができる（表4-7）．

　治療は従来，保存的な治療（弾性包帯，弾性ストッキングを下肢に着用）と静脈抜去術（ストリッピング）が行われていたが，1994（平成6）年に，下肢静脈瘤硬化療法が保険適用されてからは拡張した静脈に硬化剤を注入して静脈を閉塞させる硬化療法も盛んに行われるようになった．

　筋症状期では，圧迫による治療が適応となる．伸縮性のある弾性包帯を巻きつけ，血管を圧迫する方法であるが，圧迫力を一定に保つことが難しく，治療効果が不確実である．現状維持の効果はあるが，完治するわけではないので，日常生活に留意し，静脈瘤を進行させないようにすることが必要である．

　現在は下肢静脈瘤硬化療法が中心であり，必要に応じて静脈抜去術（ストリッピング）や大伏在静脈本幹の結紮が行われている．治療方法の選択

**表4-7 ● 1次性静脈瘤の症状**

| 時期 | 症状 |
| --- | --- |
| 無症状期 | 自覚症に乏しい，怒張に気づく，ほてり |
| 筋症状期 | 下腿筋の易疲労性，だるさ，疼痛，夜間のこむら返り |
| 皮膚症状期 | 瘙痒感，搔破を機に湿疹や色素沈着が起こる，脂肪硬化，外創を機に脂肪硬化から潰瘍となる |

は，自覚症状に加え，外見や美容上の変化が及ぼす生活への影響を考慮して決定される．

### 1）アセスメントの視点と情報収集

情報収集は，静脈瘤のタイプ，現れている症状，静脈瘤の誘因となる日常生活の過ごし方や誘因となる状態，これまでの対処してきた内容などを患者から聞くとともに，立ち仕事かどうか，立ち仕事の場合には仕事内容の変更は可能か，治療を受けられるか，特に圧迫法の継続が可能かなどについて確認し，アセスメントする．

- 静脈瘤の大きさ，タイプ（1次性か2次性か）
- 症状の有無・程度（疼痛，しびれ，こむら返り，瘙痒感，ほてり，湿疹，色素沈着，潰瘍，易疲労性，だるさ）
- 歩行への影響
- 日常生活の過ごし方：立ち仕事が多いか，仕事の内容はどうか
- 誘因となる状態：肥満，妊娠・出産

### 2）生じやすい看護上の問題

①圧迫法では，圧迫が不十分だと効果が得られにくい．
②静脈瘤は，日常生活での立ち時間の長さが原因の一つであり，それが改善されなければ進行する可能性がある．また，治癒してもすぐに再発する可能性がある．

### 3）目標と看護

#### (1) 効果的な圧迫を行うことができ，静脈瘤の進行を防ぐために必要な指導

弾性包帯や弾性ストッキングによる圧迫は，下肢筋を収縮させることで下肢静脈血流速度を上昇させる．これにより静脈瘤の進行を防ぐことができる．

弾性包帯は8～10cm幅のものが広く使用されている．幅が狭いとゆるみやすく，広いと巻きにくく，足の形に添いにくい．欠点は，時間が経過すると緩みやすいことや，包帯を巻く技術によって圧迫に差が生じることである．巻き方は，末梢側に浮腫を起こさせないために，できるだけ足趾に近い末梢から巻き始める．足趾に強く圧がかかるとしびれや痛みが出るので，注意して巻く．巻き始めの足関節部は，ほどけやすいので二重に巻く．巻き終わりの大腿部ははずれないよう粘着力の強いテープで固定する．弾性包帯を末梢から中枢まで一定の力で巻くと足首が100％の圧に対して大腿部が40％の圧となり，理想的である（図4-10）．

図4-10●弾性包帯

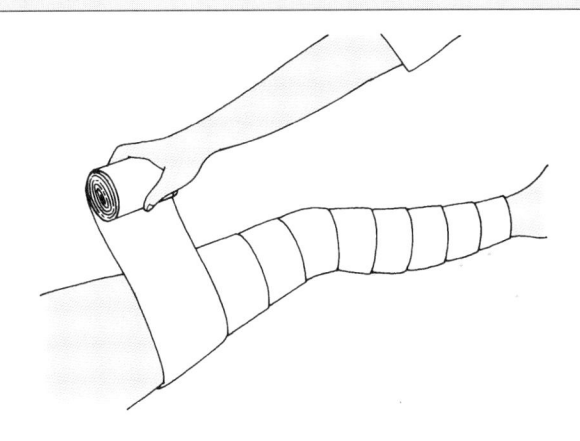

　弾性ストッキングにはいろいろな種類があるが，適切なものを選ぶことが大切である．選択基準は，圧が適正であること（足首18mmHg，ふくらはぎ12mmHg，大腿7 mmHg），足先部に血流の観察窓があること，材質に通気性があることである．患者のふくらはぎを測定し，適切なサイズを選ぶ．ストッキングは伸縮性があるため，患者に着用するのは技術が必要である．しわがあるとそこでうっ血の原因となるので，しわを伸ばし，ストッキングが伝線すると圧迫の圧が変わるので，ストッキングを傷つけないように注意して使用してもらう．男性患者のなかにはストッキングの使用に抵抗を示す人もいるので，下肢静脈瘤の血流速度を上昇させ，静脈血がうっ滞するのを予防するために必要であることを説明して，納得して使用ができるようにする．きつすぎると足先の血流が悪くなるので，下肢の爪や皮膚の色の変化（チアノーゼ）を観察していく．欠点は，滑りやすいことと値段が高いことである．

(2) **日常生活のなかで立ち時間を少なくでき，静脈瘤の進行や再発を予防するために必要な指導**

　静脈瘤の原因が静脈内にある弁の機能不全によるものであり，重力に逆らって血液を心臓へ戻すことが難しくなったため，血液がうっ血して静脈瘤になったことを説明して，理解を得る．

　静脈瘤の原因となる立位を取る時間が1日何時間くらいあるのかを聞き，可能な限り立ち仕事を減らすほうがよいことを説明する．

　就寝時は，心臓よりも足を高くすることで還流をよくして眠ることにより，静脈瘤の発生が起こりにくいことを説明する．

　肥満がある場合には，減量することで血管抵抗が少なくなり，下肢の静血が還流しやすくなることを説明して，減量を試みるように励ますことが大切である．

# 索引

## あ・い・う

アイデセップ 51
圧出の障害 163
アナフィラキシーショック 201
安静時心電図 222
安静心筋シンチグラム 227
I型肺胞上皮細胞 24
1次性静脈瘤 275
一時的ペーシング 267
1秒量 74
いびき音 73
ウィーニング 101
右心不全の要因 188
運動機能 32
運動療法 51

## え・お

永久的ペースメーカー 267
栄養代謝機能 32
液体酸素 137
X線検査 79
NYHA分類 41
MRI 232
MRI検査 81
MRI検査装置 82
MCR息切れスケール 131
エルゴメーター 224
塩酸モルヒネ 185
横隔膜 10
嘔吐 62
悪心 62

## か

外気温への対応 47
開胸的肺生検 85
咳嗽 52
咳嗽のある人の看護 55
咳嗽の原因 54
解剖学的シャント 25
外肋間筋 10
化学調節 8
過換気症候群 14
喀痰 18, 52

喀痰検査 87
喀痰のある人の看護 55
喀痰の原因 54
拡張型心筋症 164
下肢静脈瘤 176, 245, 275
下肢静脈瘤患者の看護 275
下肢静脈瘤硬化療法 246
ガス交換 24
喀血 59
喀血のある人のアセスメント 60
喀血のある人の看護 62
喀血の原因 60
喀血の成因 59
カッティングバルーン 239
カテーテルアブレーション 239
カフ圧 111
カフ付きカニューレ 112
カフなしカニューレ 112
換気機能 4, 7, 10
換気機能障害 39
換気機能障害の治療 90
換気機能障害の要因 11, 12
換気機能障害発生のプロセス 11
換気不全型呼吸不全 35
環境 23, 30
間質性肺炎 105, 125
完全房室ブロック 196
感染予防 48
冠動脈 156
冠動脈の支持 239
冠動脈バイパス術 241
還流 170, 173

## き

期外収縮 194
気管 17
気管カニューレの種類 111
気管支鏡検査 82
気管支喘息 118
気管支喘息の原因 118
気管支喘息の発作 118
気管切開 111
気管挿管 110
喫煙 22

気道系 17
気道の狭窄 19
気道の狭窄・閉塞の要因 20
気道の浄化 17
気道の浄化機能 4, 16, 18
気道の浄化機能障害 19, 20, 39
気道の浄化機能障害の治療 90, 109
気道の新設 111
気道の粘膜 18
気道の閉塞 19
気道の変更 110
逆流防止の障害 163
吸気 8
吸気筋の強化訓練 51
急性心筋梗塞 252
吸息中枢 9
吸着型酸素吸入器 137
吸入治療 91
吸入治療の方法 91
胸腔 8
胸腔鏡下肺生検 86
胸腔穿刺 84
胸腔ドレナージ 93
胸腔ドレナージの方法 93
胸腔の気密性の消失 12
胸式呼吸 10
狭心症 165
胸水 8
胸痛 64, 182
胸痛緩和 185
胸痛のある人のアセスメント 65, 183
胸痛のある人の看護 68, 185
胸痛の原因 64
胸痛の成因 64
胸痛の要因 183
胸部X線撮影 218
胸膜摩擦音 73
虚血性心疾患 165
虚血の程度 250
筋収縮の自動能 162
筋ポンプ 170

## く

くしゃみ 19, 22
口すぼめ呼吸 49
クラックル音 72
クレアチンホスホキナーゼの検査 220
クロージングボリューム 77
クロージングボリューム測定 77

## け

経気管支肺生検 86
経気管挿管 110
経皮経静脈的僧帽弁切開術 239
経鼻挿管法 110
経皮的冠動脈形成術 239
経皮的動脈血酸素飽和度測定法 89
経皮的肺生検 86
血圧 167
血圧測定 216
血圧調節 169
血圧調節機構 169
血液逆流防止 158
血管造影法 232
血漿 170
血小板 170
血清カリウムの検査 221
血栓 211
血栓吸引 239
血栓症 175
血栓のある人のアセスメント 211
血栓のある人の看護 213
血栓の要因 211
血栓溶解法 239
血痰 59
血痰のある人のアセスメント 60
血痰のある人の看護 62
血痰の原因 60
血痰の成因 59
血流の速度 170
腱索 158
原発性肺癌 140

## こ

高圧酸素ボンベ 137
硬化療法時の看護 247
高血圧 205
高血圧症 175
高血圧にある人のアセスメント 206
高血圧にある人の看護 206
高血圧の要因 205
拘束性換気障害 75
高炭酸ガス血症 14
行動調節 8
呼気 8
呼気筋の強化訓練 51
呼吸運動 10
呼吸運動の調節障害 12, 13
呼吸音 72
呼吸機能 4, 30
呼吸機能障害の治療 90
呼吸機能障害の程度 34
呼吸筋 10
呼吸筋の筋力 10
呼吸筋の筋力低下 12, 14
呼吸筋の受容体 10
呼吸訓練の方法 101
呼吸困難 39
呼吸困難感 5
呼吸困難のある人のアセスメント 41
呼吸困難のある人の看護 45
呼吸困難の関連要因 39
呼吸困難の軽減 190
呼吸困難の原因 42
呼吸困難の原因の把握 42
呼吸困難の重症度 41
呼吸困難の成因 39
呼吸困難の程度 41
呼吸困難の程度の把握 41
呼吸困難の日常生活への影響 43
呼吸困難の発生機序 39
呼吸細気管支 17
呼吸体操 51
呼吸中枢 9
呼吸調節 8
呼吸不全 35
呼吸法の訓練 49
呼吸膜 24
呼吸膜の透過性 24
呼吸膜の透過性障害 41

呼吸膜の透過性の喪失 26, 27
呼吸膜の広さの障害 41
呼吸膜の広さの喪失 26, 28
呼吸膜の面積 25
呼息中枢 9
骨髄抑制 105
コンピュータ断層撮影 80
コンプライアンス 8

## さ

サーモグラフィー検査 232
細気管支 17
在宅酸素療法 133
左心不全の要因 188
左前下行枝 250
三尖弁 158
酸素運搬機能障害 41
酸素運搬能 25
酸素運搬能の低下 26, 29
酸素摂取予備力 10
酸素投与 113, 237
酸素濃縮器 137

## し

CRPの検査 220
COPD 129
CT 80, 232
C反応性たんぱくの検査 220
CPKの検査 220
J受容体 9
シェロング検査 235
磁気共鳴画像検査 81
死腔 25
刺激伝達の障害 163
刺激伝導系 161
刺激の生成異常 163
四肢の血圧測定 218
重症喘息発作の徴候 119
主気管支 17
出血・凝固検査 220
出血性ショック 200
循環機能 150
循環機能障害 41
循環機能の検査に伴う看護 216
漿液 8
漿液性心膜 158
消化・吸収機能 32

静脈　152
静脈還流　170
静脈抜去術　245
静脈弁　170
食生活　22
ショック　61
ショックにある人のアセスメント　201
ショックにある人の看護　201
ショックの要因　199
自律神経　161
自律神経失調症　175
心エコー検査　226
心外膜炎　165
心筋　156
心筋炎　164
心筋梗塞　165, 250
心筋梗塞患者の看護　250
心筋症　164
心筋シンチグラム　227
神経調節　8
神経伝達の遮断　14
神経伝達の抑制　14
心原性ショック　199
人工血管置換術　242
人工呼吸器　94
人工弁置換術を受ける患者の看護　262
心室細動　195
心室頻拍　195
心臓カテーテル検査　228
心臓カテーテル法　239
身体防御機能　32
心電図検査　222
振盪音　73
心内膜炎　165
心不全　187
心不全にある人のアセスメント　189
心不全にある人の看護　189
心不全の要因　188
心房細動　197
心房粗動　197
心膜液　158
心膜腔　158

## す

水泡音　73
スクイージング　56
ストリッピング術　245
ストレス　23
スパイログラムの測定　74
スパイロメーター　73
スパイロメトリー　73
スピーチカニューレ　112
スプリンギング　56
スワン-ガンツ・カテーテル　253

## せ・そ

生活習慣　22, 29
生命の危機　32
声門　17
咳　19, 22
赤血球　170
線維性心膜　157
先天性心疾患　166
線毛運動の低下　20, 22
塞栓症　175

## た

第1度房室ブロック　195
体位ドレナージ　56
体位ドレナージの指導　56
ダイエット　29
体外式ペースメーカー　267
第3度房室ブロック　196
代償的対応　151
大動脈炎症候群　174
大動脈解離　174, 268
大動脈解離患者の看護　268
大動脈バルーンパンピング　253
大動脈弁　158
大動脈瘤　173
体内植え込み式ペースメーカー　267
第2度房室ブロック　195
大脳皮質　9
大脳辺縁系　9
脱分極　160
WPW症候群　197

## ち・つ・て

チアノーゼ　42
窒息　61
中隔　159
中心性チアノーゼ　42
中枢化学受容体　9
超音波血管エコー検査　233
通気性の維持　4, 16, 17, 19, 20, 39, 90, 109
通気性の維持の障害　32
強い情動　39
DSA　232
低酸素性呼吸不全　35
笛音　73
鉄欠乏性貧血　41, 143
転移性肺癌　140

## と

糖尿病性ケトアシドーシス　14
洞房結節　161
動脈　152, 167
動脈圧モニター　218
動脈血ガス分析　88, 219
導流　167, 172
特異性心筋炎　164
特発性間質性肺炎　125
特発性心筋症　164
ドップラー血流計検査　233
トリフロー　51
努力呼吸　10
トレッドミル法　224
トレンデレンブルグ検査　233

## な・に・ね

内臓性胸痛　64
内部環境調節機能　32
内膜　158
II型肺胞上皮細胞　24
2次性高血圧　205
2次性静脈瘤　275
24時間血圧測定　218
ニトログリセリン　185
ネブライザー　92
粘液分泌の変化　19, 22
捻髪音　73

## は

バージャー病　175
％肺活量　74
肺　6
肺音　72
肺音の聴取　72
排喀痰法　51
肺活量　74
肺癌　140
肺換気容量　11
肺換気容量減少　12
肺癌の治療　140
肺虚脱　8
肺気量計　73
肺気量分画の測定　74
敗血症性ショック　201
肺伸展受容体　9
肺生検　85
肺切除術　106
肺塞栓　175
肺動脈弁　158
肺の換気容量　8
肺の伸展性低下　12
肺胞　6, 17, 25
肺胞ガス交換機能　4, 24, 33
肺胞ガス交換機能障害　26, 39
肺胞ガス交換機能障害の治療　112
肺胞ガス交換機能の検査　84
肺胞実質系　17
肺胞嚢　17
肺胞膜　24
肺葉　8
白血球の検査　220
ハフィング　56
パルスオキシメーター　89
パルスオキシメトリー　89

## ひ

PTMC　239
PTCA　239
非開胸的肺生検　85
被刺激受容体　10
鼻汁　18
ヒス束　161
肥大型心筋症　164

左冠動脈　157
非特異性心筋炎　165
ヒュー・ジョーンズの分類　34, 41
表在性胸痛　64
貧血　62, 143

## ふ

ファイティング　97
ファイティングの原因　97
負荷心筋シンチグラム　227
負荷心電図　224
副雑音　72
腹式呼吸　10
腹式呼吸法　49
副伝導路の存在　163
浮腫のある人のアセスメント　209
浮腫のある人の看護　210
浮腫の軽減　191
浮腫の要因　209
不整脈　166, 193
不整脈のある人の看護　198
不整脈の要因　193
プルキンエ線維　161
フレッチャー-ヒュー-ジョーンズ分類　131
フローボリューム曲線　75
分極　160
分配調節　167, 172

## へ

閉塞性換気障害　75
閉塞性肺疾患患者　47
ペースメーカー　266
ペースメーカー植え込み患者の看護　266
ペースメーカー植え込み術　239
壁側板　158
ヘッドアップティルト検査　234
ヘモグロビン　26
弁　158
ペンタジン　186
弁膜症　165, 258
弁膜症患者の看護　258
弁膜症の治療　259
ヘンリング-ブロイエル反射　10

## ほ

房室結節　161
房室ブロック　195
放射線宿酔　106
放射線治療　104
ホーマンズ徴候検査　234
歩行訓練　51
ボタン型カニューレ　112
HOT　133
ボルグスケール　34, 41
ホルター心電図　225
ボルダイン　51
本態性高血圧　205
ポンプ機能　150
ポンプ機能障害　162
ポンプ機能障害の治療に伴う看護　239
ポンプ機能障害の要因　164

## ま・み・も

膜型酸素濃縮器　137
マスター2階段法　224
末梢化学受容体　9
末梢性チアノーゼ　42
慢性呼吸不全　36
慢性閉塞性肺疾患　129
右冠動脈　157, 250
脈拍測定　221
脈拍測定の方法　221
ミルキング検査　234
モニター心電図　224
モビッツⅠ型　196
モビッツⅡ型　196

## や・ゆ・よ

薬物治療　90, 235
輸送　170, 173
輸送還流機能　150, 167
輸送還流機能検査に伴う看護　231
輸送還流機能障害の治療に伴う看護　242
輸送還流機能障害の要因　173
葉気管支　17

## ら・り・れ・ろ

ラ音　72
ラジオアイソトープ　227
ラジオアイソトープ検査　227
律動　160
律動の障害　163
レーザー　239
連続性ラ音　73
ロータブレーター　239

## わ

ワルダイエル咽頭輪　18

新体系 看護学全書　別巻
機能障害からみた成人看護学①
**呼吸機能障害／循環機能障害**

| | |
|---|---|
| 2003年 1 月16日　第 1 版第 1 刷発行 | 定価（本体2,800円＋税） |
| 2006年12月15日　第 2 版第 1 刷発行 | |
| 2022年 2 月 4 日　第 2 版第21刷発行 | |

編　　集　　野口美和子・中村美鈴Ⓒ　　　　　　　　　　　＜検印省略＞

発行者　　小倉　啓史

発行所　　株式会社 メヂカルフレンド社

https://www.medical-friend.co.jp
〒102-0073　東京都千代田区九段北3丁目2番4号　麹町郵便局私書箱48号　電話 (03) 3264-6611　振替00100-0-114708

Printed in Japan　落丁・乱丁本はお取り替えいたします　　印刷／大盛印刷㈱　製本／(有)井上製本所
ISBN978-4-8392-3261-0　C3347　　　　　　　　　　　　　　　　　　　　　　　　　　　000661-057

　本書の無断複写は，著作権法上での例外を除き，禁じられています．
　本書の複写に関する許諾権は，㈱メヂカルフレンド社が保有していますので，複写される場合はそのつど事前に小社（編集部直通 TEL 03-3264-6615）の許諾を得てください．

# 新体系看護学全書

## 専門基礎分野

- 人体の構造と機能❶ 解剖生理学
- 人体の構造と機能❷ 栄養生化学
- 人体の構造と機能❸ 形態機能学
- 疾病の成り立ちと回復の促進❶ 病理学
- 疾病の成り立ちと回復の促進❷ 微生物学・感染制御学
- 疾病の成り立ちと回復の促進❸ 薬理学
- 疾病の成り立ちと回復の促進❹ 疾病と治療1 呼吸器
- 疾病の成り立ちと回復の促進❺ 疾病と治療2 循環器
- 疾病の成り立ちと回復の促進❻ 疾病と治療3 消化器
- 疾病の成り立ちと回復の促進❼ 疾病と治療4 脳・神経
- 疾病の成り立ちと回復の促進❽ 疾病と治療5 血液・造血器
- 疾病の成り立ちと回復の促進❾ 疾病と治療6 内分泌／栄養・代謝
- 疾病の成り立ちと回復の促進❿ 疾病と治療7 感染症／アレルギー・免疫／膠原病
- 疾病の成り立ちと回復の促進⓫ 疾病と治療8 運動器
- 疾病の成り立ちと回復の促進⓬ 疾病と治療9 腎・泌尿器／女性生殖器
- 疾病の成り立ちと回復の促進⓭ 疾病と治療10 皮膚／眼／耳鼻咽喉／歯・口腔
- 健康支援と社会保障制度❶ 医療学総論
- 健康支援と社会保障制度❷ 公衆衛生学
- 健康支援と社会保障制度❸ 社会福祉
- 健康支援と社会保障制度❹ 関係法規

## 専門分野

- 基礎看護学❶ 看護学概論
- 基礎看護学❷ 基礎看護技術Ⅰ
- 基礎看護学❸ 基礎看護技術Ⅱ
- 基礎看護学❹ 臨床看護総論
- 地域・在宅看護論 地域・在宅看護論
- 成人看護学❶ 成人看護学概論／成人保健
- 成人看護学❷ 呼吸器
- 成人看護学❸ 循環器
- 成人看護学❹ 血液・造血器
- 成人看護学❺ 消化器
- 成人看護学❻ 脳・神経
- 成人看護学❼ 腎・泌尿器
- 成人看護学❽ 内分泌／栄養・代謝
- 成人看護学❾ 感染症／アレルギー・免疫／膠原病
- 成人看護学❿ 女性生殖器
- 成人看護学⓫ 運動器
- 成人看護学⓬ 皮膚／眼
- 成人看護学⓭ 耳鼻咽喉／歯・口腔
- 経過別成人看護学❶ 急性期看護：クリティカルケア
- 経過別成人看護学❷ 周術期看護
- 経過別成人看護学❸ 慢性期看護
- 経過別成人看護学❹ 終末期看護：エンド・オブ・ライフ・ケア
- 老年看護学❶ 老年看護学概論／老年保健
- 老年看護学❷ 健康障害をもつ高齢者の看護
- 小児看護学❶ 小児看護学概論／小児保健
- 小児看護学❷ 健康障害をもつ小児の看護
- 母性看護学❶ 母性看護学概論／ウィメンズヘルスと看護
- 母性看護学❷ マタニティサイクルにおける母子の健康と看護
- 精神看護学❶ 精神看護学概論／精神保健
- 精神看護学❷ 精神障害をもつ人の看護
- 看護の統合と実践❶ 看護実践マネジメント／医療安全
- 看護の統合と実践❷ 災害看護学
- 看護の統合と実践❸ 国際看護学

## 別巻

- 臨床外科看護学Ⅰ
- 臨床外科看護学Ⅱ
- 放射線診療と看護
- 臨床検査
- 生と死の看護論
- リハビリテーション看護
- 病態と診療の基礎
- 治療法概説
- 看護管理／看護研究／看護制度
- 看護技術の患者への適用
- ヘルスプロモーション
- 現代医療論
- 機能障害からみた成人看護学❶ 呼吸機能障害／循環機能障害
- 機能障害からみた成人看護学❷ 消化・吸収機能障害／栄養代謝機能障害
- 機能障害からみた成人看護学❸ 内部環境調節機能障害／身体防御機能障害
- 機能障害からみた成人看護学❹ 脳・神経機能障害／感覚機能障害
- 機能障害からみた成人看護学❺ 運動機能障害／性・生殖機能障害

## 基礎分野

- 基礎科目 物理学
- 基礎科目 生物学
- 基礎科目 社会学
- 基礎科目 心理学
- 基礎科目 教育学